神经系统脱髓鞘疾病新进展

XINJINZHAN

主　编　齐媛　张璘洁　李立敏

天津出版传媒集团
天津科学技术出版社

图书在版编目（CIP）数据

神经系统脱髓鞘疾病新进展 / 齐媛，张璘洁，李立敏主编. -- 天津 : 天津科学技术出版社，2024.6
 ISBN 978-7-5742-2105-5

Ⅰ．①神… Ⅱ．①齐… ②张… ③李… Ⅲ．①脱髓鞘疾病－诊疗 Ⅳ．①R744.5

中国国家版本馆CIP数据核字(2024)第094339号

神经系统脱髓鞘疾病新进展
SHENJINGXITONG TUOSUIQIAOJIBING XINJINZHAN
责任编辑：李彬
责任印制：兰毅
出版：天津出版传媒集团
　　　天津科学技术出版社
地址：天津市西康路 35 号　邮编 300051
电话：（022）23332377
网址：www.tjkjcbs.com.cn
发行：新华书店经销
印刷：天津涵峰印刷有限责任公司

开本 787×1092 1/16 印张 12.5 字数 320 000
2024 年 6 月第 1 版第 1 次印刷
定价：60.00 元

前言

近年来随着自身抗体检测水平以及影像等技术的迅速发展,神经系统脱髓鞘疾病的精准诊疗水平突飞猛进。不仅及时指导治疗的精准化,也对相关疾病的机制探索提供了更广泛的思路。我们在临床工作中,既要结合既往所学以及临床经验的积累,也要及时接受来自国内外的新进展、新理论,更新我们对原有疾病的认知程度,提高临床诊疗水平。

《神经系统脱髓鞘疾病新进展》是一本结合了国内外对于神经系统脱髓鞘疾病的基础及临床、理论与实践相结合的参考书。编者收集了现代国内、外新近研究成果,结合编者医疗、教学以及科研经验,全面系统地介绍了神经系统脱髓鞘疾病相关的神经解剖、致病机制、辅助检查、抗体检测、治疗的新探索等方面。将传统知识与临床经验及最新研究进展融为一体,融会贯通,为神经系统脱髓鞘疾病的理论理解及诊断治疗提供依据。因此,本书可供神经内科从事临床或基础相关专业的医师、教师、研究生和研究人员参考。

由于编写内容较多,时间所限,新进展、新理论更迭,加之编者自身知识的相对局限性,难免存在描述缺憾之处,诚望广大同行、读者批评指正。

2024 年 4 月

目 录

第一篇 概 论 1
    第一章 神经系统脱髓鞘疾病概述 1
    第二章 中枢神经系统脱髓鞘疾病概述 1
    第三章 周围神经系统脱髓鞘疾病概述 2
第二篇 中枢神经系统脱髓鞘疾病 5
    第四章 视神经脊髓炎谱系疾病 5
        第一节 视神经脊髓炎谱系疾病概况 5
        第二节 视神经脊髓炎谱系疾病治疗 15
        第三节 视神经脊髓炎谱系疾病和妊娠 26
    第五章 多发性硬化 30
        第一节 多发性硬化概述 30
        第二节 多发性硬化治疗 39
    第六章 髓鞘少突胶质细胞糖蛋白抗体相关疾病 46
    第七章 急性播散性脑脊髓炎 64
    第八章 其它炎症性中枢神经系统脱髓鞘疾病 72
        第一节 同心圆硬化 72
        第二节 瘤样脱髓鞘病变 81
        第三节 Schilder 弥漫性硬化 97
        第四节 原发性中枢神经系统血管炎 99
        第五节 神经系统结节病 103
        第六节 Susac 综合征 109
        第七节 Clippers 综合征 115
        第八节 桥本氏脑病 118
    第九章 其它病因的中枢神经系统脱髓鞘疾病 121
第三篇 周围神经系统脱髓鞘疾病 126
    第十章 周围神经系统解剖及病变 126
    第十一章 吉兰-巴雷综合征 131
    第十二章 慢性炎性脱髓鞘性多发性神经根神经病 158
参考文献 181

第一篇 概述

第一章 神经系统脱髓鞘疾病概述

髓鞘（myelin sheath）是包裹在有髓神经纤维轴突外面的脂质细胞膜，由髓鞘形成细胞的细胞膜所组成。中枢神经系统（central nervous system, CNS）的髓鞘形成细胞是少突胶质细胞（oligodendrocytes），周围神经系统的髓鞘形成细胞是施万细胞（Schwann cells）。髓鞘的主要生理作用是：有利于神经冲动的快速传导并对神经轴突起绝缘及保护作用。

神经系统脱髓鞘疾病是一类累及脑、脊髓和周围神经，以髓鞘的破坏、崩解和脱失等为主要特征的疾病。中枢神经系统脱髓鞘疾病（CNS demyelinating diseases）是其病理过程中具有特征性的表现，包括遗传性和获得性两大类。

遗传性病因导致的中枢神经系统脱髓鞘疾病主要是由于遗传因素导致某些酶的缺乏引起的神经髓鞘磷脂代谢紊乱，统称为脑白质营养不良，包括异染性脑白质营养不良、肾上腺脑白质营养不良等。此类疾病比较罕见，临床表现各异，多有发育迟滞、智能进行性减退、进行性瘫痪、肌张力变化、共济失调、视神经萎缩、眼球震颤、感音性耳聋及家族史等，确诊需要病理或酶学等检查。

第二章 中枢神经系统脱髓鞘疾病概述

获得性中枢神经系统脱髓鞘疾病又分为继发于其他疾病的脱髓鞘病和原发性免疫介导的炎性脱髓鞘病。继发于其他疾病的脱髓鞘病包括营养缺乏性疾病（如亚急性脊髓联合变性）、缺血缺氧性疾病（如一氧化碳中毒后迟发性白质脑病）、脑桥中央髓鞘溶解症、病毒感染引起的疾病（如麻疹病毒感染后发生的亚急性硬化性全脑炎和乳头多瘤空泡病毒引起的进行性多灶性白质脑病）等。原发性免疫介导的炎性脱髓鞘病是临床上通常所指的中枢神经系统特发性炎性脱髓鞘疾病是一种特发于脑（包括视神经）和（或）脊髓的自身免疫性疾病，在病因上与自身免疫相关，在病理上以中枢神经系统髓鞘脱失及炎性细胞浸润为主要特征。临床较常见的包括视神经脊髓炎谱系疾病（neuromyelitis optica spectrum disorder, NMOSD)、多发性硬化（multiple sclerosis, MS）、髓鞘少突胶质细胞糖蛋白抗体（myelin oligodendrocyte glycoprotein antibody, MOG-IgG）相关疾病、急性播散性脑脊髓炎（acute disseminated encephalomyelitis, ADEM）等。由于疾病之间存在着组织学、影像学以及临床症候上的差异，又分成了不同的疾病，以下分不同章节进行详细讲述。

表1. 中枢神经系统脱髓鞘疾病常见疾病

1. 视神经脊髓炎谱系疾病
2. 多发性硬化
3. 髓鞘少突胶质细胞糖蛋白抗体相关疾病
4. 急性播散性脑脊髓炎
5. 其它炎症性中枢神经系统脱髓鞘疾病 （1）同心圆硬化 （2）瘤样脱髓鞘病变 （3）Schilder弥漫性硬化 （4）原发性中枢神经系统血管炎 （5）神经系统结节病 （6）Susac综合征 （7）Clippers综合征 （8）桥本氏脑病
6. 其它病因的中枢神经系统脱髓鞘疾病 代谢性、变性、肿瘤、感染性、腺体，内分泌、遗传、中毒/外伤、卒中，血管性

第三章 周围神经系统脱髓鞘疾病概述

周围神经系统是位于脊髓及脑干软膜外的所有神经结构，包括从脊髓腹侧和背侧发出的脊神经根组成的脊神经，从脑干腹外侧发出的脑神经，但不包括嗅神经和视神经，后两者是中枢神经系统的特殊延伸。有髓神经纤维轴索外包绕髓鞘，由卫星细胞或Schwann细胞及细胞膜构成，每个细胞髓鞘形成节段性结构称Ranvier结，不同类型神经Ranvier结之间的结间段长度不等（250-2000mm）。髓鞘不仅分隔轴索，且起绝缘作用，使神经冲动在 Ranvier 结呈跳跃式传布。无髓神经纤维发自神经后根神经结细胞和自主神经神经结，由裸露的轴索束构成，每个轴索束由一个 Schwann 细胞包绕，Schwann 细胞的胞质分隔每个轴索。（图1）

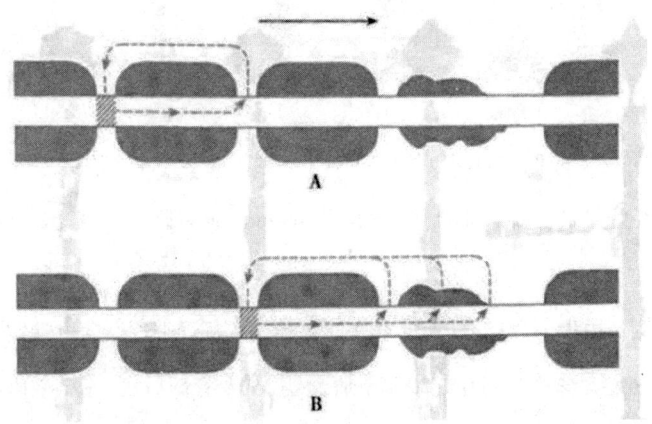

图1. Ranvier 结处跳跃式传布及脱髓鞘后传导异常示意图（《神经病学》第2版，人民卫生出版社）

周围神经病病理改变分为：沃勒变性（Wallerian degeneration），轴突变性（axonal degeneration），神经元变性（neuronal degeneration），节段性脱髓鞘（segmental demyelination）。(1) 沃勒变性：轴突因外伤断裂后，因无轴浆运输为胞体提供轴突合成的必要成分，断端远侧轴突和髓鞘变性解体，被 Schwann 细胞和巨噬细胞吞噬，并向近端发展。断端近侧轴突和髓鞘只在1-2个 Ranvier 结发生同样变化，接近胞体的轴突断伤可使胞体坏死。(2) 轴突变性：是中毒及代谢性神经病最常见病变，中毒或营养障碍使胞体蛋白质合成障碍或轴浆运输阻滞，远端轴突不能得到必需营养，轴突变性和继发性脱髓鞘自远端向近端发展，称逆死性神经病(dying back neuropathy)。病因一旦纠正，轴突即可再生。(3) 神经元变性：是神经元胞体变性坏死继发轴突及髓鞘破坏，病变类似轴突变性，但神经元坏死使轴突全长在短时间内变性、解体，称神经元病(neuronopathy)，见于后根神经节感觉神经元病变如有机汞中毒、癌性感觉神经元病等，运动神经元病损如急性脊髓灰质炎和运动神经元病等。(4) 节段性脱髓鞘：是髓鞘破坏轴突保持相对完整的病变，如炎症(Guillain-Barré综合征)、中毒(白喉)、遗传性及代谢障碍等，病理表现周围神经近端和远端不规则长短不等节段性脱髓鞘，Schwann 细胞增殖和吞噬髓鞘碎片。（图2）以上四种不同类型病变并非疾病特异性，每例患者可能有不同的组合。

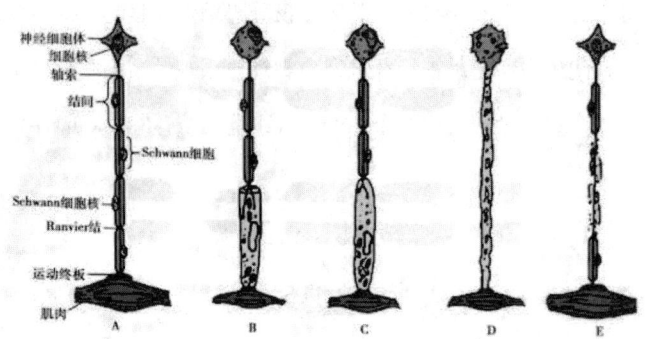

图 2.周围神经病变的疾病病理过程示意图（《神经病学》第 2 版，人民卫生出版社）

髓鞘是神经纤维最易损的部分，可源于 Schwann 细胞原发性病变或继发于轴索病变。(1)继发于 Wallerian 变性脱髓鞘：发生在轴索断裂近端，受累节段不长，轴索断裂后 4 日内远端所有髓鞘可脱失。(2)继发于轴索变性脱髓鞘：从远端逐渐向近端发展，形成"逆死性"改变。感觉神经轴索变性可引起中枢支脱髓鞘，累及脊髓后索，髓鞘破碎成卵圆形小片，其间可见变性轴索；脱髓鞘亦可继发于神经元病变，轴索完整，髓鞘碎片由巨噬细胞吞噬，将髓鞘脂蛋白降解成中性脂肪和胆固醇颗粒，并由巨噬细胞携带入血流。(3)节段性脱髓鞘：急性脱髓鞘由于轴索完整，如髓鞘再生即可修复，神经功能恢复较迅速，新生髓鞘较正常髓鞘薄，长短不一。

神经损伤严重时出现 Wallerian 变性或轴索变性，功能恢复较缓慢，通常需数月至数年。神经损伤严重时，如不能与远端未变性神经纤维重新连接，新生轴索细丝会杂乱生长，结缔组织在断端附近形成瘢痕，构成假性神经瘤(pseudoneuroma)；神经元胞体受损时，靶器官只有得到邻近神经元轴索侧支支配才能恢复部分功能。

周围神经系统脱髓鞘疾病主要包括吉兰-巴雷综合征，慢性炎症性脱髓鞘性多发性神经病等。我们将在周围神经系统脱髓鞘疾病中进行详细描述。

第二篇 中枢神经系统脱髓鞘疾病

第四章 视神经脊髓炎谱系疾病

第一节 视神经脊髓炎谱系疾病概况

视神经脊髓炎谱系疾病（neuromyelitis optica spectrum disorder, NMOSD）是自身免疫介导的中枢神经系统（central nervous system, CNS）炎性脱髓鞘疾病炎性自身免疫性疾病，临床表现为视神经炎、脊髓炎或某些特定的脑干及大脑综合征。此病早在19世纪，由Devic描述了一组视神经和脊髓相继受累的病例，命名德维克病（Devic disease），又称视神经脊髓炎（neuromyelitis optica, NMO）。2004年，Lennon等在NMO患者血清中发现了特异性抗体，即水通道蛋白-4免疫球蛋白G抗体（aquaporin-4 immunoglobulin G antibody, AQP4-IgG），此抗体高度聚集于脊髓灰质、中脑导水管脑室周围的星形胶质细胞足突中，直接参与了NMO的发病，使人们对NMO的认识更加深入。2006年修订的NMO的诊断标准，强调了AQP4-IgG在疾病诊断中的重要价值，使NMO的诊断更加明确。2007年Wingerchuk等把单发或复发性视神经炎（optic neuritis, ON）、单发或复发性纵向延伸的长节段横贯性脊髓炎（longitudinally extensive transverse myelitis, LETM）、伴有风湿免疫疾病等自身免疫抗体阳性的ON或LETM等临床表型命名为NMOSD。随着疾病研究的进一步深入，国际NMO诊断小组于2015年发布了NMOSD诊断标准的国际专家共识，将患者分为AQP4-IgG阳性组和阴性组，同时强调了疾病的六大临床核心症状（视神经炎、急性脊髓炎、极后区综合征、急性脑干综合征、急性间脑综合征、大脑综合征），对于疾病的诊断提出了更加全面的要求，对于血清AQP4-IgG阴性或未进行检测的患者，要充分结合患者临床表现及影像学检查，其确诊标准要比AQP4-IgG阳性患者更严格。2016年，中国免疫学会神经免疫分会颁布了《中国视神经脊髓炎谱系疾病诊断与治疗指南》，并于2021年对指南进行了改版更新，使NMOSD的正确诊疗率显著提高。

一、流行病学

不同国家的NMOSD的患病率不同，总体以亚洲、非洲和拉丁美洲多发，欧洲和北美较少见。全球NMOSD的患病率约为0.5-4/10万，其中东亚人（中国、日本、韩国）拥有更高的患病率，达3.5/10万，白种人患病率为1/10万，而白种人年发病率小于0.1/10万。来自中国本土数据报道，我国发病率为0.278/10万，其中儿童发病率为0.075/10万，成人为0.347/10万。NMOSD可发生于任何年龄，主要为中青年女性，平均发病年龄为32.6-45.7岁，女性与男性比例为5-10:1，AQP4-Ab阳性患者这一比例甚至可达10:1，女性患者出现复发的概率也要明显高于男性。

NMOSD在非白种人中更为多发，环境和遗传因素可能发挥了作用，尽管只有一小部分的NMO病例有家族史，但发现的家族性NMO进一步证实了遗传易感性。在中国和日本人群中发现AQP4-Ab阳性与HLA-DPB1*0501相关，而在法国和巴西人群中与HLA-DRB1*03（DR3）相关。重症肌无力、干燥综合征、SLE等自身免疫性疾病在NMO患者的家庭成员中也更易发病。其他如维生素D缺乏、吸烟、早期感染等危险因素没有确定的证据。

二、发病机制

NMOSD的发病机制十分复杂，涉及多个信号转导通路和细胞因子，体液免疫占据重要地位，目前认为是以星形胶质细胞为靶点的自身免疫系统疾病，AQP4抗体是NMOSD发病的特异性抗体，对疾病发生、发展起着重要作用。AQP4蛋白包括6个跨膜亚单位与5个连接环，6个亚单位每3个为一组，形成"沙漏样"单聚体。AQP4是一类调节神经系统、肾脏、眼睛、胃肠道、内分泌腺和肌肉等许多器官中水分运输的通道，在哺乳动物中，AQP4集中在血脑屏障周围星形胶质细胞足突膜上，可促进血液、大脑和脑脊液（cerebrospinal fluid, CSF）之间的水运动，促进星形胶质细胞的迁移和胶质细胞瘢痕的形成，在神经系统炎症、钙离子信号转导等方面同样发挥重要作用。目前认为由于不明原因的免疫事件导致外周产生了AQP4-Ab，这些外周抗体通过血脑屏障破坏或其他原因进入到CNS，与星形胶质细胞足突上的AQP4蛋白相结合，招募和激活补体，进而诱导补体和抗体依赖性细胞毒性反应，大量炎性细胞浸润，裂解和杀伤星形胶质细胞。补体激活和星形胶质细胞来源的细胞因子吸引包括嗜酸性粒细胞、中性粒细胞和巨噬细胞在内的炎症细胞，导致BBB进一步损伤，从而增强AQP4-Ab进入CNS。炎症细胞脱颗粒和星形胶质细胞损伤诱导少突胶质细胞继发性损伤，导致髓鞘加速丢失、轴突损伤及相关的神经功能缺陷。因此，NMOSD的病理变化特征包括星形胶质细胞AQP4及髓鞘的缺失、轴突损伤、AQP4-Ab及补体沉积、巨噬细胞、粒细胞的炎症浸润。仅依靠血浆中的AQP4-Ab并不足以引起BBB破坏，B细胞在NMOSD发病中发挥了多种作用，包括抗原提呈，产生促炎和抗炎细胞因子，产生免疫球蛋白等。AQP4特异性B细胞和T细胞的共同作用才导致抗体的产生，AQP4-Ab及补体的激活可导致外周血中性粒细胞大量增殖并进入CNS参与发病。NK细胞可引起细胞毒性反应，研究发现，AQP4-Ab和NK细胞共同作用可导致星形胶质细胞损伤，表现为AQP4和GFAP的丢失，而且NK细胞可加重NMOSD病灶的严重程度。

三、临床及影像特点

1. 视神经炎

急性或亚急性单眼或双眼视力模糊、视力下降、头痛、球后眼痛或眼球转动时疼痛、视野缺损、相对性传入性瞳孔障碍（单侧视神经受累病眼可表现为瞳孔直接对光反射迟钝、间接对光反射正常）、色饱和度下降、有时眼底镜检查可见视盘肿胀/乳头水肿。甚至视力丧失，造成生活质量显著下降。眼眶MRI视神经病灶主要累及视神经后段和视交叉，通常双侧受累，病灶节段多大于一半视神经长度。急性期可表现为视神经增粗、强化，可合并视神经周围组织强化。慢性期可见视神经萎缩，形成双轨征。也可为阴性。

2. 急性脊髓炎

急性起病，多出现明显肢体瘫痪、感觉异常、尿便障碍等表现，多有根性疼痛，颈髓后索受累可出现Lhermitte征，严重者可表现为截瘫或四肢瘫，甚至呼吸肌麻痹。恢复期易残留较长时期痛性或非痛性痉挛、瘙痒、尿便障碍、神经性瘙痒、感觉不良（胸廓常呈束状）等。NMOSD的经典脊髓病变为LETM，常见于颈髓及胸髓，纵向延伸超过3个椎体节段，病灶多累及中央灰质和部分白质，病灶范围通常大于50%脊髓横面积。NMOSD急性期脊髓肿胀，病灶边缘不规则，通常呈T2WI高信号、T1WI低信号，病变甚至可累及全脊髓，伴随急性脊髓炎病史，严重患者可形成脊髓空洞，这些在NMOSD中具有一定的特征性。轴位多为横贯性，累及脊髓中央灰质和部分白质，呈圆形或H型，脊髓后索易受累急性期病变肿胀明显，可呈亮斑样、斑片样或线样强化，少数患者脊膜也可出现不同程度强化。缓解期长节段病变可转变为间断、不连续信号，部分可有萎缩或空洞形成。MRI脊髓扫描出现伴随T1低信号的T2亮斑样高信号（≥脑脊液信号）为亮斑样病变（Bright Spotty Lesions, BSL）被认为是NMOSD脊髓炎较为特异的影像学证据，出现全脊髓受累情况NMOSD > MOGAD >MS，脊髓中央受累区域NMOSD>MOGAD，T2显示病变区域完全消失并不常见，脊髓圆锥受累多见于MOGAD，少见于NMOSD及MS。脊髓MRI病变特点另一特点为：以长节段脊髓炎为背景的环样强化，根据梅奥诊所进行的一项大样本病例的回顾性队列研究，发现约1/3的NMOSD患者MRI脊髓扫描出现环样强化。环样强化病灶可以是短节段或者长节段，而研究发现脊髓MRI出现环样强化的NMOSD患者，88%在其T2加权像出现大于3个脊髓节段的高信号。由此可知，该类患者的环样强化病灶多数以长节段脊髓炎为背景，因此与MS的病变模式存在较大差异，NMOSD患者脊髓活检显示环样强化病灶主要为巨噬细胞在炎性边界的聚集。而疾病早期脊髓病灶小于3个椎体节段的短节段脊髓炎也并不能除外NMOSD诊断，有研究发现，14.5%的NMOSD患者初始表现为短节段脊髓炎。而NMOSD中短节段脊髓炎病变与MS中表现并不相同，在NMOSD中，病变位于中央灰质部位，横断面面积多超过一半，长度虽然不足3个椎体，但仍比MS的病变会更长。NMOSD中出现短节段脊髓炎也与脊髓MRI检查的时机有关，最初表现为大脑受累的患者，可能在1至2周内演变为脊髓受累，而且LETM病变可在疾病缓解期或大剂量类固醇激素治疗后演变为多个较短病变，因此，及时的AQP4-抗体检测显得更加重要。

3. 极后区综合征

极后区综合征可以是NMOSD的首发或唯一的临床表现，可出现不能用其他原因解释的顽固性呃逆、恶心、呕吐，可为孤立性症状，也可为二联征、三联征，病程呈急性或亚急性，也可呈持续性或阵发性，延髓背侧或极后区病变。延髓背侧为主，轴位主要累及最后区域，矢状位呈片状或线状长T2信号，可与颈髓病变相连。代谢、肿瘤、卒中、中毒等多种原因均可引起极后区综合征，因此患者出现极后区综合征应做好充分的鉴别诊断。极后区是延髓内高度血管化的成对结构，位于第四脑室尾部，极后区神经元表达催吐化学感受器，炎性刺激可引起该区域相关神经元的兴奋，继而引起调节内脏运动的迷走神经核、孤束核的兴奋，导致呕吐反射的发生。Shosha等人曾提出的极后区综合征诊断标准：诊断标准标准1：满足以下3项：间歇性或持续性恶心、呕吐、呃逆（临床表现为至少其中之一）≥48小时；对症治疗未完全缓解；合理排除其他疾病。标准2：满足以下3项：间歇性或持续性恶心、呕吐、呃逆（临床表现为至少其中之一）＜48小时；MRI显示极后区信号异常；合理排除其他疾病。

4. 急性脑干综合征

急性脑干综合征的患者可出现各种脑干受累的临床表现，如头晕、复视、眼肌麻痹、听力下降、眩晕、面瘫、三叉神经痛、面部感觉障碍、共济失调、神经性瘙痒症等，亦可无临床症候，病变可位于脑干背盖部、第四脑室周边、室管膜周围、桥小脑脚，病变呈弥漫性、斑片状、边界不清。

5. 急性间脑综合征

间脑综合征表现为症状性嗜睡、发作性睡病、体温调节异常、低钠血症、体温过低、心动过缓、低血压、食欲改变、抗利尿激素分泌不当综合征等，亦可无临床症候，丘脑、下丘脑、三脑室周边弥漫性病变，边界不清。

6. 大脑综合征

患者还可以表现意识水平下降、头痛、偏瘫、失语、脑病等大脑综合征，近期研究表明，NMOSD还可以出现其他少见症状，如认知功能损害、嗅觉障碍等，少数情况下可发生癫痫。不符合经典MS影像特征，幕上病变多位于皮层下白质，呈弥漫云雾状。管膜周围广泛病变（侧脑室周围，MRI钆增强信号），胼胝体病变纵向>1/2全长、弥漫性、非均一性或水肿，或长皮质脊髓束病变（单侧或双侧，连续累及内囊和大脑脚），NMOSD中胼胝体病灶呈多发、大片融合灶，通常长径>10mm，其内部信号不均匀，FLAIR上呈"大理石花纹样"改变，当累及胼胝体全层时呈"拱桥样"改变。皮质下或深部白质单侧或双侧出现大的、融合性病变。室管膜周围薄层强化（笔尖样强化）被认为是NMOSD较为特异的病变模式。尽管皮质脊髓束并非AQP4高表达区域，但在23%-44%的NMOSD患者中发现皮质脊髓束受累病灶，这一发现的发病机制仍不清楚。一些小型的7T核磁的研究中发现，在NMOSD患者外观正常的白质中已经检测到髓鞘信号的减少。但这些结果还需要在更大的研究中得到证实。

据报道，患者发病时经常会在病变部位出现背痛，多达27%的脊髓炎患者会出现瘙痒，这可能是发作时的主要表现之一，NMOSD对患者生活质量有重大影响，除了身体因素之外，疼痛、二便障碍、性功能障碍、工作能力下降等对患者情绪也有很大影响。约28%的NMOSD患者存在中度至重度抑郁，而抑郁症的严重程度与神经性疼痛显著相关，但是约40%的抑郁症患者并没有接受抗抑郁药物治疗。疼痛是一种非常常见的症状，在AQP4抗体阳性NMOSD中发生率为83%。

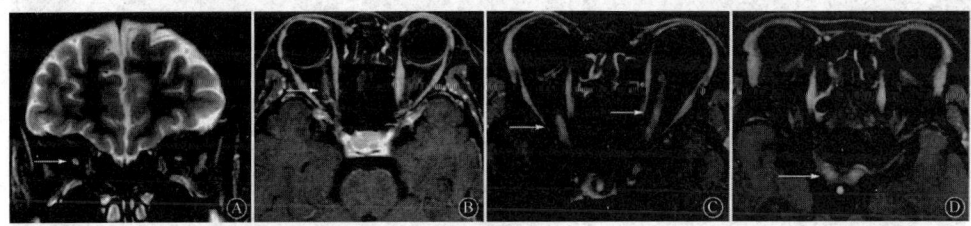

图1 NMOSD患者视神经病变MRI影像特征；注：NMOSD：视神经脊髓炎谱系疾病；ON：视神经炎；A：T2像显示单侧ON（箭头所示）；B:T1增强像显示急性期视神经强化（箭头所示）；C：T1增强像显示双侧ON，病变节段>1/2视神经（箭头所示）；D：T1增强像显示病变累及视交叉（箭头所示）。

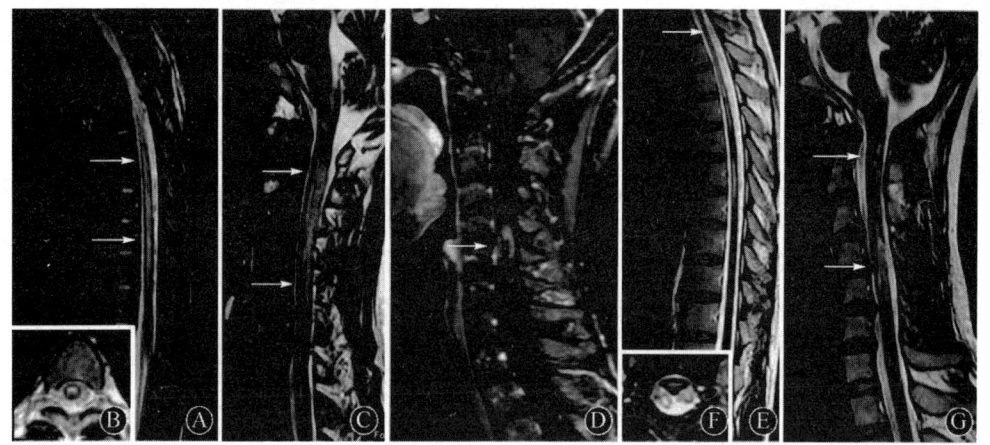

图2 NMOSD患者脊髓病变MRI影像特征；注：NMOSD：视神经脊髓炎谱系疾病；A、B：T2像显示脊髓长节段损害（箭头所示，A）轴位像呈中央型损害（B）；C：T2增强像显示脊髓长节段横贯性损害，急性期脊髓肿胀（箭头所示）；D：T1增强像显示急性期病变明显强化（箭头所示）；E、F：T2像显示慢性期脊髓变细、萎缩（箭头所示）；G：T2像显示慢性期病变间断、不连续（箭头所示）。

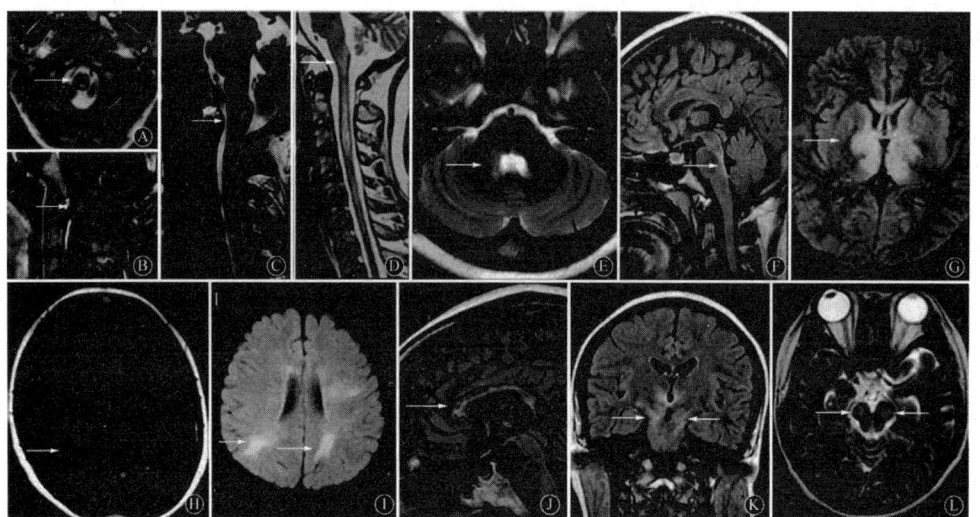

图3 NMOSD患者颅内病变MRI影像特征（箭头所示）注：NMOSD：视神经脊髓炎谱系疾病；A：T2像显示延髓病变；B：T1增强像显示急性期延髓病变强化；C：T2像显示最后区线状病变；D：T2像显示最后区片状病变，与颈髓病变相连；E、F：T2及Flair像显示第四脑室周围病变；G：Flair像显示丘脑、下丘脑、第三脑室周围病变；H、I：Flair像显示大脑半球病灶弥漫云雾状；J：Flair像显示胼胝体弥漫病变；K、L：Flair及T2像显示沿锥体束走行病变，累及大脑脚。

四、辅助检查

1. AQP4-IgG 检测

NMOSD 中约 70%-80%患者 AQP4-IgG 表达阳性，是具有高度特异性的诊断标志物，特异度高达 90%，敏感度约 70%。推荐使用基于细胞转染的免疫荧光技术(cell based transfection immunofluorescence assay, CBA)或流式细胞技术进行血清检测。甲醛固定的 CBA 商业化检测试剂盒可作为抗 AQP4 抗体的检测方法，活细胞 CBA 由于技术要求较高仅在少数实验室可实施，但敏感性比固定细胞 CBA 略高。酶联免疫吸附试验(enzyme linked immunosorbent assay, ELISA)较为敏感，但特异度有所降低，不推荐作为确立诊断的检测方法，但纵向监测抗体滴定度对疾病进展和治疗的评估有一定价值。近期发表了一篇关于接受免疫抑制剂治疗的 AQP4-IgG 阳性 NMOSD 患者血清 AQP4-IgG 滴度变化和复发风险因素研究。研究中纳入了 400 例 AQP4-IgG 阳性 NMOSD 患者，在 3.7 年的中位随访期间，128 例（32.0%）患者血清 AQP4-IgG 转阴性。在 272 例血清持续阳性的患者中，98 例（36%）随访期间 AQP4-IgG 滴度下降，174 例（64%）滴度保持不变或升高。其中发病年龄较大、在疾病发病时启用免疫抑制剂、维持治疗前的病程较短是 AQP4-IgG 转阴的风险因素。在 128 例 AQP4-IgG 转阴的患者中，在血清 AQP4-IgG 转阴性后，患者的中位年复发率（ARR）显著下降。转阴所需的时间越长，复发风险越高。发病时年龄较大、在疾病发病时启用免疫抑制剂和维持治疗前的病程较短预示着 AQP4-IgG 转阴性的可能性更高。

2. 脑脊液检查

脑脊液压力多正常或稍高，急性发作期脑脊液白细胞数多大于 $10×10^6/L$，约三分之一患者大于 $50×10^6/L$，少数患者可高达 $500×10^6/L$，可见增多的中性粒细胞及嗜酸粒细胞。急性期发作期脑脊液生化显示：脑脊液蛋白多明显增高，可大于 1g/L，糖及氯化物多数正常。大约百分之二十的患者脑脊液特异性寡克隆区带阳性，IgG 明显增高。

3. 其他自身免疫抗体检测

约百分之五十的 AQP4-IgG 阳性 NMOSD 患者合并其他自身免疫抗体阳性，常见有血清抗核抗体（ANAs)）、抗 SSA 抗体、抗 SSB 抗体、甲状腺过氧化酶抗体（TPO）等。近期一项纳入 400 名 AQP4 抗体阳性的 NMOSD 患者的研究中显示，共有 257 例（64.3%）患者存在其他全身性自身免疫抗体，如抗核抗体、抗可提取性核抗原抗体、甲状腺球蛋白抗体或促甲状腺激素受体抗体。只有 99 例（24.8%）患者患有 CTD，如系统性红斑狼疮、干燥综合征或白塞氏病。

4. 神经丝蛋白轻链

神经丝蛋白（Neurofilament, NF）是神经元主要的骨架蛋白，特异性表达于轴索和轴突。其中神经丝蛋白轻链（Neurofilament light, NfL）表达广泛，表达于神经细胞，当轴突损伤时，NfL 释放到间质液，进而在血液中浓度升高，NfL 是评估神经元轴突损伤的关键生物标志物，尽管其特异度不高，研究表明 NfL 水平反映了不同情况下的轴突损伤，包括脱髓鞘疾病，研究显示 AQP4 抗体阳性 NMOSD 患者血清 NfL 浓度显著高于健康对照组。《中国视神经脊髓炎谱系疾病诊断与治疗指南（2021版）》指出，NfL 作为神经元损伤的生物标记物可在多种疾病中被观察到。在动态反映神经元损伤程度上被认为是较好的生物学指标，有利于观察疾病的进展及不可逆性损伤，可以作为 NMOSD 残障进展和治疗评价的生物学指标（同时需综合考虑高血压、糖尿病、脑梗死等合并症因素的共同影响）。

5. 视功能检查

患者应进行视敏度、视野、眼底、视觉诱发电位（visual evoked potential, VEP）、光学相干断层扫描（optic coherence tomography, OCT）检查。NMOSD 患者视力多明显下降，严重患者残留视力小于 0.1，甚至全盲。可单眼或双眼受累，表现为各种形式的视野缺损。慢性病变眼底多见视神经萎缩，表现为视乳头苍白。VEP 多有明显异常，P100 波幅降低及潜伏期延长，严重者诱发不出波形。OCT 设备根据反射光的振幅和延迟产生图像，通过发射近红外光线，对视网膜进行横断面扫描。视网膜神经纤维层（retinal nerve fiber layer, RNFL）由神经节细胞发出的无髓鞘神经纤维组成，轴突损伤是导致视功能障碍的主要原因，而 OCT 中的 RNFL 厚度参数是反映轴突病变的重要指标。视神经炎不同阶段的 RNFL 厚度变化有所不同，在视神经炎急性期，炎症可致轴突肿胀、视网膜下积液、视盘水肿，进而引起 RNFL 厚度增加，疾病缓解期时 RNFL 厚度变薄，单侧视神经炎患者双眼间的 RNFL 厚度差异具有一定的诊断价值。

五、诊断

NMOSD 的诊断原则为"病史+核心临床症候+影像特征+生物标记物"为基本依据，以 AQP4-IgG 作为分层，并参考其他亚临床及免疫学证据做出诊断，此外还需排除其他疾病可能。

表1 2015年NMOSD诊断标准

AQP4-IgG阳性的NMOSD的诊断标准
1.至少有1项核心临床特征
2.应用最可靠的方法检测AQP4-IgG呈阳性（推荐CBA法）
3.排除其他诊断
AQP4-IgG阴性或AQP4-IgG未知状态的NMOSD诊断标准

1. 在1次或多次临床发作中，至少2项核心临床特征，并满足下列条件：（1）至少1个核心临床特征必须是视神经炎、长节段横贯性脊髓炎或极后区综合征；（2）空间多发（2个或以上不同的核心临床特征）；（3）满足附加的核磁诊断的必要条件

2. 应用可靠的方法检测AQP4-IgG为阴性或未检测

3. 排除其他诊断

核心临床特征

（1）视神经炎（2）急性脊髓炎（3）极后区综合征，无其他原因能解释的发作性呃逆、恶心、呕吐（4）其他脑干综合征（5）症状性发作性睡病，间脑综合征，脑MRI有NMOSD特征性间脑病变（6）大脑综合征伴有NMOSD特征性大脑病变

AQP4-IgG阴性或AQP4-IgG未知状态下的MRI附加条件

1. 急性视神经炎：需脑MRI有下列之一表现：1）脑MRI正常或仅有非特异性白质病变；2）视神经长T2信号或T1增强信号大于1/2视神经长度，或病变累及视交叉

2. 急性脊髓炎：长脊髓病变大于3个连续椎体节段，或有脊髓炎病史的患者相应脊髓萎缩大于3个连续椎体节段

3. 极后区综合征：延髓背侧/极后区病变

4. 急性脑干综合征：脑干室管膜周围病变

表2 不支持NMOSD诊断的警示

临床或实验室表现

1.临床特征和实验室结果

（1）进展性临床病程（神经系统症候恶化与发作无关，提示MS可能）

（2）不典型发作时间的低限：发作时间<4小时（提示脊髓缺血或梗死）

（3）发病后持续恶化超过4周（提示结节病或肿瘤可能）

（4）部分性横贯性脊髓炎，病变较短（提示MS可能）

（5）CSF特异性OCB阳性（Ⅱ型,提示MS可能）

2.与NMOSD表现相似的疾病

（1）神经结节病：通过临床、影像和实验室检查诊断（肺门纵隔淋巴结肿大、发热、夜间出汗、血清血管紧张素转换酶或白细胞介素-2受体增高）

（2）恶性肿瘤：通过临床、影像和实验室检查排除淋巴瘤和副肿瘤综合征

（3）慢性感染：通过临床、影像和实验室检查除外艾滋病、梅毒等

影像表现

（1）脑：影像特征（MRI T2加权像）提示MS病变：侧脑室表面垂直（Dawson指症状）；颞叶下部病变与侧脑室相连；近皮层病变累及皮质下U-纤维；影像特征不支持NMOSD和MS：病变持续性强化（>3个月）

（2）脊髓：支持MS的MRI表现：脊髓矢状位T2加权像病变<3个椎体节段；横轴位像病变主要位于脊髓周边白质（>70%）；T2加权像示脊髓弥散性、不清晰的信号（可见于MS陈旧性病变或进展型MS）

六、鉴别诊断

CNS炎性脱髓鞘病：MOGAD、多发性硬化、急性播散性脑脊髓炎、中枢神经系统瘤样脱髓鞘病变等；感染性疾病：结核、艾滋病、梅毒、布氏杆菌感染等；系统性疾病：系统性红斑狼疮、白塞病、干燥综合征、结节病、系统性血管炎等；血管性疾病：缺血性视神经病、脑小血管病、脊髓血管畸形等；肿瘤及副肿瘤相关疾病：脊髓胶质瘤、淋巴瘤、淋巴瘤样肉芽肿等；代谢中毒性疾病：中毒性视神经病、亚急性联合变性、Wernicke脑病、缺血缺氧性脑病等；遗传性疾病：Leber视神经病、遗传性痉挛性截瘫、肾上腺脑白质营养不良等；其他：颅底畸形、脊髓压迫症等。

七、治疗

NMOSD的治疗分为急性期治疗、序贯治疗(预防复发治疗)、对症治疗和康复治疗。药物治疗原则：任何一次临床发作均有可能带来不可逆性损伤，其残障主要归因于发作后神经功能缺损的累积。对于AQP4-IgG阳性以及AQP4-IgG阴性复发病程的患者，一经诊断应尽早开始序贯治疗，并坚持长程治疗。NMOSD治疗药物的选择应在遵循循证证据基础上，结合安全性、有效性以及患者意愿进行。长期免疫抑制治疗有增加机会性感染和肿瘤的风险，推荐定期进行安全及有效指标监测，有条件的地区单位可开展免疫抑制剂药物基因筛查及血药浓度监测，做到个体化指导。近年来，一些新兴治疗靶点单克隆抗体药物不断涌现，RCT研究结果显示出显著疗效，为NMOSD治疗领域提供了更高的循证依据。NMOSD病程多呈复发缓解，只有4%的病例出现单相病程。对于患者进行早期、合理治疗是必要的。NMOSD治疗除了急性期治疗治疗外，为降低复发风险，还应进行长期维持治疗。

八、预后

在NMOSD的病程中，由于反复发作，残疾程度会逐渐加重。预测预后的因素主要包括首次发病时的年龄、首次发作的严重程度、前两年复发的次数以及是否合并自身免疫性疾病等。在早期的研究中，NMOSD死亡率高达25-50%。然而，通过早期诊断及早期维持治疗的应用，该病的预后已明显改善。NMOSD的5年生存率为98.6%，10年生存率为94.6%，15年为82.7%，20年降到63.0%。研究显示RTX的早期应用，可显著减少患者复发次数、降低致残率，并提高患者生存率。

第二节 视神经脊髓炎谱系疾病治疗

一. 急性期的治疗

急性发作期间进行早期有效治疗是必要的，针对有临床和影像学发作证据的急性发作期患者，治疗目标是减轻急性期症状，缩短病程，改善残疾程度和防治并发症等，以降低不可逆神经功能障碍的风险。目前国际上大剂量甲泼尼龙静脉冲击（intravenous methylprednisolone pulse, IVMP）（1000 mg/d，连用5天）治疗是急性发作期的一线治疗，序贯减量并口服维持以避免早期复发。IVMP可能通过抑制炎症细胞因子的产生、T细胞的活化、单核细胞的增殖来抑制炎症级联反应。然而治疗效果与MS不同，IVMP在MS的首次发作和复发期均有效，但在NMOSD患者中，对于复发的NMOSD患者其疗效并不稳定。IVMP也是中国指南中A级推荐的治疗方法，具体推荐治疗方法为：甲泼尼松龙1000g每天一次静脉点滴3-5天后，视病情减量至每天500mg维持3天，240mg3天，120mg3天，改为每天泼尼松60mg口服，依据序贯免疫治疗药物起效时效快慢，逐步减量，例如每2周递减5mg，至5-10mg口服，长期维持或停用。

血浆置换（plasmaexchange, PE）及免疫吸附（immunoadsorption, IA）：PE的治疗机制是从血液循环中消除病理性AQP4-IgG、补体及细胞因子。IA作为PE的一种新型替代治疗方法，是将患者的血浆通过特定免疫吸附柱吸附去除抗体和免疫复合物后重新输回体内，通过选择生吸附致病性抗体，起到类似PE的作用机制，同时无需血浆补充。推荐有条件的单位可以开展。对于中重度发作的NMOSD患者，早期PE/IA或与IVMP联合应用对促进长期临床功能残障恢复有益(A级推荐)。推荐用法:PE/IA，单次置换剂量以患者血浆容量的1.0-1.5倍，隔日1次，2周内重复5-7次。

静脉注射人免疫球蛋白（intravenous immunoglobulin, IVIg）:对大剂量甲泼尼松龙冲击疗效不佳的患者，合并感染、低免疫球蛋白血症及妊娠期患者可选择IVIg治疗。IVIg可能对NMOSD急性期残障功能恢复有益（B级推荐）。人免疫球蛋白0.4g/（kg·d），静脉点滴，连续5天为1个疗程。

二．序贯治疗（预防复发治疗）

NMOSD 任何一次临床发作均有可能带来不可逆性损伤；预防复发，减少疾病反复发作导致的神经功能障碍累积。对于 AQP4-IgG 阳性以及 AQP4-IgG 阴性复发病程的患者，一经诊断应尽早开始序贯治疗，并坚持长程治疗以预防复发，减少疾病反复发作导致的神经功能障碍累积。用于序贯治疗的药物主要为单克隆抗体药物及免疫抑制剂两大类。按照循证证据级别及国内药物可及性推荐如下：A级推荐：萨特利珠单抗、伊奈利珠单抗、依库珠单抗、利妥昔单抗；B级推荐：吗替麦考酚酯、硫唑嘌呤、甲氨蝶呤、托珠单抗；C级推荐：他克莫司、环磷酰胺、米托蒽醌。

1.萨特利珠单抗

萨特利珠单抗（satralizumab）是一种人源化IgG2亚型重组抗IL-6R单克隆抗体，它是在托珠单抗的基础上进行了结构修饰和改造，具体来说，是在CDR结构域、可变区域和恒定区用氨基酸序列进行了修饰。可通过阻断IL-6R的信号传导达到抑制淋巴细胞炎症过程的作用。与托珠单抗需要静脉给药不同，萨特利珠单抗可以皮下注射给药，给药途径方便。萨特利珠单抗单药或联合传统免疫抑制剂可显著延缓AQP4-IgG阳性NMOSD患者的疾病复发时间。是我国首个获得批准的用于预防NMOSD复发的药物，可以用于12岁及以上的AQP4抗体阳性的NMOSD患者。萨特利珠单抗120mg皮下注射,首次先给予负荷剂量：第0、2、4周皮下注射，以后每4周重复皮下注射。

目前已完成两项针对NMOSD的全球多中心随机双盲安慰剂对照III期临床试验，分别为SAkuraStar研究（NCT02073279）与SAkuraSky研究（NCT-02028884）。SAkuraStar研究是一项以萨特利珠单抗作为单药治疗NMOSD患者的有效性的临床研究。观察期为96周，研究共纳入13个国家的95例患者，年龄18-74岁，EDSS得分≤6.5分，其中64例患者AQP4抗体为阳性，按2∶1随机分配至萨特利珠单抗组（n＝63）和安慰剂组（n＝32），分别接受120mg萨特利珠单抗/安慰剂，在第0周、第2周和第4周进行皮下注射，之后每4周注射1次。结果显示，萨特利珠单抗可降低55％的复发风险，降低AQP4-IgG阳性患者74％的复发风险，但未能减低AQP4-IgG阴性患者的复发风险，可能与样本量小或其他原因有关；两组疼痛和疲劳评分无统计学差异。

SAkuraSky主要关于萨特利珠单抗联合基线免疫治疗NMOSD患者的有效性的研究。患者入组前以稳定剂量的硫唑嘌呤、吗替麦考酚酯和/或糖皮质激素治疗8周或以上。纳入了来自11个国家的83例NMOSD患者，年龄12-74岁，按1∶1随机分配至萨特利珠单抗组（n＝41）

和安慰剂组（n=42），EDSS得分≤6.5分，其中55例患者的AQP4抗体阳性。分别接受120mg萨特利珠单抗或安慰剂治疗，两组均同时基线免疫药物治疗，在第0周、第2周和第4周接受皮下注射萨特利珠单抗或安慰剂治疗，之后每4周注射1次，同时继续维持基线治疗，观察期为96周，萨特利珠单抗联合基线治疗可显著降低62%的复发风险，降低AQP4-IgG阳性患者79%的复发风险，降低AQP4-IgG阴性患者34%的复发风险。两组疼痛和疲劳评分亦未见统计学差异。此研究中共纳入了7例青少年患者（12-17岁），4例接受萨特利珠单抗治疗的患者中有1例出现复发，3例接受安慰剂治疗的患者全部出现复发，提示萨特利珠单抗可有效降低青少年NMOSD患者的复发率。

萨特利珠单抗具有长期有效性，两项试验中患者进入开放扩展期，接受萨特利珠单抗治疗的患者持续时间最长大于5年。使用萨特利珠单抗治疗的患者标准年复发率在4年随访期内逐年下降。疗效持久性分析结果表明即使患者在治疗过程中出现复发，萨特利珠单抗的预防作用仍有保留。

萨特利珠单抗耐受性较好，常见不良反应有头痛、鼻咽炎、上呼吸道感染、中性粒细胞轻度下降等。可在用药前进行乙型肝炎病毒和结核病筛查。在开始治疗的1年内，每月定期监测血常规及肝功能检查。

2.伊奈利珠单抗

伊奈利珠单抗（inebilizumab，MT-0551）是一种人源化的IgG亚型CD19单克隆抗体，可导致B细胞及表达CD19的浆细胞耗竭，从而抑制抗体及补体依赖性细胞毒性作用。与CD20不同的是，CD19在前B细胞、浆细胞和浆母细胞上均表达，但不在任何T细胞上表达。与B细胞、浆母细胞和部分浆细胞表面的CD19结合后，伊奈利珠单抗可引起抗体依赖的细胞溶解、消亡，从而减少致病性AQP4抗体的生成和释放，进而控制疾病的复发。伊奈利珠单抗的一项多中心、随机、双盲、安慰剂对照II/III期临床试验（NCT02200770），该研究从25个国家招募了230例成年NMOSD患者，EDSS得分≤8.0分，参与者被随机分配（3:1）到伊奈利珠单抗组或安慰剂组中，研究结果显示，伊奈利珠单抗组有21例（12%）出现复发，而安慰剂组中22例（39%）复发；与安慰剂相比，伊奈利珠单抗显著降低了NMOSD复发的风险，基于该临床研究的结果，2020年6月美国首次批准伊奈利珠单抗用于治疗AQP4抗体血清阳性NMOSD成人患者。

亚组分析显示，伊奈利珠单抗的治疗效果与病灶位置、种族或民族、体重指数等。进一步预先计划的敏感性分析表明，NMOSD相关的发作报告或如何评估发作，在一系列人口统计学和基线特征。此前接受过利妥昔单抗的患者与此前未接受过利妥昔单抗的患者的疗效相似。N-MOmentum的7例患者在接受美罗华治疗时曾复发，这些患者在RCP或OLE期间接受伊奈利珠单抗治疗时均未发生发作。N-MOmentum分析了四个关键的次要终点。伊奈利珠单抗稳定了EDSS评分，与安慰剂组相比，伊奈利珠单抗组EDSS评分恶化的患者明显较少。亚组分析证实，无论基线EDSS评分、疾病持续时间和既往发作次数如何，伊奈利珠单抗降低EDSS评分恶化风险的效果是一致的。事后分析显示，在RCP期间的任何时间点，伊奈利珠单抗降低了3个月EDSS证实的残疾进展的风险，尽管试验的时间-事件设计限制了这些发现的解释。然而，在事后敏感性分析中，与安慰剂组相比伊奈利珠单抗组视神经炎发生率更低。基于关键的N-MOmentum试验的结果，伊奈利珠单抗获得批准用于AQP4抗体血清阳性成人的NMOSD治疗。它是唯一被批准与CD19结合的NMOSD药物，与抗CD20抗体相比，CD19靶向的B细胞范围更广（包括浆胞质和一些浆细胞）。在N-MOmentum的RCP中，与安慰剂相比，伊奈利珠单抗显著降低了NMOSD发作的风险。这种益处在所有分析的患者亚组中均可见，包括AQP4抗体血清阳性患者。N-MOmentum的次要结果显示，相对于安慰剂，伊奈利珠单抗也防止了残疾评分的恶化，并减少了累积活动MRI病变计数和NMOSD相关住院率。然而，伊奈利珠单抗并没有显著改善低对比双眼视力，这表明它可能不会降低视神经炎发作的严重程度或促进恢复。治疗效果的明显缺乏也可能是由于研究设计（测量双眼vs单眼低对比度视力）和视神经炎发作的低发生率。此外，在接受伊奈利珠单抗治疗≥4年的AQP4抗体血清阳性患者中，大多数（67%）NMOSD发作发生在治疗的第一年。这提示在长期治疗后，伊奈利珠单抗可能会增强疗效。EDSS评分在≥4年内也保持稳定，提示伊奈利珠单抗可防止长期残疾恶化。伊奈利珠单抗的耐受性一般良好，大多数AE的严重程度为轻度或中度。伊奈利珠单抗于2021年12月被《中国视神经脊髓炎谱系疾病诊断与治疗指南（2021版）》列为A级推荐药物，2022年3月获得中国国家药品监督管理局（NMPA）批准上市。推荐用法：初始负荷剂量，第0、2周300mg，静脉注射，以后每6个月重复静脉注射300mg。注意事项：常见不良事件为尿路感染、关节痛、输液反应、鼻咽炎、头痛和背痛，输液相关反应及感染发生率较低。推荐在第一次用药前进行HBV和结核病筛查。治疗期间监测免疫球蛋白水平。

3. 依库珠单抗

依库珠单抗（eculizumab）是一种重组人源化的IgG2/4单克隆抗体，为终端补体蛋白C5抑制剂，可以防止其分裂成C5a和C5b片段参与的补体级联反应，从而阻断炎症和膜攻击复合体形成，减少星形胶质细胞的破坏和神经元的损伤。依库珠单抗单药或联合传统免疫抑制剂可显著降低AQP4-IgG阳性患者的疾病复发。依库珠单抗是2019年欧盟、美国、加拿大和日本特别批准的第一个用于治疗成人AQP4-IgG阳生NMOSD患者的药物。属于补体抑制剂。

2019年6月获得美国食品和药物管理局（FDA）批准，用于抗AQP4抗体阳性视神经脊髓炎成人患者。2019年8月底获得欧盟批准，目前也已经在日本成功上市可用于治疗视神经脊髓炎。2023年10月12日，中国国家药品监督管理总局正式批准依库珠单抗注射液用于治疗AQP4-IgG阳性的NMOSD成人患者，为中国AQP4-IgG阳性NMOSD的治疗增添了一项强力"武器"。依库珠单抗是中国首个也是唯一一个获批用于治疗NMOSD的补体C5抑制剂。

本次依库珠单抗的获批，主要基于PREVENT及其开放标签（OLE）研究（以下简称PREVENT研究）中显示出的有效性与安全性结果。PREVENT研究（NCT01892345）是一项全球性的III期随机、双盲、安慰剂对照多中心研究，旨在评估依库珠单抗对抗AQP4抗体阳性的NMOSD成人患者的安全性和有效性。该研究在北美、阿根廷、欧洲和亚洲招募了143名抗AQP4抗体阳性的NMOSD患者，患者入组时在过去12个月内至少复发过两次，或在过去的24个月内复发过三次，其中至少有一次是在过去的12个月内复发的，神经功能状况评估量表（EDSS）评分为7分或低于7分。为预防复发，患者可接受稳定剂量、在允许范围内的支持性免疫抑制疗法。研究的主要终点是经独立评审委员会确认的首次临床复发时间。次要终点包括经裁定的年复发率、生活质量指标和EDSS评分。完成PREVENT研究或在研究期间经裁定复发的患者有资格继续进入长期扩展期研究，接受依库珠单抗长达5.5年的治疗。95%（119/124）的患者参加了开放标签的扩展期治疗，其中78人继续接受依库珠单抗治疗，41人从随机接受安慰剂治疗转为接受依库珠单抗治疗。

作为一项全球多中心III期临床试验，PREVENT研究显示，无论是否联合免疫抑制治疗，依库珠单抗均可为AQP4-IgG阳性NMOSD成人患者带来显著临床获益。PREVENT研究表明，基于至首次判定试验期间复发的时间，依库珠单抗治疗使复发风险降低94.2%，具有统计学意义和临床意义（$p < 0.0001$）。第48周时，97.9%的依库珠单抗治疗患者（63.2%的安慰剂治疗患者）无复发（风险降低94.2%；危险比=0.058；95% CI：0.017-0.197；$p < 0.0001$），治疗获益持续至第144周。此外，在为期144周的PREVENT研究内，96%接受依库珠单抗治疗的患者没有复发，而无复发比例在接受安慰剂治疗的患者中仅为45%。

本药推荐用法：推荐方案为第0、2、3、4周900mg，以后每2周1200mg。采用静脉注射，输注时间控制在25-45分钟（欧盟）或35分钟（美国），每次注射后应继续监测患者1小时。如果在给药期间发生不良事件，医师可自行决定减缓或停止输液，总输液时间不得超过2小时。注意事项：本药物有增加脑膜炎球菌和包裹性细菌感染的风险，推荐首次用药前2周接种脑膜炎球菌疫苗。常见不良反应是上呼吸道感染、头痛、鼻咽炎和恶心。

4. 利妥昔单抗

利妥昔单抗（rituximab，RTX）：是一种人鼠嵌合性CD20单克隆抗体，由人类抗CD20抗体的恒定区和从鼠类对应物IDEC2B8中分离出的可变区组成。RTX可结合CD20从而发挥作用，最早被批准用于B细胞淋巴瘤的治疗。B细胞分泌抗体，呈递抗原并通过产生促炎和抗炎细胞因子来调节免疫反应。B细胞总数中只有2.5%位于外围循环，主要由初始B细胞和记忆B细胞组成。其余的在骨髓和淋巴组织中。抗体可为任何类型的免疫球蛋白（G，M，A，D或E）或其亚型（例如IgG1-4），每种均有不同的功能。神经免疫性疾病中，有一些主要由自身抗体介导所致，如重症肌无力伴乙酰胆碱受体（AChR）抗体（通常为IgG1或IgG3）或肌肉特异性酪氨酸激酶（MuSK）抗体（IgG4），抗AQP4抗体（主要为IgG1）。B细胞表面标志物CD19和CD20是B细胞跨膜蛋白。可作为药物作用靶点和表面标志物（流式细胞学技术中用于量化B细胞数目并评估治疗反应）。CD19在整个B细胞发育过程中的表达要比CD20更广泛，但这两种标志物在长寿命浆细胞中都不存在。健康成年人中，CD19+或CD20+B细胞占总循环淋巴细胞总数的12%-22%。大多数浆母细胞和几乎所有浆细胞（产生绝大多数抗体）都不表达CD20。CD19表达更为广泛，从原始B细胞阶段到浆母细胞和一部分浆细胞均可见，但不存在于终末分化的浆细胞中CD27在记忆B细胞和某些其他免疫细胞类型中表达。单克隆抗体通过其两个相同的抗原结合片段（Fab）域与单个表位结合，并通过其可结晶片段（Fc）域激活免疫系统。表达该表位的细胞被杀死，因此可以针对多种肿瘤和自身免疫疾病进行高度靶向的免疫治疗。目前临床可用的清除B细胞的单克隆抗体具有针对CD20或CD19的Fab结构域，因此可选择性消耗循环中的B细胞，除了成熟的分泌抗体的浆细胞。RTX是人鼠嵌合的CD20单克隆抗体，可与B细胞表面的CD20结合，特异性杀伤表达CD20的B细胞，进而达到消除B细胞、阻断炎症反应、减少细胞因子和自身抗体的产生来控制病情的目的，是B细胞清除治疗的代表性生物制剂。其可选择性地清除B淋巴细胞而不影响其再生和抗体生成。据报道，RTX可清除外周血中100%和脑脊液中90%的B淋巴细胞。目前主要认为补体依赖的细胞毒效应、抗体依赖细胞介导的细胞毒效应及直接诱导B淋巴细胞凋亡是RTX的主要作用机制。奥法妥木单抗（Ofatumumab）是一种全人源单克隆抗体，每月1次皮下注射，目前正在临床试验中。可能从利妥昔单抗治疗中获益的几种复发性疾病中，NMOSD复发带来永久性残疾的风险最高。但是，与NMOSD复发相关的可测量的外周循环中B细胞的临界阈值尚未确定，并且可能随着病程和个体而变化。当可以检测到CD19+ B细胞计数或其占总循环淋巴细胞计数的0.1%以上时，就考虑再次治疗。有学者提出监测更小的记忆B细胞（CD19+/CD27+）群。从每月6次注射转为记忆B细胞监测的治疗可减少利妥昔单抗的累积剂量，而不会明显降低疗效。然而，流式细胞技术的标准化及量化非常小的细胞群时的准确性可能会有问题。在英国，通常每月监测CD19+ B细胞数量，发现对于大多数患者而言，接受再治疗的临界值为1%（基于临床医生的经验）。在可检测到的B细胞计数低于1%的复发患者中，考虑治疗失败和转换免疫疗法之前，建议以完全抑制为目标再次进行治疗。通过B细胞耗竭最大程度减少浆细胞，继而减少抗体产生，从而减少抗体依赖的细胞介导的细胞毒性作用。其治疗NMOSD的安全性和有效性及安全性已经有多项研究支持进一步支持了之前的证据。

自2005年首次报道了RTX治疗NMOSD患者可预防复发后，许多研究结果显示RTX可减少NMOSD年复发率（ARR），改善扩展残疾状态量表（expanded disablity statuts scale, EDSS）评分及减少MRI的T2病灶数。研究显示，在NMOSD患者中，RTX治疗可改善或稳定93%的患者的残疾程度，并在5年随访中预防60%的患者复发。Kim等人的另一项研究结果显示，对AZA或MMF无反应的患者在改用RTX时复发显著减少。因此，RTX被认为是比其他常规维持治疗更有效的选择。已有一些回顾性研究肯定了利妥昔单抗治疗NMOSD的疗效。利妥昔单抗还被推荐纳入NMOSD的治疗指南。一项为期1年的开放性对照试验比较了利妥昔单抗和硫唑嘌呤对NMOSD的疗效，结果显示利妥昔单抗的疗效明显优于硫唑嘌呤，硫唑嘌呤组19例（54%）患者无复发，利妥昔单抗组26例（79%）患者无复发，且患者的年复发率和扩展残疾状态量表（EDSS）评分显著下降。Gao等对26项RTX治疗NMOSD相关研究进行荟萃分析显示，经RTX治疗后平均ARR降低1.56次/年，EDSS评分平均降低1.16分。其中62.9%的患者在随访期间未复发，16.46%的患者出现不良反应。目前大部分研究认为，当外周血中CD19+B细胞低于外周血单个核细胞（peripheral blood mononuclear cell, PBMC）的1%时为B细胞耗尽，但B细胞耗竭治疗后重新繁殖的时间存在个体差异。许多患者临床复发发生于该治疗目标以下。Cabre等及Radaelli等均曾报道了数例低于该目标的临床复发。因此，CD19+B细胞低于PBMC的1%对于预测NMOSD复发可能不够敏感。利妥昔单抗治疗后最常见的不良反应是输注相关反应。此外，由于B细胞在机体抵御外来病原体时起重要作用，所以利妥昔单抗删除B细胞会增加机体感染的风险。利妥昔单抗治疗NMOSD的最佳剂量尚未确定，各临床试验应用的治疗剂量仍各有不同，今后的研究需进一步探讨其最佳有效剂量。十多年来，利妥昔单抗一直超说明书用于NMOSD患者，利妥昔单抗可能在NMOSD患者的维持治疗中发挥重要作用，特别是AQP4抗体阳性的患者。

推荐用法：国际方案：按体表面积375mg/m2静脉滴注，每周1次，连用4周；或1000mg静脉滴注，共用2次（间隔2周）。国内方案：单次500-600mg静脉滴注，或100mg静脉滴注，1次/周，连用4周，6-12个月后重复应用。大部分患者治疗后可维持B淋巴细胞耗竭约

6-8个月。推荐监测B淋巴细胞亚群,若CD19或CD20阳性细胞比例>1%或CD27阳性记忆性B淋巴细胞比例>0.05%,则建议重复进行RTX注射治疗。注意事项：RTX表现出可接受的耐受性,不良事件主要为输液相关的不良反应；RTX开始静脉点滴速度要慢,输注前可应用对乙酰氨基酚、泼尼松龙以减少副反应；RTX不良反应多见中性粒细胞减低,少部分患者出现低免疫球蛋白血症；对卧床患者,有继发严重感染可能,如卡氏肺孢子虫性肺炎。如果怀疑治疗失败,我们建议排除其他可能性,例如并发感染,并通过检查外周血CD19+ B细胞计数来确保B细胞充分清除。治疗失败的可能原因如包括B细胞清除功效缺乏、早期复发/开始治疗延误、B细胞清除不完全/早期再增殖以及抗药抗体出现等。与其他免疫抑制剂合用由于利妥昔单抗开始治疗时有早期复发的风险,因此对于NMOSD患者,一些神经科医生会选择继续使用中等剂量的泼尼松（通常每天10-20mg）,持续4-12周。是否继续使用皮质类固醇激素主要取决于病情和患者个人因素。在某些情况下可以考虑与其他免疫抑制剂联合使用,但必须权衡免疫功能低下的风险。对于难治性疾病,我们通常采取联合治疗。

5. 吗替麦考酚酯

吗替麦考酚酯（mycophenolate mofetil, MMF）为T细胞免疫抑制剂,能特异性抑制淋巴细胞嘌呤从头合成途径中次黄嘌呤核苷酸脱氢酸（1MPDH）的活性,因而具有强大的抑制淋巴细胞增殖的作用。MMF能减少NMOSD的复发和减缓神经功能障碍进展(B级推荐)。推荐用法：1.0-2.0g/d,口服。注意事项：MMF依从性较好,副作用主要为胃肠道症状和继发感染机会,可监测MMF血药波谷及波峰浓度。近期一项多中心回顾性队列研究,主要评价指标为开始RTX、AZA或MMF治疗至治疗期间出现首次复发的时间。次要评价指标为年化复发率（ARR）、残疾累积程度,药物保留率,用药期间的不良事件（AE）。与既往研究一致,本研究证实AZA、MMF及RTX均可显著降低NMOSD的ARR。NMOSD残疾程度进展呈发作依赖性,近2年来比较研究多采用治疗期间出现首次复发的时间作为主要评价指标。关于AZA、MMF及RTX延缓复发的有效性比较尚存在争议,可能与既往不同研究样本量大小,人种及基线疾病活动程度等差异有关；本研究基于大样本纯粹的中国抗AQP4抗体阳性NMOSD患者队列证实RTX延缓复发的有效性优于AZA及MMF。

AZA治疗期间不良事件发生率显著高于RTX及MMF,而MMF及RTX组间无统计学差异。AZA最常见的不良事件为白细胞降低及肝功能异常。既往研究指出黄种人TPMT基因突变比例（1-3%）低于白种人（10%）,但黄种人中AZA所致的白细胞降低比例高于白种人,这可能与较高的NUDT15基因突变有关。这提示AZA药物代谢存在种族差异。本研究所报道较高比例的白细胞降低发生率可能并不适用于其他种族。NMOSD具有慢性复发性病程特点,需要至少

5年的免疫抑制剂维持治疗。药物保留率可综合反映药物有效性、安全性、患者依从性及其他社会经济学因素。本研究证实RTX五年药物保留率优于AZA，但与MMF相比无统计学差异，从另一个侧面说明了RTX在治疗NMOSD的优势性。既往研究多采用较高剂量RTX（1000mg或375mg/m2）。本研究证实减低剂量RTX方案（500mg）的延缓复发效果优于AZA及MMF。减低剂量RTX方案具有良好的有效性同时也具有更好安全性及更小的经济负担。

6. 硫唑嘌呤

硫唑嘌呤（azathioprine, AZA）为广谱免疫抑制剂，能抑制DNA、RNA及蛋白质的合成，从而抑制淋巴细胞的增殖，阻止抗原敏感淋巴细胞转化为免疫母细胞，产生免疫作用。AZA能减少NMOSD的复发和减缓神经功能障碍进展（B级推荐）。推荐用法：按体重2-3mg/（kg·d）通常在AZA达到优效以后（4-5个月）将泼尼松渐减量至小剂量长期维持。注意事项：AZA的不良反应发生概率较高。常见不良反应有：白细胞降低、肝功能损害、恶心呕吐等胃肠道副反应，可增加肿瘤风险。首次应用前可测定硫代嘌呤甲基转移酶（TMTP）活性或相关药物基因检测；推荐定期监测血常规和肝功能及AZA血药浓度。

7. 氨甲蝶呤

氨甲蝶呤（methotrexate）为广谱免疫抑制剂，是一种二氢叶酸还原酶抑制剂。小样本临床研究表明，氨甲蝶呤单用或与泼尼松合用能减少NMOSD复发和功能障碍进展（B级推荐）。

8. 托珠单抗

托珠单抗（tocilizumab）是针对IL-6R为靶点的单克隆抗体，通过抑制IL-6从而在阻断T细胞活化、浆细胞免疫球蛋白分泌、巨噬细胞活性等过程中发挥作用。IL-6是成浆细胞和浆细胞存活的关键介质，可促进CD8+细胞毒性T细胞分化，诱导CD4+辅助性T细胞分化为产生IL-17的辅助性T细胞，并抑制这些细胞向调节性T细胞分化，这都会导致自身免疫性的组织损伤。托珠单抗与可溶性膜结合IL-6受体结合，可以抑制IL-6与受体的结合，导致IL-6介导的炎症级联被阻断。白细胞介素中的白细胞介素6（IL-6）主要由单核细胞、活化的淋巴细胞、成纤维细胞等产生。因其可诱导B细胞产生免疫球蛋白，早期又将其称为B细胞刺激因素-2（BSF-2）。其后的研究发现，除诱导B细胞外，IL-6还可参与包括T细胞在内的多种细胞的生长分化；作为肝细胞刺激因子，在急性炎症反应中诱导急性期蛋白质如CRP等的产生；刺激破骨细胞生长；促进骨髓造血。基于它在急性炎症反应中的作用，在外伤、急性感染中IL-6明显升高，可用于预测病情及疗效。而由于它对B细胞等免疫细胞的激活作用，IL-6在多种自身免疫性疾病（如类风湿关节炎、系统性红斑狼疮、硬皮病等）的发病机制中也发挥重要作用。此外，IL-6与浆细胞瘤、白血病、多发性骨髓瘤、心脏粘液瘤等肿瘤性疾病、阿尔兹海默症、帕金森病等神经系统疾病也可能相关。2021年6月，托珠单抗成为了FDA获批的首个治疗COVID-19的单克隆抗体。除新冠感染外，托珠单抗还获FDA批准用于治疗：类风湿性关节炎（RA）、多关节型幼年特发性关节炎（pJIA）、全身型幼年特发性关节炎（sJIA）、巨细胞动脉炎（GCA）、细胞因子释放综合征（CRS）、Castleman病、大动脉炎、延缓系统性硬化症相关间质性肺病（SSc-ILD）成人患者肺功能下降的速度等多种疾病。在我国，托珠单抗已被获批用于治疗：改善病情的抗风湿药物（DMARDs）治疗应答不足的中到重度活动性类风湿关节炎的成年患者，治疗时需与甲氨蝶呤（MTX）或其它DMARDs联用；经非甾体抗炎药（NSAIDs）和糖皮质激素治疗应答不足的2岁或2岁以上儿童的活动性全身型幼年特发性关节炎（sJIA）；2岁及以上儿童患者和成年患者由嵌合抗原受体（CAR）T细胞引起的重度或危及生命的细胞因子释放综合征（CRS）。

与AZA比较，托珠单抗可显著降低AQP4-IgG阳性患者的疾病复发（B级推荐）。TANGO试验是2017-2019年在我国6家医院进行的一项开放、多中心、随机、Ⅱ期临床试验（NCT03350633），观察周期为60周，该研究比较了托珠单抗和硫唑嘌呤对NMOSD的治疗效果及安全性。TANGO试验招募了118例临床高度复发的确诊为NMOSD患者，其中约40%的患者合并其它自身免疫性疾病。这些患者在随机前1年至少有2次复发，或者随机前2年至少有3次复发。所有患者按照1:1的比例随机分为托珠单抗组和硫唑嘌呤组，每组59例。托珠单抗组患者接受8mg/kg/m的静脉点滴治疗，硫唑嘌呤患者接受2-3mg/kg/d的口服治疗。两种疗法分别经过12周和24周的洗脱期后，患者均接受单药治疗方案。主要终点事件是自用药开始后的复发情况，与硫唑嘌呤相比，托珠单抗显著延长了从随机化开始到疾病复发之间的时间间隔（托珠单抗组中位数78.9周 vs 硫唑嘌呤组中位数56.7周，P=0.0026）。至临床试验结束时，托珠单抗组仅有8例患者复发，而硫唑嘌呤组有28例复发。相比硫唑嘌呤，托珠单抗显著降低了76.4%的复发风险（hazard ratio [HR]=0.236, 95% confidence interval [CI]：0.107-0.518；P<0.0001）。该研究表明，与硫唑嘌呤相比，托珠单抗单药治疗显著延长了从随机分组开始到疾病复发之间的时间间隔，降低了复发风险。在单药治疗阶段，托珠单抗组和硫唑嘌呤组分别有6例和23例复发，托珠单抗降低了81.2%的复发风险（HR=0.188, 95% CI：0.076-0.463；P<0.0001）。与硫唑嘌呤相比，托珠单抗组患者出现12周疾病残疾进展的比例显著降低（HR=0.288, 95% CI：0.105-0.795；P=0.0087），外周血水通道蛋白4自身抗体（AQP4-IgG）的滴度下降50%，而硫唑嘌呤组血清AQP4-IgG的滴度在整个治疗期间没有明显变化。将患者是否合并其它自身免疫性疾病进行分层分析发现，无论患者是否合并其它自身免疫性疾病，托珠单抗亦均明显地比硫唑嘌

吟降低了复发风险。从安全性上来看，托珠单抗与硫唑嘌呤的副作用发生率基本相当，大多数不良反应为轻至中度，如上呼吸道感染、肝功能异常等。但托珠单抗组出现药物治疗相关的副作用的比例（61%）低于硫唑嘌呤组（83%）。TANGO试验的主要结果提示，与硫唑嘌呤相比，靶向IL-6R的托珠单抗可显著降低NMOSD复发的风险，对于复发率较高或难治性NMOSD患者，尤其是合并自身免疫性疾病的患者，托珠单抗可作为NMOSD的首选。为NMOSD患者提供了新的安全有效的治疗方案。TANGO试验将极大地促进靶向IL-6R疗法会进入NMOSD的国际诊疗指南，指导全球神经科医生如何选择新的靶向治疗和传统的免疫抑制剂。

药物推荐用法：8mg/kg，静脉输注，每4周重复1次。注意事项：托珠单抗可导致淋巴细胞减少、贫血和转氨酶升高。推荐在第一次用药前进行 HBV 和结核病筛查。在开始治疗的1年内，每4周定期监测肝功能及中性粒细胞。

9. 他克莫司

他克莫司（tacrolimus）又名 FK506，是从链霉菌属中分离出的发酵产物，隶属于大环内酯类，是一种强力的新型免疫抑制剂，主要通过抑制白介素-2（IL-2）的释放，全面抑制T淋巴细胞发挥作用。小样本临床试验表明他克莫司对减少 NMOSD 复发和减缓神经功能障碍进展有一定疗效（C级推荐）。推荐用法：2-3mg/d，分 2 次空腹口服。注意事项：他克莫司可导致血糖升高、血镁降低、震颤、肝肾功损害以及罕见的骨髓抑制。推荐在第一次用药前进行 HBV 和结核病筛查。有条件时可监测他克莫司血药浓度，谷浓度在 4-10ng/mL。

10. 环磷酰胺

环磷酰胺：该药为烷化剂，可用于其他治疗无效时的替代治疗，为二线药物。小样本临床试验表明环磷酰胺对减少 NMOSD 复发和减缓神经功能障碍进展有一定疗效（C级推荐）。推荐用法：600mg 静脉滴注，1 次/2 周，连续 5 个月；600mg 静脉滴注，每个月 1 次，共 12 个月。年总负荷剂量不超过 10-15g。(2)注意事项：主要副作用有恶心、呕吐、感染、脱发、性腺抑制、月经不调、停经和出血性膀胱炎。预防出血性膀胱炎可同时应用美司钠注射，恶心和呕吐可适当应用止吐药对抗。白细胞减少时应及时减量或停用。NMOSD 合并 CTD 患者是否应该接受不同的治疗策略仍需进一步讨论。在急性期治疗方面，有证据表明，所有诊断为 NMOSD 的患者都应早期进行治疗，并将静注糖皮质激素和血浆置换作为一线治疗。对于难治性患者，尤其是合并 CTD 的 NMOSD 患者，可考虑二线药物，如环磷酰胺静脉给药或其他治疗。

11. 米托蒽醌

米托蒽醌通过抑制拓扑异构酶Ⅱ，导致B细胞和T细胞计数减少。该药为二线药物对于其他药物治疗效果不佳者可作为替代治疗。米托蒽醌能减少NMOSD复发（C级推荐）。推荐方法：按体表面积（10-12）mg/m2静脉滴注，每个月1次，共3个月，后每3个月1次再用3次，总量不超过100mg/m2。注意事项：主要副作用为心脏毒性和治疗相关的白血病。

12. 应该避免应用的药物

一些治疗多发性硬化的药物，如β干扰素、芬戈莫德、那他珠单抗阿伦单抗可能会导致NMOSD的恶化，不推荐应用。

第三节 视神经脊髓炎谱系疾病和妊娠

AQP4 在健康的胎盘中普遍表达，且妊娠中期水平最高。注射人 AQP4 抗体（AQP4-IgG）和补体后，在动物中观察到因胎盘炎导致的胚胎死亡，且 AQP4-IgG 阳性 NMOSD 患者的流产风险高于一般人群。NMOSD 女性患者的妊娠结局也可能受到合并的自身免疫性疾病影响。高达 25％的 AQP4-IgG 阳性 NMOSD 患者同时合并其他自身免疫性疾病。此外，目前用于治疗 NMOSD 的某些免疫抑制剂也可能对发育中的胎儿构成重大威胁。

AQP4-IgG 阳性的 NMOSD 在几乎所有患者中都遵循复发过程，至少在未经治疗的情况下。因此，AQP4-IgG 阳性是进一步复发的有力预测指标。相比之下，已报道患有 MOG-IgG 疾病或血清阴性 NMOSD 的个体患有单相性疾病。尽管复发期间的中位 AQP4-IgG 和 MOG-IgG 滴度通常高于缓解期，但在常规临床实践中未监测 NMOSD 或 MOG-IgG 疾病患者的抗体滴度。使用抗体滴度预测复发的挑战之一是尚未建立个体间的诱导复发阈值，并且某些个体的滴度可能在复发期间保持较低水平。NMO 患者的 AQP4-IgG 滴度可能在复发前不久升高，而以足够频繁的间隔进行监测以捕获该事件在经济上和实践上都是挑战。据报道，在多达 30％的 NMOSD 患者中，呼吸道感染先于疾病发作和/或复发。因此，建议采取预防怀孕期间感染的措施。AQP4-IgG 阳性的 NMOSD 几乎都会有复发过程，至少在未经治疗的情况下。因此，AQP4-IgG 阳性是复发的有力预测指标。相比之下，MOG-IgG 相关疾病或血清抗体阴性的 NMOSD 患者可能为单相病程。尽管复发期的中位 AQP4-IgG 和 MOG-IgG 滴度通常高于缓解期，但在临床实践中未能常规监测 NMOSD 或 MOG-IgG 相关疾病患者的抗体滴度。使用抗体滴度预测复发的挑战之一是尚未建立个体间的诱导复发阈值，并且某些患者的滴度可能在复发期仍保持较低水平。NMOSD 患者 AQP4-IgG 滴度可能在复发前不久升高，而通过频繁检测抗体滴度来监控疾病活动度在经济上和实践上都存在困难。据报道，在高达 30％的 NMOSD 患者中，呼吸道感染先于疾病发作和/或复发出现。因此，建议妊娠期间需预防感染。

回顾性研究发现，NMOSD 患者（主要为 AQP4-IgG 阳性）疾病活动与不良妊娠结局之间存在相关性。目前尚无关于 NMOSD 与妊娠结局的前瞻性研究。AQP4 在人和小鼠的胎盘合体滋养细胞中均有表达，且在妊娠中期时达到最高。伴 NMOSD 的母亲外周循环中的 AQP4-IgG 可能与胎盘 AQP4 结合并诱发炎症反应，影响胎儿的生存和发育。在小鼠模型中，AQP4-IgG 和人补体的组合给药可导致胎盘炎和胚胎死亡。与其他相关因素（例如炎症和局部缺血）相比，何种程度的 AQP4-IgG 可导致 NMOSD 不良妊娠结局尚不清楚。

英文文献中至少有 4 例 NMOSD 患者发生流产，先兆子痫或子痫，她们均为 AQP4-IgG 血清阳性，且在妊娠期间出现复发。AQP4-IgG 阳性 NMOSD 患者的主要妊娠并发症是自然流产，与起病的时间和先兆子痫有关，而先兆子痫又与合并两种或两种以上自身免疫性疾病有关，如系统性红斑狼疮（SLE），抗磷脂综合征，干燥综合征，甲状腺疾病或重症肌无力等。值得注意的是，在一项研究中，NMOSD 患者中存在大量选择性流产，而在另一项研究中，有很大比例的患者避免或延迟妊娠。这可能反映出患者和医生对怀孕期间免疫治疗的适用性和安全性的担忧。

到目前为止的证据表明，AQP4-IgG 阳性 NMOSD 患者有发生妊娠并发症的高风险，尤其是妊娠期或怀孕前疾病活动度高，以及患者未接受预防性免疫抑制治疗时。在不同种族和地区的患者中，NMOSD 对妊娠的影响相似。妊娠期间 NMOSD 患者的管理很复杂，应多学科讨论，个体化治疗。

在妊娠中期和晚期，IgG 可穿过胎盘屏障，因此 AQP4-IgG 可能会进入胎儿体内。在妊娠间活动性 NMOSD 患者的 4 例婴儿中，检测了血清 AQP4-IgG 水平。出生时脐带血中可检测到高水平的 AQP4-IgG，根据 IgG 的半衰期（约 21 天），通常在 1-3 个月时血清抗体转阴。4 例婴儿均无 NMOSD 的临床征象。

目前的证据表明，产后 NMOSD 复发的风险不受分娩方式或分娩时麻醉的影响。因此，对于 NMOSD 患者，选择阴道分娩或剖宫产都是可行的。在回顾性研究或观察性研究中，脊髓麻醉和硬膜外麻醉均未与复发风险增加相关。未来需要更多研究了解分娩方式和/或麻醉方式对 NMOSD 的影响。

妊娠期 NMOSD 的观察性研究中只有少数报道了胎儿结局。其中样本量最大的一项研究发现，在妊娠期和怀孕前疾病高活动度的 NMOSD 患者流产的比例增加。

NMOSD 患者中有 20-30% 会合并其他自身免疫性疾病，可能会影响妊娠或使妊娠复杂化。NMOSD 可合并 SLE。大多数研究表明，怀孕期间 SLE 发作的频率增加，孕前疾病活动的水平较高，并且停药是重要的发作预测因子。SLE与多种妊娠并发症有关，包括先兆子痫，早产和宫内生长受限等。SLE孕妇中存在抗SSA（也称为抗Ro）和抗SSB（也称为抗La）抗体可增加新生儿狼疮的风险，包括严重的先天性心脏病。这些抗体见于约40%的SLE患者，也可见于干燥综合征和其他自身免疫性疾病患者中。抗磷脂综合征，表现为抗磷脂抗体的出现（如狼疮抗凝剂，抗心磷脂抗体或抗β2糖蛋白1抗体），血栓形成和流产，可单独发生，也可以伴SLE一起出现。在一项研究中，抗心磷脂抗体仅见于5.6%的多发性硬化患者(5/90)，而在NMOSD患者中高达45.7%（32/70）。妊娠期抗磷脂综合征的发病机理尚不完全清楚，母亲体内抗磷脂抗体的存在可能与胎儿死亡有关。

重症肌无力以骨骼肌无力为特征，常伴有抗乙酰胆碱受体抗体（AChR-Ab），在NMOSD患者中较普通人群更常见。在一项纳入177名NMOSD患者的研究中，2%有临床重症肌无力，而11%存在AChR-Ab。尚无肌无力症状的NMOSD患者中存在AChR-Ab的临床意义尚不清楚。妊娠期间重症肌无力的症状多变。高达20%的孕妇会出现呼吸症状恶化，需要机械通气。此外，AChR-Ab可以穿过胎盘，导致短暂性新生儿肌无力，这些在合并重症肌无力的NMOSD患者中也应重视。AChR-Ab的这种转移也可见于无临床重症肌无力表现但存在AChR-Ab的NMOSD患者中。

NMOSD的复发要比多发性硬化严重得多，并可能导致永久性残疾。因此，使用免疫抑制剂预防复发显得尤为重要。急性期可使用大剂量静脉注射皮质类固醇激素，血浆置换或免疫吸附。免疫抑制剂已被用于长期控制复发，但其中某些药物，包括吗替麦考酚酯（MMF）和甲氨蝶呤，是已知的致畸剂，而其他药物，如利妥昔单抗和托珠单抗，关于其对妊娠结局是否有影响的数据有限。由于近80%的NMOSD患者是女性，因此怀孕期间的疾病管理是一个主要问题。考虑到不良妊娠结局和致残复发的风险，选择最安全的治疗方法至关重要。

糖皮质激素是NMOSD患者的重要治疗药物，大剂量（1000mg/天，连续5天，静脉注射）治疗急性发作，较低剂量（30mg）可作为口服免疫抑制治疗。非氟化糖皮质激素，如泼尼松，泼尼松龙和甲泼尼龙的血浆半衰期为1-3 h，作用时间为12-36h。这些糖皮质激素活化型的胎盘转移极少：胎儿的暴露量比母体剂量低8到10倍。氟化糖皮质激素（如地塞米松，倍他米松和曲安奈德）在胎盘中的代谢程度低，持续时间长（血浆半衰期为200-300min，作用时间为36-54h），不适合孕妇使用。由于出现腭裂的风险小但统计学上有差异，因此，在妊娠前3个月中，应在仔细评估风险获益后才使用糖皮质激素。母乳中的糖皮质激素水平通常非常低，目前无报道因服用非氟化糖皮质激素的母亲进行母乳喂养的婴儿出现不良反应，但尚未评估氟化糖皮质激素的潜在风险目前，血浆置换和免疫吸附被认为是妊娠期 NMOSD 急性复发相对安全的治疗选择，但缺乏对妊娠结局影响的系统研究。尽管免疫吸附较血浆置换可更有效地减少抗体负担，但就 NMOSD 临床获益而言，免疫吸附是否优于血浆置换尚不清楚。

迄今为止的研究表明，妊娠增加了 NMOSD 女性患者的残疾风险，而 NMOSD 又使得不良妊娠结局（如流产和先兆子痫等）风险增高。因此，NMOSD 女性患者，在妊娠期前后，有必要对血压，胎儿状态和神经功能等进行密切监控。

NMOSD 患者妊娠期间服用可改善疾病的药物可能对胎儿构成危险。在 NMOSD 缓解期药物治疗中，硫唑嘌呤，利妥昔单抗，托珠单抗和依库珠单抗可能为妊娠期的潜在选择，这些药物可预防疾病复发，减少 NMOSD 相关危害孕妇和胎儿的并发症。但是，平衡治疗风险和获益至关重要。

尽管缓解期可考虑上述四种药物治疗，但 NMOSD 妊娠期复发的最佳治疗方法尚未明确。可考虑使用非氟化糖皮质激素，但应告知可能的小概率致畸风险。血浆置换或免疫吸附可能是替代的治疗选择，但其对 NMOSD 患者的妊娠结局尚不十分明确。

第五章 多发性硬化

第一节 多发性硬化概述

多发性硬化（multiple sclerosis, MS）是一种免疫介导的中枢神经系统（central nervous system, CNS）炎性脱髓鞘疾病，病变具有时间多发（dissemination in time）与空间多发（dissemination in space）的特征。MS病因尚不明确，Epstein-Barr病毒感染、低血清维生素D水平、日晒不足、吸烟、青少年时期肥胖等可能为MS发病的危险因素。在过去的10年中，MS在流行病学、病理学、疾病活动与进展等领域研究推动了临床分型、诊断标准、治疗目标的更新，新的疾病修正治疗（disease modifying therapy, DMT）药物为治疗策略提供了更多选择。

一、概述

MS好发于29-39岁，女性更为多见，男女患病比例为1:1.5-1:2。MS有明显的地域分布及人种差异，高纬度高海拔地区更易发生MS，亚洲、非洲、拉丁美洲人群患病率明显低于欧美高加索人种。近年来MS的发病率及患病率有逐渐增高趋势。一项基于中国住院患者的流行病学资料显示，中国整体人群MS发病率为0.235/10万人年，成人男女患者比例为1:2.02。2018年MS被列入中国《第一批罕见病目录》。

MS病变可以累及CNS白质及灰质；急性期表现为以T淋巴细胞介导的小静脉周围炎症，继发髓鞘脱失，伴有不同程度的轴索损伤；进展型MS病理显示更为严重的白质和灰质脱髓鞘、轴突缺失、脑膜炎性改变及灰质受累。近年来发现，在大脑皮质血管周围间隙附近的软脑膜中可见异位淋巴滤泡样结构（follicle-like structure），包含增殖的B淋巴细胞、浆细胞、辅助性T淋巴细胞和滤泡树突状细胞网络，具有生发中心功能，与MS灰质病变密切相关。这些炎症的区隔化，包括激活的B细胞、小胶质细胞，共同参与了慢性炎症过程。"阴燃疾病"是近些年逐渐认识的慢性病理学过程，与神经退行性变相关，在疾病早期即可发生，并在整个病程中持续。"阴燃"炎症活动，包括慢性活动性病变和皮质病变。在影像学上可表现为缓慢扩大的病变（slowly expanding/evolving lesions）和顺磁性边缘病变（paramagnetic rim lesions），小胶质细胞的过度活化可能是形成和发展的主要驱动因素。

二、MS的疾病分型

结合临床表现，残疾进展及MRI影像特征将MS临床病程分型如下。

1. 临床孤立综合征（clinically isolated syndrome, CIS）：指患者首次出现CNS炎性脱髓鞘事件，引起的相关症状和客观体征至少持续24 h，且为单相临床病程，类似于MS的1次典型临床发作，为单时相临床病程，需排除其他原因如发热或感染事件。60%-70%的患者在满足时间多发、空间多发，并排除其他诊断，即可明确诊断为MS。典型的CIS可表现出视神经、幕上、幕下（脑干或小脑）、脊髓症候，可以是单个或多部位同时受累。

2. 复发缓解型MS（relapsing remitting multiple sclerosis, RRMS）：病程表现为明显的复发和缓解过程，每次发作后不留或仅留下轻微症状。80%-85%的MS患者疾病初期表现为本类型。

3. 继发进展型MS（secondary progressive multiple sclerosis, SPMS）：约50%的RRMS患者在患病10-15年后疾病不再或仅有少数复发，残疾功能障碍呈缓慢进行性加重过程。RRMS向SPMS的转化往往是缓慢渐进的，至今仍缺乏较为明确的标准，经常是通过残疾功能障碍评分结合临床及影像资料综合得出的回顾性结论。

4. 原发进展型MS（primary progressive multiple sclerosis, PPMS）：10%-15%的MS患者残疾功能障碍与临床复发无关，呈缓慢进行性加重，病程大于1年。PPMS分型包括原有MS疾病分型中的进展复发型MS（primary relapsing multiple sclerosis, PRMS）。头颅MRI和（或）脊髓MRI具备典型MS病灶特征，脑脊液特异性寡克隆区带（oligoclonal bands, OCB）常为阳性。

三、MS相关概念

1. 疾病炎症相关活动（inflammatory disease activity）：分为临床和影像两个维度。在无发热或感染的情况下，出现临床复发和（或）磁共振成像（magnetic resonance imaging, MRI）出现T1WI钆增强病变或新的或明确扩大的T2WI病变。

2. 确定的残疾进展（confirmed disability progression, CDP）：定义为临床残疾功能障碍较基线时的进展。通常以3个月或6个月的扩展残疾功能量表（Expanded Disability Status Scale, EDSS）评分增加作为衡量标准。具体标准为基线EDSS评分≤5.5分者，增加≥1.0分；基线EDSS评分>5.5分者，增加≥0.5分或9孔钉柱测试用时增加≥20%。

3. 复发相关恶化（relapse associated worsening, RAW）：指与临床复发相关的残疾功能障碍的增加。即在临床发作后90d之内，残疾功能障碍较基线的增加。

4. 独立于复发活动的进展（progression independent of relapse activity, PIRA）：指独立于临床复发的残疾功能障碍的增加，PIRA可能是构成慢性残疾累积的重要驱动因素。

5. 高活动性MS（highly active multiple sclerosis）：又称为侵袭性MS（aggressive MS，AMS），表现为疾病的频繁复发和MRI新增病变高度活跃[新增和（或）强化]，疾病病程更具侵袭性，包括躯体和认知相关残疾功能障碍快速进展。疾病具有以下一种或几种特征：（1）发病后5年内EDSS评分达到4分或以上；（2）过去1年有≥2次未能完全缓解的复发；（3）尽管接受DMT，过去1年超过2次MRI显示新发/增大的T2病灶或钆增强病灶；（4）对一种或多种DMT治疗1年以上仍进展。此外，符合男性，首次发病年龄>50岁；首次发作治疗后未恢复；认知障碍；脊髓、脑干病变≥2个；幕上病灶负荷大等条件患者，需要密切监测，警惕疾病进展可能。

四、MS诊断

1. 诊断

2017年版McDonald诊断标准较2010年标准进行了以下更改：建议对于典型CIS患者，满足临床或MRI的空间多发标准，且临床无其他合理解释，脑脊液中出现OCB阳性即可诊断MS；症状性和无症状性病变均可用于证明幕上、幕下或脊髓综合征患者空间多发或时间多发；皮质病变可用于证明空间多发。该标准旨在促进MS的早期诊断。

注意事项：（1）需要认识到McDonald标准不是为了区分MS和其他疾病而制定的，而是为了在其他诊断被认为不太可能的情况下，在具有典型CIS的患者中识别MS或其他疾病的高度可能性。（2）MS可靠诊断或替代诊断应基于具有MS相关专业知识的临床医生综合患者病史、检查结果、影像学和实验室证据，除证实空间多发和时间多发以外，必须对临床数据、影像学表现和检测结果进行严谨的解释。（3）在没有明确的典型CIS的情况下，应谨慎做出MS的诊断，并应通过临床和影像学随访来进一步确诊。在这种情况下，临床医生应考虑推迟做出明确诊断并启用长期疾病修正治疗，等待更长时间的随访以积累支持诊断的额外证据。（4）如历史事件缺乏当时发作或当前客观证据进行佐证，应更为谨慎认定为临床发作。（5）亚洲人群患病率相对较低，为了明确诊断，应在以下情况下，建议额外的辅助检查，包括脊髓MRI或脑脊液检查：①支持MS诊断的临床和脑部MRI证据不充分，尤其是考虑开始长期DMT治疗时；②出现典型CIS以外的表现，包括发病时病程进展的患者（PPMS）；③出现非典型MS的临床、影像学或实验室特征；④MS不太常见的人群（例如儿童、老年人）。

2. 儿童MS

2017年McDonald诊断标准同样适用于11岁及以上的儿童。儿童MS中95%为RRMS，80%与成人MS特点相似，相关空间多发和时间多发标准同样适用；但15%-20%的儿童MS，尤其是小于11岁的患儿，疾病首次发作类似于急性脑病或急性播散性脑脊髓炎（acute disseminated encephalomyelitis，ADEM）过程，所有 MS 患儿中 10%-15%可有长节段脊髓炎的表现，推荐对患儿进行动态 MRI 随访，当观察到新的、非 ADEM 样发作方可诊断 MS。

3. 放射学孤立综合征（radiologically isolated syndrome，RIS）

患者无神经系统临床表现，MRI 高度提示 MS 可能，同时缺乏任何其他可能的放射学病变解释，则可考虑为 RIS。推荐对 RIS 患者进行临床和影像学（脑和脊髓 MRI）定期随访。约 1/3 的 RIS 患者发病后 5 年内能够诊断 MS，且通常为 RRMS。目前不推荐在首次脱髓鞘临床事件发生之前开始 DMT 治疗。

4. 辅助检查

MS 的诊断具有挑战性，目前尚无特异性的诊断标志物，需要结合临床及各种辅助检查的支持。

（1）MRI：MRI 是目前 MS 最可靠的辅助诊断工具，经典区域的病变特征以及空间多发和时间多发证据成为 MS 诊断与鉴别诊断过程中的重要依据。

空间多发：指累及不同部位的临床或影像证据，空间多发的 MRI 证据为：脑室周围，皮质/近皮质，幕下和脊髓 4 个区域中至少有 2 个区域存在≥1 个具有 MS 特征的 T2WI 高信号病变。

时间多发：指发作间隔 1 个月以上的 2 次临床或者影像证据，时间多发的 MRI 证据为：对比基线 MRI，在随访 MRI 上扫描出现新的 T2 和（或）钆增强病变，或者在任何时间点同时出现钆增强和非增强病变来实现。

《多发性硬化 MRI 规范化应用专家共识》中推荐采用场强≥1.5 T（首选推荐 3.0 T）的 MRI 用于 MS 的诊断。优先推荐 MRI 3D 采集，建议层厚为 1 mm；2D 采集建议层厚≤3 mm，层间无间隔；建议行全脑 MRI，应包括尽可能多的颈髓，为了便于患者后续随访进行前后对照，建议每次采集部位一致，2D 成像沿胼胝体下缘连线采集；3D 成像重建出斜轴位图像；脊髓 MRI 推荐全脊髓扫描，但如果条件受限，至少应包括颈髓，采集位置应垂直于脊髓的矢状轴。推荐诊断 MS 的 MRI 基础序列：脑部 T2WI、T2FLAIR，脊髓 T2WI、质子加权成像（proton density weighted imaging）、短时间反转恢复（short time inversion recovery），注射对比剂前后 T1WI 等序列。有条件的单位可选择弥散加权成像确立活动病变；双反转恢复（double inversion recovery）或相位敏感反转恢复（phase sensitive inversion recovery)序列可用于检测皮质或近皮质病变,高分辨率 T1WI 序列可用于定量评估脑体积，磁敏感加权成像（susceptibility weighted imaging）可用于显示中央静脉征和顺磁性边缘病变特征等。

定期进行 MRI 随访有助于及时识别疾病活动、评估治疗效果、预测治疗反应，调整治疗策略。建议在治疗基线首次进行 MRI 扫描，考虑到不同 DMT 起效时间不同，推荐将药物起效时间点 MRI 评估作为药物疗效评估基线起点。随后依据患者临床情况每 6-12 个月进行规律随访；可参考诊断 MS 的基础推荐序列，不建议常规随访应用增强序列，如临床出现明确发作或常规序列提示可疑急性期病变，推荐加做增强扫描序列。

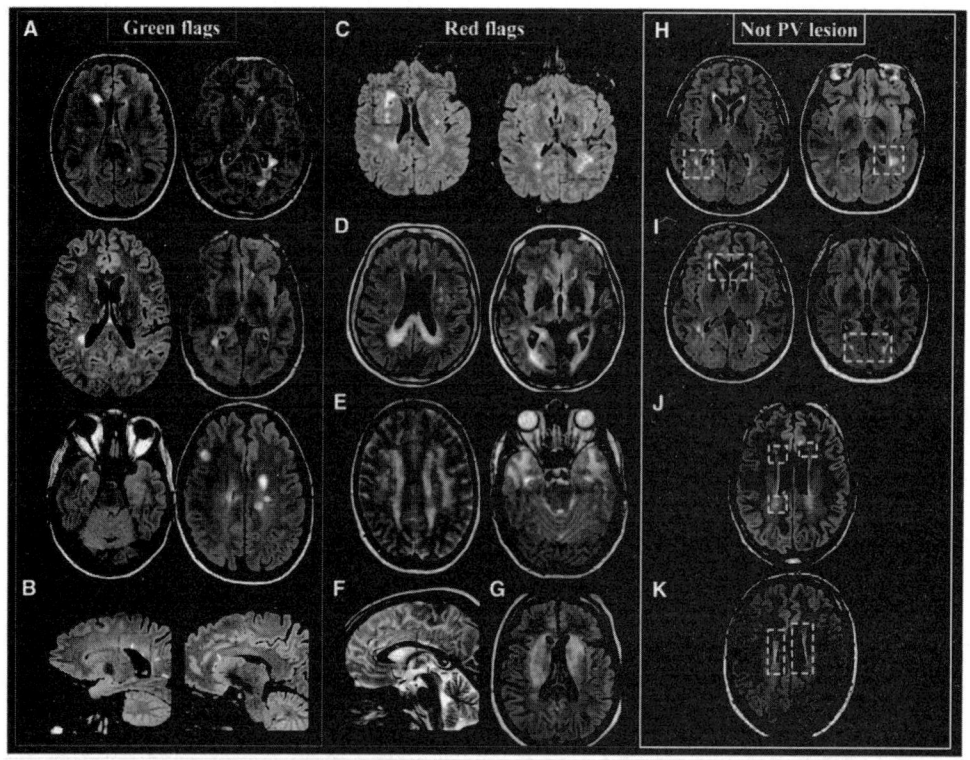

图 1. 典型（"绿旗"）、非典型（"红旗"）和那些不应包括在病变计数中的多发性硬化的脑室旁病灶

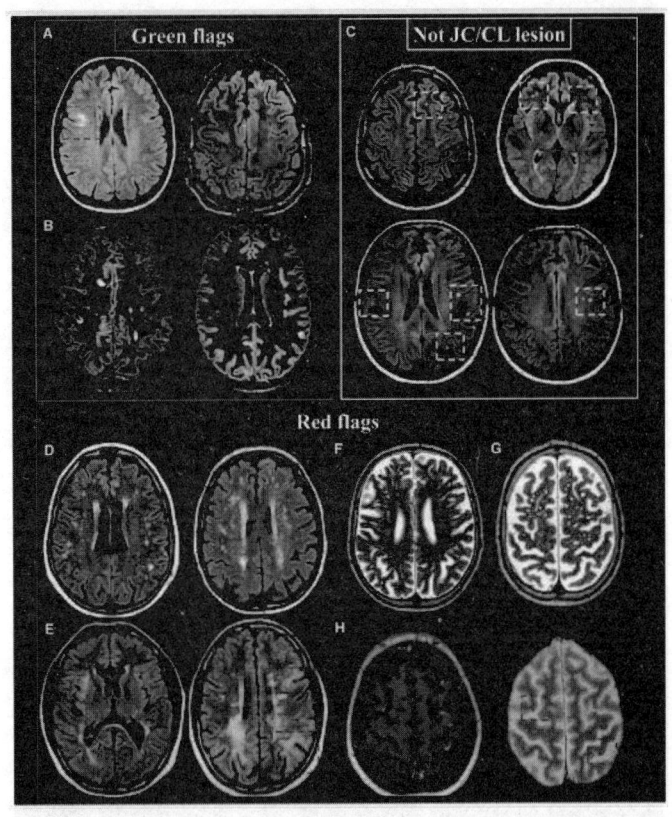

图 2. 典型("绿旗")、非典型("红旗")和那些不应包括在病变计数中的皮层/皮层下病灶

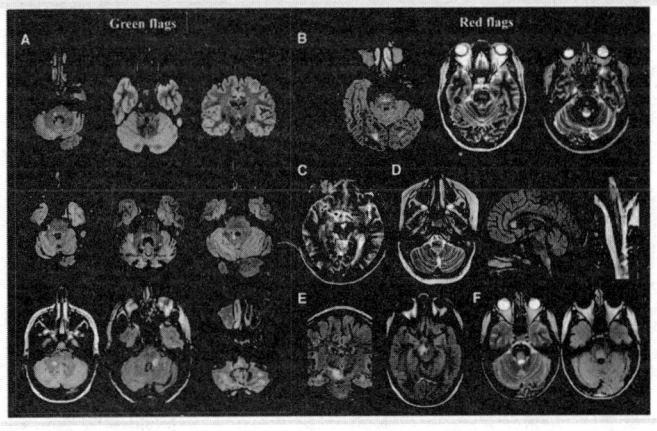

图 3. 典型("绿旗")、非典型("红旗")和那些不应包括在病变计数中的幕下病灶

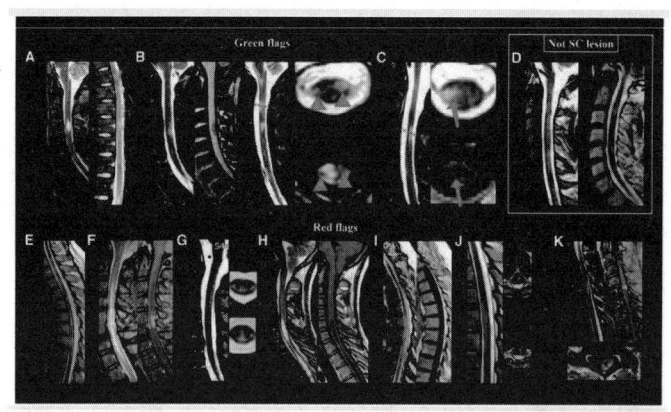

图 4. 典型("绿旗")、非典型("红旗")和那些不应包括在病变计数中的脊髓病灶

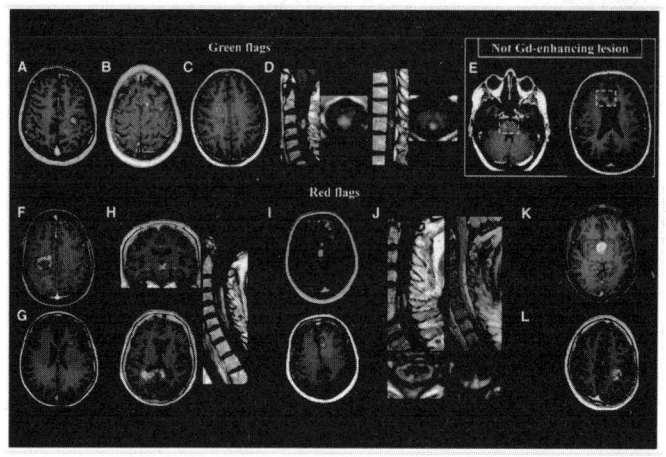

图 5. 典型("绿旗")、非典型("红旗")和那些不应包括在病变计数中的强化病灶

(2) 实验室检查：

(1) 脑脊液常规及生化：MS 腰椎穿刺压力多为正常，脑脊液外观呈无色透明，单核细胞数可有轻中度升高，白细胞数一般不超过 $50×10^6/L$，脑脊液生化葡萄糖及氯化物正常，脑脊液蛋白轻中度升高，多在 1g/L 以下，其中以免疫球蛋白升高为主。

(2) 脑脊液细胞学：可发现免疫活性细胞，如激活型淋巴细胞、浆细胞和激活型单核细胞，急性期常以小淋巴细胞为主，伴有激活型淋巴细胞和浆细胞，偶见多核细胞，是疾病活动的标志；缓解期多为激活的单核细胞和巨噬细胞，发作间期细胞学可完全正常。

(3) IgG 鞘内合成：鞘内 IgG 合成的检测是临床诊断 MS 的一项重要辅助指标。MS 患者脑脊液中免疫球蛋白增加，其主要是 IgG 升高。

(4) IgG 指数：IgG 指数是反映 IgG 鞘内合成的定量检测指标，70%-75%的 MS 患者该指数增高。IgG 指数计算公式为：(脑脊液-IgG/血清-IgG)/(脑脊液-白蛋白/血清-白蛋白)，其上限值为 0.7，超过该值提示 IgG 鞘内合成增加。判定 IgG 鞘内合成的前提是脑脊液-白蛋白/血清-白蛋白的比值正常，该比值提示血脑屏障的功能正常。病程中连续 2 次检测脑脊液-白蛋白/血清-白蛋白比值正常，而脑脊液-IgG/血清-IgG 比值增高 4 倍以上时，可确认有鞘内合成。

（5）OCB：是 IgG 鞘内合成的重要定性指标，通过等电聚焦结合免疫化学检测 IgG 来分析脑脊液 OCB，脑脊液和血清样本必须同时配对分析，在 pH 值 3.0-10.0 区域，出现 2 条及以上狭窄且不连续的条带为 OCB 阳性。通常 OCB 结果可以分为 5 种模式：Ⅰ型是指正常血清和正常脑脊液，无鞘内 IgG 合成。Ⅱ型为仅在脑脊液中可见 OCB（存在鞘内 IgG 合成），而血清正常。Ⅲ型为血清和脑脊液中均见 OCB，但脑脊液中出现血清中不存在的、额外的 OCB 条带（存在鞘内 IgG 合成）。Ⅳ型是指血清和脑脊液中存在对称性分开的 OCB 条带（对称模式，没有鞘内 IgG 合成）。Ⅴ型为单克隆条带，分别在血清和脑脊液中出现对称性密集的条带（无鞘内 IgG 合成）。Ⅳ型和Ⅴ型区带需要结合血脑屏障及临床疾病分析其意义。60%-95%的 MS 患者可在脑脊液中检出。Ⅱ型、Ⅲ型 OCB 阳性，支持 MS 诊断。

推荐意见：对于临床怀疑 MS 患者，需尽早完善脑脊液常规、生化、细胞学、IgG 合成率及 OCB 等常规及免疫相关检测项目。同时应该完善血清或脑脊液水通道蛋白 4（aquaporin 4，AQP4）-IgG 及髓鞘少突胶质细胞糖蛋白（myelin oligodendrocyte glycoprotein，MOG）-IgG 筛查以鉴别。

(3) 其他辅助检查：

视觉诱发电位（visual evoked potential，VEP）：P100 潜伏期延长提示可能脱髓鞘，波幅降低提示可能轴索损伤，VEP 可帮助发现临床及亚临床病变；但是受很多因素影响，缺乏疾病特异性。光学相干断层扫描（optic coherence tomography，OCT）：通过视网膜神经纤维层（retinal nerve fiber layer）厚度来反映神经轴索损伤程度。OCT 有助于帮助评价临床及亚临床病变，但是受很多因素影响，缺乏疾病特异性。

MS 的鉴别诊断：对于早期的 MS，应注意与其他临床及影像上同样具有空间多发和时间多发特点的疾病进行鉴别，尤其是具有非典型临床或 MRI 表现红旗征（red flag）的患者。尽可能完善实验室及其他相关辅助检查，排除其他更好解释临床和放射学发现的可能疾病，切忌仅凭脑室周围多发长 T2 信号就片面地做出 MS 的诊断。

需与 MS 鉴别的疾病包括：其他 CNS 炎性脱髓鞘病、系统性自身免疫性疾病、感染性疾病、遗传代谢性疾病、肿瘤性疾病、血管性疾病以及功能性疾病等。在中国尤其应注意排除视神经脊髓炎谱系疾病（neuromyelitis optica spectrum disorders）及髓鞘少突胶质细胞糖蛋白抗体相关疾病（myelin oligodendrocyte glycoprotein antibody associated diseases），建议进行 AQP4-IgG 及 MOG-IgG 的检测。

五、MS 的治疗

1. 治疗原则

MS 一经明确诊断，应尽早开始 DMT 并长期维持治疗，推荐患者共同参与制定治疗决策，设立明确的治疗目标及随访计划，定期评估，在确保安全的前提下尽快达到治疗目标。

2. 治疗目标

全面控制疾病炎症活动、延缓残疾进展、改善临床症状，促进神经修复，提高生活质量。目前，国际上主要通过临床、影像、生物标志物 3 个维度定期监测评估，实现疾病无活动证据（no evidence of disease activity，NEDA），主要指标包括：临床复发（年复发率，annualized relapse rate）、CDP（EDSS 评分）、MRI（新增 T2、钆增强或扩大 T2 病变）、脑容积变化减少每年<0.4%，此外神经丝轻链（neurofilament light chain）、认知功能评估（符号数字模拟试验，symbol digit modalities test）等指标也在逐渐成为可能的观察指标。

3. 治疗策略

首先需对 MS 患者进行充分评估，平衡安全性、有效性、经济因素、药物是否可及以及个体偏好等因素后，在循证证据的基础上制定个体化治疗策略。推荐在初始 DMT 或转换 DMT 决策时引入分层治疗逻辑；首先根据疾病病程分型；其次根据疾病的炎症相关活动以及 CDP（包括 RAW 及 PIRA），分别选取有循证依据支持的药物；同时需结合药物作用机制及可能出现不良反应、患者偏好等做出个体化选择；对于高度活动性 MS 患者推荐早期选择更高疗效治疗策略。

启动 DMT 治疗后，推荐对患者进行全程药物安全及有效评估，当出现药物不耐受；患者个人因素（妊娠、合并症等）；疾病炎症活动或残疾进展未达到治疗目标：如维持治疗超过 1 年时，出现 1 次严重或≥2 次复发、MRI 检查发现 2 个或 2 次以上新增病变、残疾进展，可考虑转换不同作用机制 DMT 药物。

4. 药物的短期及长期安全性原则

DMT 在应用期间需关注药物短期及长期安全性；原则上应该建立好定期安全随访机制。需重点关注有合并症的患者或个体化人群的如下几个方面：既往疾病，如肝炎、结核感染、心脏病、糖尿病等；肝肾功能、血淋巴细胞及中性粒细胞绝对计数等；继发感染及肿瘤风险，尤其老年人、卧床患者；育龄期、妊娠期、哺乳期患者的药物禁忌。

第二节 多发性硬化治疗

一、急性期治疗

治疗目标：MS 的急性期治疗以减轻恶化期症状、缩短病程、改善残疾程度和防治并发症为主要目标。适应证：并非所有复发均需处理。有客观神经缺损证据且提示恶化，如视力下降、运动障碍和脊髓、小脑/脑干症状等方需治疗。轻微感觉症状或无症状影像活跃可无需治疗，一般休息或对症处理后即可缓解。主要药物及用法如下。

（1）糖皮质激素（以下简称"激素"）：已有的研究证实，激素治疗能促进急性发病的 MS 患者神经功能恢复（Ⅰ级证据，A级推荐）；延长激素用药对神经功能恢复无长期获益（Ⅱ级证据，B级推荐）。大剂量甲泼尼龙冲击治疗（IVMP；Ⅰ级证据，A级推荐）的治疗原则：一线治疗。推荐大剂量，短疗程。具体用法：①成人从 1g/d 开始，静脉滴注 3-4 h，共 3-5 d，如临床神经功能缺损明显恢复可直接停用。如临床神经功能缺损恢复不明显，可改为口服醋酸泼尼松或泼尼松龙 60-80 mg，1 次/d，每 2 日减 5-10 mg，直至减停，原则上总疗程不超过 3-4 周。若在减量的过程中病情明确再次加重或出现新的体征和（或）出现新的 MRI 病变，可再次给予 IVMP 或改用二线治疗。②儿童按体质量予以 20-30 mg·kg-1·d-1，静脉滴注 3-4 h，1 次/d，共 5 d，症状完全缓解者，可直接停用，否则可继续给予口服醋酸泼尼松或泼尼松龙 1 mg·kg-1·d-1，每 2 日减 5 mg，直至停用。口服激素减量过程中，若出现新发症状，可再次 IVMP 或给予 1 个疗程大剂量静脉注射免疫球蛋白（IVIG）治疗。常见不良反应包括电解质紊乱，血糖、血压、血脂异常，上消化道出血，骨质疏松，股骨头坏死等。

（2）血浆置换：为二线治疗。急性重症或对激素治疗无效者可于起病 2-3 周内应用 5-6 d 的血浆置换（Ⅲ级证据，D级推荐）。注意事项：血浆置换需有创静脉置管，应避免导管相关感染，在置换过程中注意心脏负荷相关低血压及过敏、电解质紊乱等。

（3）IVIG：缺乏有效证据，仅作为一种备选治疗手段，用于妊娠或哺乳期妇女或不能应用激素治疗的患者（Ⅲ级证据，D级推荐）。推荐用法为：静脉滴注 0.4 g·kg-1·d-1，连续用 5 d 为 1 个疗程，5 d 后如果无效，则不建议患者继续使用，如果有效但疗效不是特别满意，则可继续每周用 1 d，连用 3-4 周。注意事项：应避免 IVIG 后马上进行血浆置换治疗。在治疗过程中注意心脏负荷、高血液黏稠度及过敏等。

二、缓解期治疗（DMT）

目前经中国食品药品监督管理局批准，国内已经上市的 DMT 药物有：特立氟胺、盐酸芬戈莫德、西尼莫德、奥扎莫德、富马酸二甲酯、奥法妥木单抗、醋酸格拉替雷。

（1）特立氟胺：通过阻断嘧啶从头合成途径可逆性抑制二氢乳清酸脱氢酶，进一步抑制活化的 T、B 淋巴细胞增殖，同时保留保护性免疫应答。2 项关键Ⅲ期研究 TEMSO 及 TOWER 提示特立氟胺 14mg 组较安慰剂组一致性显著降低年复发率（31.5%、36.3%），TOWER 中国亚组数据显示，特立氟胺降低年复发率高达 71.2%。TEMSO 研究提示其可显著减少 MRI 活动度，T1 钆增强病灶数下降 80%，病灶总体积下降 67%，显著减少脑容量丢失（第 1 年 36.9%；第 2 年 30.6%）。TEMSO 核心扩展（9 年）的随访数据显示所有治疗组人群 EDSS 评分平均≤2.5 分，12 周无 CDP 进展的比率≤0.48。PASAT-3 评分持续改善至第 252 周。TOPIC 研究显示特立氟胺与安慰剂相比可显著降低 CIS 转归为 CDMS 的风险，显著降低复发和新发 MRI 病灶的风险，并可显著延缓脑萎缩达 43%。中国的真实世界研究显示特立氟胺治疗 1 年达到 NEDA3 的患者比例为 79.0%，且可显著降低患者神经丝轻链的水平，相较无 DMT 患者年复发率降低可达 73.6%，EDSS 评分从 2.09 分降至 1.77 分。

推荐意见：适用于成人复发型 MS，包括 CIS、RRMS 和有复发的 SPMS 患者（Ⅰ级证据，A 级推荐）。推荐用法：14 mg，口服，1 次/d。常见不良反应：头痛、丙氨酸氨基转移酶（ALT）水平升高、腹泻、头发变薄。推荐定期监测 ALT 水平，若重复检查证实血清转氨酶≥正常 3 倍建议停药，考来烯胺和活性炭粉末口服可加速药物消除（洗脱）。

（2）盐酸芬戈莫德：芬戈莫德为鞘氨醇-1-磷酸（sphingosine-1-phosphate，S1P）受体调节剂，通过结合于淋巴细胞表面的 S1P 受体使其保留于淋巴结而发挥作用。3 项关键的Ⅲ期药物研究中，FREEDOMS 研究结果提示芬戈莫德组较安慰剂组显著减少年复发率（55%），显著降低 3 个月和 6 个月时的 CDP（30%和 37%），降低钆增强病灶数（82%），降低新发或扩大的 T2 病灶数（74%），降低脑容量丢失风险（36%）。长达 14 年的 LONGTERMS 研究结果显示，治疗 10 年后，46%的患者无复发，96%和 68%的患者 EDSS 评分分别维持在 7 分和 4 分以下。针对 10-17 岁儿童患者的 PARADIGMS 研究结果提示芬戈莫德组较干扰素 β-1a 组能显著降低年复发率（82%），减少 6 个月时的 CDP 风险（80.2%），减少钆增强新发病灶数（66%），降低脑容量丢失风险（40%）。

推荐意见：适用于成人和 10 岁及以上且体重超过 40 kg 的儿童复发型 MS，包括 CIS、RRMS 和有复发的 SPMS 患者（Ⅰ级证据，A 级推荐）。推荐用法：0.5 mg，口服，1 次/d。起始治疗的患者和停药超过 14 d 后重新开始治疗的患者均需要进行首次用药 6 h 心电监测。常见不良反应：流感、鼻窦炎、头痛、高血压、咳嗽、腹泻、背痛和肝酶升高、疱疹病毒感染、支气管炎等，在儿童中的安全性特征与成人患者相似。推荐定期监测淋巴细胞计数、氨基转移酶水平、黄斑水肿。需注意停药后有很少量病例报道疾病出现严重恶化。

（3）西尼莫德：西尼莫德为选择性S1P1、5受体调节剂，可阻止淋巴细胞从淋巴结外排，能穿透血脑屏障，促进髓鞘再生，起到神经修复作用。一项针对SPMS患者的Ⅲ期关键药物研究——EXPAND结果提示，西尼莫德组较安慰剂组能显著降低年复发风险（55%）、6个月时CDP风险（26%）、钆增强病灶数（86%）、新增或扩大T2病灶数（81%），脑容量丢失风险（23%）。进一步亚组分析结果显示，西尼莫德能降低患者6个月时确认的认知障碍风险（21%）。在扩展研究中，西尼莫德持续治疗组较从安慰剂转为西尼莫德组6个月时确认的残疾进展风险（22.3%）、年复发风险（52%）、6个月时确认的认知恶化风险（23%）均有降低。

推荐意见：适用于成人复发型MS，包括CIS、RRMS和活动性SPMS患者（Ⅰ级证据，A级推荐）。推荐用法：根据CYP2C9基因型决定维持剂量。对于携带CYP2C9*1*1或*2*2基因型的患者，维持剂量为2mg/d；对于携带CYP2C9*1*3或*2*3基因型的患者，维持剂量为1 mg/d；对于携带CYP2C9*3*3基因型的患者，禁用西尼莫德。开始服药时应进行4-5 d的剂量滴定，推荐每天早晨空腹或进食状态下服用1次。常见不良反应：头痛、高血压和氨基转移酶升高。推荐定期监测淋巴细胞计数、氨基转移酶水平、黄斑水肿。鉴于芬戈莫德停药后有很少量病例报道疾病出现严重恶化，需注意本药停药后出现严重恶化的可能性。

（4）奥扎莫德：奥扎莫德为高选择性S1P1和5受体调节剂，阻止淋巴细胞从淋巴结外排，并能透过血脑屏障，直接发挥神经保护作用。2项关键Ⅲ期药物研究-SUNBEAM研究和RADIANCE研究的结果显示，奥扎莫德组较干扰素β-1a组一致性显著降低年复发率、MRI活动病灶数，同时也降低了全脑容量丢失（31%、26%）、皮质灰质容量丢失（84%、60%）和丘脑容量丢失（32%、27%）。DAYBREAK扩展研究结果显示，奥扎莫德长期治疗组年复发率持续降低至0.093，88.6%的患者无6个月确认的残疾进展，83.4%的患者年化脑容量丢失率≤0.4%，77%的患者认知功能改善或保持稳定。

推荐意见：适用于成人复发型MS，包括CIS、RRMS和活动性SPMS患者（Ⅰ级证据，A级推荐）。推荐用法：第1-4天0.23 mg，口服，1次/d；第5-7天0.46 mg，口服，1次/d；第8天及之后0.92 mg，口服，1次/d。常见不良反应：鼻咽炎、转氨酶升高。重度肝损伤患者不应给予奥扎莫德治疗。开始治疗前，需要进行心电图、全血细胞计数和肝功能等检查，无需基因检测。无心脏异常，无需首剂给药监测。使用后建议定期监测淋巴细胞计数、氨基转移酶水平，有视觉症状患者需监测黄斑水肿。

（5）富马酸二甲酯：富马酸二甲酯主要通过激活 Nrf2 通路发挥免疫调节和细胞保护作用，包括调节细胞因子表达和免疫细胞亚型，以及对抗氧化应激损伤。2 项关键Ⅲ期药物研究——DEFINE 研究和 CONFIRM 研究的结果提示，富马酸二甲酯组较安慰剂组一致性显著降低年复发率（49%）、3 个月时确认残疾进展风险（32%）、新发或扩大的 T2 病灶平均数量（78%）、钆增强病灶数（83%）和新发的非增强 T1 低信号病灶（65%）。长达 13 年的扩展研究——ENDORSE 研究结果提示，持续富马酸二甲酯治疗组年复发率为 0.143，72% 的患者超过 10 年未出现 6 个月的 CDP。

推荐意见：成人复发型 MS，包括 CIS、RRMS 和有复发的 SPMS 患者（Ⅰ级证据，A 级推荐）。推荐用法：起始剂量为 120 mg，口服，2 次/d；7 d 后，剂量增加至 240 mg，口服，2 次/d，并维持。常见不良反应：潮红、腹痛、腹泻和恶心。推荐定期监测淋巴细胞计数、氨基转移酶。

（6）奥法妥木单抗：奥法妥木单抗为全人源抗 CD20 单克隆抗体（IgG1），通过抗体依赖性细胞和补体介导的溶解作用，选择性清除 CD20 阳性 B 淋巴细胞。2 项关键Ⅲ期药物研究-ASCLEPIOS Ⅰ和Ⅱ的结果显示，奥法妥木单抗组较特立氟胺组能一致性显著降低年复发率（51% 和 59%）、钆增强病灶数（98% 和 94%）、新发或扩大的 T2 病灶数（82% 和 85%）以及 3 个月时的 CDP 风险 34%；治疗第 2 年，近 88% 的患者实现 NEDA3。在新诊断患者中，治疗第 2 年超过 90% 的患者实现 NEDA3，较特立氟胺组 OR 值为 14.68，年化脑容量丢失率仅为 0.3%，6 个月 CDP 风险较特立氟胺降低 46%，3.5 年安全性随访研究显示患者平均血清 IgG 水平保持稳定，IgM 平均水平仍高于正常值下限。

推荐意见：适用于成人复发型 MS，包括 CIS、RRMS 和有复发的 SPMS 患者（Ⅰ级证据，A 级推荐）。推荐用法：在第 0、1 和 2 周皮下注射 20 mg；从第 4 周开始皮下注射 20 mg，每 28 天 1 次。常见不良反应：上呼吸道感染、注射相关反应和注射部位反应。在首次使用奥法妥木单抗之前推荐进行乙肝病毒筛查，检测免疫球蛋白，完成疫苗接种。

（7）醋酸格拉替雷：醋酸格拉替雷同时具有外周及中枢免疫调节作用，通过将促炎 Th1 细胞转化为抗炎 Th2 细胞，即"旁观者抑制（bystander suppression）"，发挥抗炎作用，同时可促进神经营养因子分泌，发挥神经保护作用，促进髓鞘修复及再生。一项关键Ⅲ期研究 PreCISe 研究的结果显示，醋酸格拉替雷可显著降低 CIS 患者转归为 CDMS 的风险（45%），有效延迟转归时间。一项针对亚洲人群的研究结果显示，醋酸格拉替雷能显著降低 RRMS 患者年复发率（42%），治疗后新发钆增强 T1 病灶数减少 65.66%。GALA 研究结果证实，醋酸格拉替雷 40 mg/ml，3 次/周也可显著降低 RRMS 患者年复发率（34%），明显减少钆增强 T1

病灶数（44.8%）和新发/新扩大 T2 病灶数（34.7%）。另外有研究者观察到，醋酸格拉替雷在 1-3 年的治疗过程中，可有效减缓患者脑萎缩，使脑体积和灰质体积损失显著减少。Ⅲ期拓展研究随访长达 27 年，其结果显示，仍有 40.3%患者 EDSS 评分改善或维持稳定，长期安全性和耐受性良好，未出现新的安全性问题。醋酸格拉替雷是目前唯一获批（欧盟）可用于妊娠和哺乳期女性患者的 DMT 药物，也是唯一 FDA 批准为 B 级（动物研究无风险或孕妇对照研究无风险）的 DMT 药物。

推荐意见：适用于成人复发型 MS，包括 CIS、RRMS 和有复发的 SPMS 患者（Ⅰ级证据，A 级推荐）。推荐用法：2 种剂型，分别为 20 mg，1 次/d 或 40 mg，3 次/周，皮下注射。常见不良反应：注射部位反应。最常见的注射部位反应为红斑、疼痛、肿块、瘙痒、水肿、炎症和超敏反应。推荐定期监测淋巴细胞计数、氨基转移酶。

（8）米托蒽醌：米托蒽醌可通过阻断 DNA 合成、复制、转录及抑制Ⅱ型拓扑异构酶活性对 DNA 产生影响，进而抑制单核细胞、巨噬细胞、树突状细胞、辅助性 T 细胞等免疫细胞的免疫活性及抗原递呈效果，进而达到降低自身免疫对 CNS 轴突髓鞘的攻击及损伤，发挥治疗效果。

推荐意见：几项研究结果证实，米托蒽醌治疗可以减少 RRMS 患者的复发率（Ⅱ级证据，B 级推荐）；延缓 RRMS、SPMS 和 PRMS 患者的疾病进展（Ⅲ级证据，C 级推荐），但由于其严重的心脏毒性和白血病等不良反应，建议用于快速进展、其他治疗无效的患者（Ⅲ级证据，C 级推荐）。推荐用法：每平方米体表面积 8-12 mg，静脉注射，每 3 个月 1 次，终身总累积剂量限制在每平方米体表面积 104 mg 以下，疗程不宜超过 2 年。主要不良反应为心脏毒性和白血病，2010 年一项系统性综述结果显示应用米托蒽醌治疗后，心脏收缩功能障碍、心力衰竭和急性白血病的发生风险分别为 12.0%、0.4%、0.8%。使用时应注意监测其心脏毒性，每次注射前应检测左室射血分数（left ventricular ejection fraction, LVEF），若 LVEF<50%或较前显著下降，应停用米托蒽醌。此外，因米托蒽醌的心脏毒性有迟发效应，整个疗程结束后，也应定期监测 LVEF。

3. 妊娠期和哺乳期治疗：不反对适龄 MS 患者计划妊娠，但需充分评估 DMT 治疗获益及风险。有证据表明妊娠前疾病稳定患者与妊娠良好结局相关。对于病情持续高度活跃的患者，应先积极控制疾病，可适当推迟妊娠计划。妊娠期间应用醋酸格拉替雷是安全的。产后 1-6 个月，MS 进入较为活跃阶段，应尽早开始或维持 DMT，以预防复发。在妊娠期进行磁共振平扫、针对复发相关甲泼尼龙冲击治疗及 IVIG 治疗是安全的。

现在超过 40%的 MS 患者（主要是低疾病活动度的患者，残疾较轻或几乎没有，复发次数少，MRI显示病灶负荷小或者经中效DMT药物就可以控制疾病活动）在妊娠前12个月没有接受DMT，同时也没有增加孕期及产后复发的风险。因此，如果一名低疾病活动度的MS患者准备备孕并希望避免对胎儿的一切风险，那么最谨慎的方法是在终止避孕时停用DMT药物。如果患者正在服用特立氟胺，那么患者应继续避孕，直到药物消除为止。醋酸格拉替雷是那些计划在未来2年内怀孕或没有采取可靠避孕措施的女性患者较佳的治疗方案。目前已有超过4000例MS患者在妊娠初期服用醋酸格拉替雷对胎儿没有增加额外的风险。而怀孕期间不建议患者一直使用醋酸格拉替雷，首先没有证据表明在整个妊娠期间使用DMT药物是安全的，其次因为妊娠对控制MS疾病活动的作用远大于DMT药物（醋酸格拉替雷）本身对疾病活动的控制，因此怀孕期间一直使用DMT药物也不合逻辑。

对于使用富马酸二甲酯的患者，则建议在终止避孕时停服。对于MS患者妊娠期间服用富马酸二甲酯是否安全的人体数据太少（目前已知104例意外妊娠中有58例已知的妊娠结局），无法得出结论。已知的动物研究（该研究中所用剂量是推荐剂量的两倍）表明，孕早期暴露于富马酸二甲酯，会导致胎儿发育迟缓，包括出生时体积减小，自然流产和骨化延迟。孕晚期暴露和乳汁暴露会导致胎儿生存力下降，胎儿生长速度下降以及学习和记忆障碍。

对于需要高效DMT药物来控制疾病活动而同时又想怀孕或没有采取可靠避孕措施的女性患者，利妥昔单抗一般是首选，因为利妥昔单抗的停药不会引起疾病的反跳；药物在消除后仍具有长效的保护作用；通过询问末次月经很容易避免意外怀孕，并且在每次输液前可进行尿液妊娠试验；目前已有不少于400例使用利妥昔单抗时意外怀孕的患者，均没发现致畸或对妊娠结局有不利影响。与其他单抗一样，利妥昔单抗可在妊娠中期通过主动转运跨过胎盘屏障，同时在孕后期迅速增加。利妥昔单抗的半衰期约为18-22天，在最后一次给药后90-110天清除。因此，在最后一次输注利妥昔单抗后等待1个月再备孕，从而可以确保利妥昔单抗跨过胎盘屏障之前清除掉，即使患者在最后一次输注后1周内怀孕，目前也没有明确的证据证明有高风险。在妊娠期间患者尽量不要使用利妥昔单抗，除非绝对需要（如严重复发），因为利妥昔单抗会导致婴儿B细胞耗竭，理论上可能会增加新生儿感染的风险和对疫苗反应不足。虽然FDA建议患者在受孕前一年停用利妥昔单抗，但是没有说明理由。

备孕患者和不能采取可靠避孕措施的患者建议不要使用芬戈莫德，意外暴露于芬戈莫德容易导致胎儿不良结局的风险增加。在芬戈莫德II期，III期和IV期临床研究的妊娠结局中，孕期或孕前6周接受芬戈莫德治疗的41名意外妊娠患者最终足月妊娠，在这41名患者中，有6名（14.6%）发现了严重的畸形/胎儿毒性，这大大超过了预期的3%-4%。观察到的胎儿毒性包括四次妊娠终止，严重的畸形包括法洛四联症，胎儿发育失败和子宫内死亡，同时也包括颅骨畸形，严重的神经管缺陷等，与动物模型的研究一致。

4. **对症治疗**：在 MS 的治疗过程中，症状管理是 MS 治疗不可或缺的一部分，对症治疗应将药物治疗和非药物治疗相结合。MS 最普遍的症状之一是步行障碍，对于患者日常生活有巨大影响，可表现为行走速度降低、行走耐力下降、和（或）行走或站立时姿势稳定性变差。非药物康复方法包括运动训练、理疗和步态训练，可以通过中枢和外周机制促进步行能力改变。氨吡啶是唯一获批用于改善 MS 步行障碍的药物。氨吡啶可通过阻断钾通道恢复脱髓鞘神经纤维的信号传导。多项临床研究结果已证实，氨吡啶治疗可显著改善 MS 患者运动功能障碍，显著提高患者步行速度。

5. **康复治疗及生活指导**：MS 患者的康复治疗至关重要。伴有肢体、语言、吞咽等功能障碍的患者应早期在专业医生的指导下进行相应的功能康复训练。推荐医务工作者对患者及亲属进行宣教指导，提高对疾病的认识。强调早期干预、早期治疗的必要性，合理交代病情及预后，增加患者治疗疾病的信心，提高治疗的依从性。此外还应在遗传、婚姻、妊娠、饮食、心理及用药等生活的各个方面提供合理建议，包括预防接种咨询、避免过热的热水澡和强烈阳光下高温暴晒、保持心情愉快、不吸烟、作息规律、适量运动、补充维生素 D 等。

第六章 髓鞘少突胶质细胞糖蛋白抗体相关疾病

过去10年里，基于细胞的检测（cell-based assay，CBA）筛查血清髓鞘少突胶质细胞糖蛋白（myelin oligodendrocyte glycoprotein，MOG）抗体在临床逐渐普及应用。既往患有视神经炎（optic neuritis，ON）、纵向广泛性横贯性脊髓炎（longitudinally extensive transverse myelitis，LETM）或先前归类为水通道蛋白4（aquaporin-4，AQP4）血清抗体阴性视神经脊髓炎谱系疾病（neuromyelitis optica spectrum disorder，NMOSD）的成人和儿童，现已发现其血清中可检测到MOG抗体（MOG-IgG）。MOG-IgG阳性的患者可表现为孤立性ON、TM、急性播散性脑脊髓炎（acute disseminated encephalomyelitis，ADEM）、脑干或小脑症状或大脑皮质脑炎（cerebral cortical encephalitis，CCE）。

不同于多发性硬化（multiple sclerosis，MS）和AQP4血清抗体阳性NMOSD（AQP4-NMOSD）表现为反复临床发作的特征（复发型），MOGAD可呈单相或复发病程。MOGAD在组织学、影像学、治疗反应和结局等方面均与MS和NMOSD有所不同，因此，针对MOGAD这种独立疾病实体制定正式公认的诊断标准十分必要。来自多个国家的研究均支持MOGAD可发生于各个年龄阶段，估计其发病率（incidence）为1.6-3.4/1000000/年，患病率（prevalence）为20/1000000（95%置信区间[confidence interval，CI]：11-34）。这些数据预计将随着检测认可度和可用性提高而增加，包括对轻症、单相病程和不典型表现的患者识别。针对MS和NMOSD，国际标准有助于诊断、疾病预测和流行病学调查，以及指导特定疾病的研究和临床试验。一些文献也提出了MOGAD的诊断建议，但尚未形成正式的国际诊断标准共识。我们召集儿童和成人神经病学专家，神经免疫学专家和研究者共同组成国际专家组，提出MOGAD的诊断标准。该标准基于对血清MOG-IgG阳性儿童和成人临床特征和结局的广泛文献综述，并仔细考虑了用于检测此类抗体的方法，通过使用结构化共识过程形成。

一、MOG-IgG阳性患者的临床特征

概述

国际专家组回顾了报道的中枢神经系统（central nervous system，CNS）脱髓鞘患者队列的临床特征和MOG-IgG的血清学证据。图1总结了基于全国层面研究（包括儿童和成人队列）的不同国家的疾病起病特征的发生率。ON是到目前为止最常见的起病症状，尤其

是成人；而 ADEM 伴或不伴视神经受累为儿童的典型首发表现，特别是 11 岁之前。TM 为另一常见的临床表现，其他少见的临床症状包括 CCE（常伴癫痫发作），脑干和小脑脱髓鞘发作、脑部瘤样病变、脱髓鞘病变相关的脑部单灶或多灶性 CNS 功能缺损、颅神经病变、进行性脑白质损害（脑白质营养不良样模式）。与 MS 和 AQP4-NMOSD 相比，MOGAD 无明显性别或种族间差异。与 MS 和 AQP4-NMOSD 的慢性复发性本质不同，MOGAD 通常为单相疾病或复发性疾病。

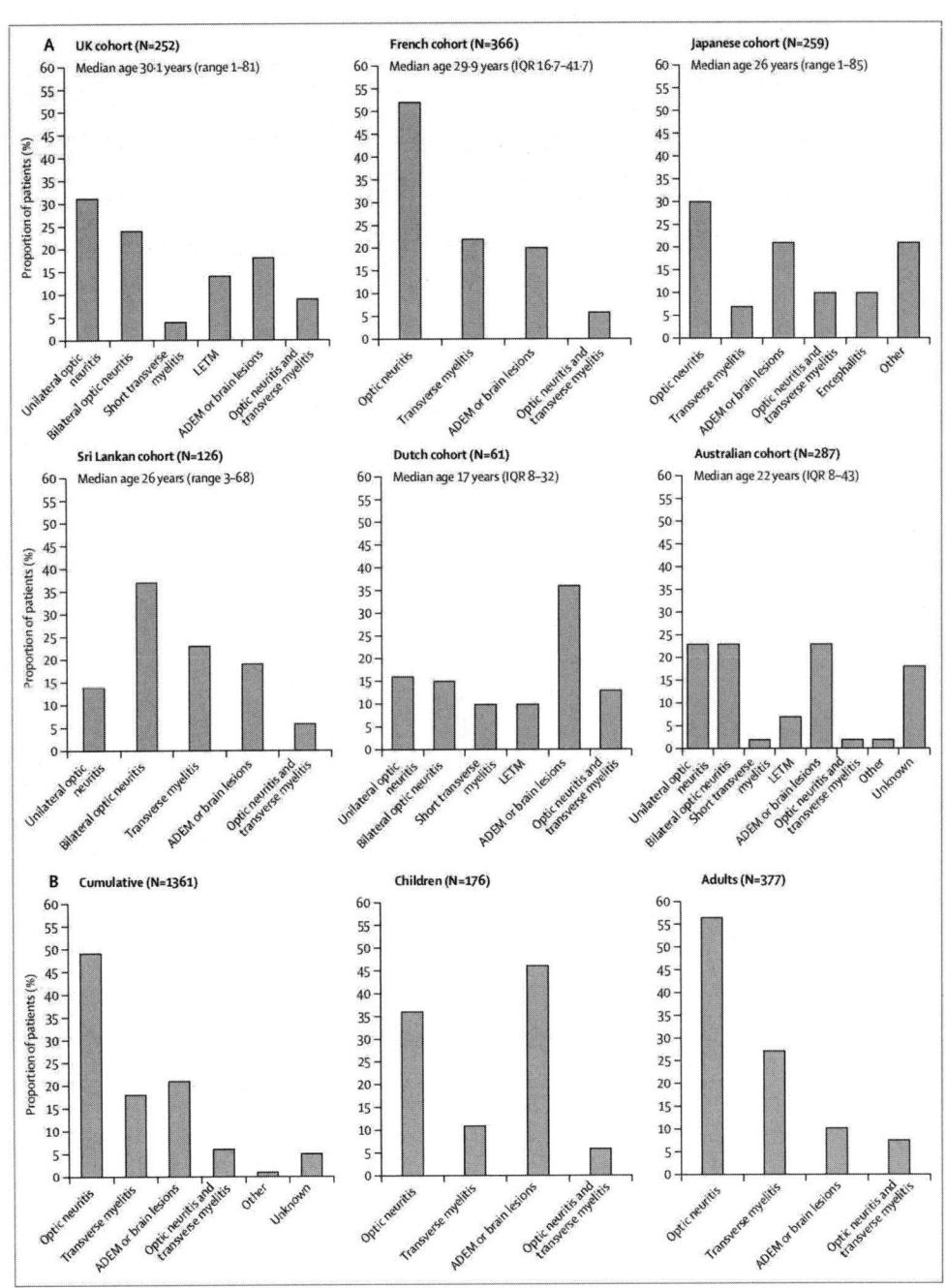

图1：MOG-IgG阳性患者相关的临床特征；基于全国研究获取的血清MOG-IgG阳性患者起病时或随访期间的临床特征，按地理位置、累积和年龄（儿童或成人）进行呈现；A：起病时（英国、法国、斯里兰卡、荷兰和澳大利亚队列）和随访期间的临床特征（日本队列）；ADEM或脑部病变（无ADEM）类别包括所有存在脑或脑干受累征象的患者；B：来自英国、法国、斯里兰卡、荷兰和澳大利亚联合队列的起病时临床特征，并将其分为儿童和成人患者群，在这些年龄组（法国、斯里兰卡和荷兰队列）中分别

报告了临床特征的发生率；多个欧洲中心描述了起病时类似的特征分布；尽管中国尚未报告真正的全国性数据，但一项纳入16例儿童和34例成人MOGAD患者的三中心研究也发现ON是成人最常见的表现特征（71%）。仅有儿童或成人数据的研究报道在正文中描述

ON和视神经受累

　　ON与中心视力（central acuity）丧失、眼眶后疼痛（部分患者表述为头痛）、彩色视觉丧失和传入性瞳孔缺陷（在双侧或既往对侧ON患者中无法检测到）相关。在血清MOG-IgG阳性ON患者中，眼底镜检查通常可见视盘肿胀（45-95%），伴轻-中度水肿。儿童和成人患者双侧ON起病较为常见。与MS相关ON（<5%）和AQP4-NMOSD相关ON（13-37%）相比，双侧ON起病在MOGAD更为多见（31-58%）。ON可见于MOG-IgG阳性患者的各年龄阶段，在复发时通常为单侧。ON也可伴ADEM和TM。视敏度（即视力）丧失，最严重时常低于6/60（通过Snellen视力表评定），尽管也可出现较轻的视力丧失。视敏度通常改善迅速，经过急性期皮质类固醇激素（以下简称"激素"）治疗，可恢复完全或接近正常。激素减量时或停药后不久ON可复发。电生理学、视力视野测量和光学相干断层扫描（optical coherence tomography，OCT）已被用于量化MOG-IgG相关ON的视觉通路破坏和功能障碍，但其并不具备诊断特异性。即使OCT显示的神经轴索损伤数量相同，但MOG-IgG阳性儿童ON患者的视力恢复优于成人。总体来说，30-50%的MOG-IgG阳性患者可出现复发性ON，常见于（并非绝对）以下三种情况：（1）最初表现为ADEM，随后出现复发性ON的儿童患者；（2）最初表现为ON，后续ON再发的成人或儿童患者；（3）最初ON和TM同时起病（NMOSD样临床特征），随后以ON复发的成人和儿童患者。与MOG-IgG相关ON的典型眼底镜和MRI特征见图2。强烈建议在有或无钆增强的视神经专用眼眶脂肪饱和图像（dedicated orbital fat-saturated images）中确认视神经炎症的存在。我们汇总了与MOG-IgG、MS和AQP4-NMOSD相关的ON的主要特征（表1）。视神经头部有无肿胀、视神经病变范围、视神经周围组织受累均为特别重要的鉴别特征。目前大多研究集中于伴随的ON发作，因此复发性ON的影像学特征较少被描述。

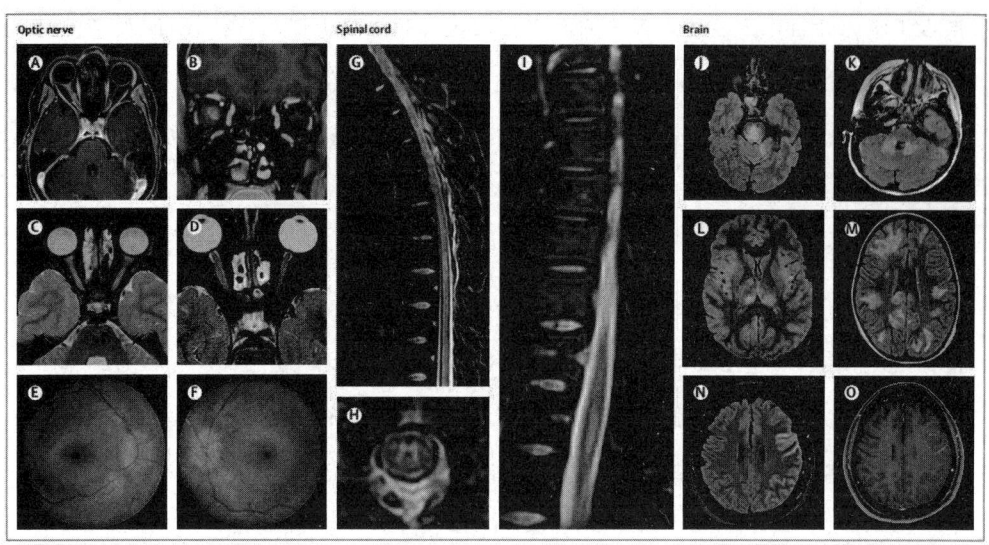

图 2：MOGAD 的神经影像学特征；MRI 扫描显示 MOGAD 患者常见或独特的特征，如图 3 所列；A：视神经周围视神经鞘（perineural optic sheath）强化（伴弥漫性眼眶脂肪受累和视神经强化）；B：右侧视神经肿胀和强化（冠状位）；C：双侧纵向广泛视神经 T2 高信号；D：放射学可见的视盘肿胀；E-F：眼底镜检查可见视盘水肿；G：胸椎纵向广泛 T2 高信号病变；H：脊髓中央受累伴 H 征；I：圆锥病变；J：T2 高信号脑桥病变；K：双侧小脑中脚 T2 高信号病变；L：累及双侧丘脑的 T2 高信号病变；M：累及幕上白质大面积边界不清的 T2 高信号病变；N-O：皮质液体衰减反转恢复（FLAIR）高信号，伴柔脑膜强化

表 1　MOGAD、AQP4-NMOSD 和 MS 相关的 ON 关键特征的总结

	MOGAD	AQP4-NMOSD	MS
儿童起病	常见	相当罕见	不常见
性别分布	男=女	女>男	女>男（青春期后）
病程	单相或复发	大多复发	复发，复发进展，原发进展（仅成人）
视神经			
最初视敏度	经常严重受损	经常严重受损	轻-中度受损
最初恢复情况	通常非常好	可能恢复不佳	通常非常好

	MOGAD	AQP4-NMOSD	MS
MRI病灶特征	起病时常见双侧前部受累,纵向广泛病变*,累及视神经鞘	起病时为双侧或单侧,常为后部,多为纵向广泛病变*;视交叉和视	通常为单侧、前部、短的视神经病变,不累及视神经鞘
视神经头部	中-重度水肿是典型表现,可伴	水肿和相关出血比MOGAD少见	轻度水肿可发生,但严重水肿和出血少见

注:通过文献复习定义的发生率:相当罕见,<5%;少见,5-20%;可能存在,21-50%;常见,51-80%;相当常见,>80%;更详细的MOGAD、AQP4-NMOSD和MS的ON、TM和脑部受累的特征比较见附表2-4;*视神经纵向广泛病变定义为MRI异常信号(T1钆增强或短tau反转恢复或T2)累及>50%的视神经长度;†目前有限的数据表明,MOGAD或AQP4-NMOSD患者不存在阴燃病变

TM和脊髓受累

MOG-IgG相关TM的临床和影像学特征有助于与MS和AQP4-NMOSD鉴别(表2,图2)。MOG-IgG阳性患者的TM可单独出现,或作为ADEM的一个组成部分,或合并ON。其临床表现主要为感觉、运动和括约肌功能障碍。急性发作的严重程度有所不同,至少50%的MOG-IgG阳性TM患者在最严重时可达到中-重度(扩展残疾状态量表[Expanded Disability Status Scale, EDSS]评分>4)。大部分TM患者运动功能恢复良好或完全,但永久的膀胱、直肠和性功能障碍也可出现。复发性TM发作不伴有CNS其他部位脱髓鞘在MOG-IgG阳性患者中较为罕见。痛性强直痉挛和严重的神经病理性疼痛在MOG-IgG相关TM中不太常见,其在AQP4-NMOSD相关脊髓炎中更具代表性。大部分MOG-IgG相关TM患者的脊髓MRI可见T2高信号,尽管高达10%的患者起病时脊髓MRI可完全正常。MOG-IgG阳性脑部或视神经受累患者可出现无症状的脊髓病变,相反,33-50%的MOG-IgG阳性临床TM患者可发现无症状脑部或视神经病变。MOG-IgG阳性患者的急性TM在MRI上通常是纵向广泛的(超过60%的患者病变长度≥3个椎体节段),但也可出现较短的病变,有些患者可见多发脊髓病灶。在一项纳入超过1000例脱髓鞘患者的研究中,与AQP4-NMOSD(6%,9/150)和MOGAD(26%,7/27)相比,仅有1.3%(11/863)的MS患者有圆锥受累。MOG-IgG相关TM患者也可见背神经根(dorsal nerve root)增粗和强化。多数脊髓T2高信号病灶位

于脊髓横断面中央（见于66%-75%的患者），也可局限于脊髓灰质（见于30%-50%的患者），呈"H"征。但是，20%-25%的脊髓病灶不累及脊髓灰质。对比强化可见于大约50%的MOG-IgG相关TM患者，马尾神经和软脊膜强化也有报道。随访阶段，多数脊髓T2高信号病灶可消退或体积明显缩小。严重病例可出现脊髓萎缩。与MS相比，MOGAD患者在临床发作之间无症状性脊髓病灶的累积非常罕见（在81例患者110次随访脊柱MRI扫描中为0%）。

表2 MOGAD、AQP4-NMOSD和MS相关的TM关键特征的总结

	MOGAD	AQP4-NMOSD	MS
脊髓			
最初损伤程度	严重	严重	轻-中度
运动功能	治疗后恢复好	可能恢复不佳或随疾病复发而进	常恢复良好，但在疾病进展期可有运动功能受损
括约肌、膀胱和勃起功能	尽管运动功能恢复良好，但仍有括约肌和勃起功能受损的风险	膀胱功能受损程度多变	在疾病进展期可能存在膀胱功能受损风险
脊髓MRI病灶特征	单发或多发纵向广泛病变,灰质受累导致"H"征以及圆锥病变为其特征	单发纵向广泛性病变，常累及整个脊髓横径，可见亮点（bright spotty）病变外	常为多发局灶性病变；常位于后部，只累及脊髓横断面的一部分；圆锥罕见受累

脑部和脑干受累

MOG-IgG阳性患者的脑部或脑干受累可表现为ADEM、CCE、脑干或小脑症状或为无症状的脑部/脑干病变（见于临床ON或TM患者）（表3，图2）。在随后被诊断为MS的患者中，仅有8-16%的患者在初次ON或TM发作时脑部MRI正常，而47-68%的MOG-IgG阳性患者可无脑部T2高信号病变（通常为ON或TM表现患者）。MOG-IgG阳性患者的脑部病变通常为双侧、边界不清且较大的病灶，常伴有深部灰质受累。在MOG-IgG阳性患者中，典型的MS病灶（近皮质和脑室周围白质小的、卵圆形T2高信号病变）和持续性T1低信号并不常见。MOG-IgG阳性患者常可见脑桥受累；此外，小脑中脚的大病灶通常提示MOG-IgG相关脱髓鞘，因为这种改变在MS或AQP4-NMOSD中罕见。少部分MOG-IgG阳性脑干病变患者，极后区和中脑受累，可有发作性恶心和呕吐（持续>48h）。根据脑干病变的外观并不能可靠地区分MOG-IgG阳性患者和AQP4-NMOSD患者。瘤样病变可导致危及生命的镰下疝和小脑幕疝。ADEM为MOG-IgG阳性儿童起病时最为常见的临床综合征。在约50%的ADEM患儿中可检测到MOG-IgG，但在成人ADEM患者中MOG-IgG检出率较低。在268例MOG-IgG阳性成人脱髓鞘患者中，仅15例（5.6%）表现为ADEM。通常，MOG-IgG阳性ADEM患儿年龄小于10岁。而MOG-IgG相关ON、TM或脑部病变（不满足ADEM诊断标准）则多见于青少年。与血清阴性ADEM儿童相比，MOG-IgG阳性ADEM儿童平均起病年龄早2-3岁。ADEM发病前常有感染（主要是呼吸道）和发热，特别是MOG-IgG阳性ADEM儿童（40-75%）。与血清阴性ADEM患者相比，MOG-IgG阳性ADEM患者更常见TM和共济失调。超过70%的MOG-IgG阳性ADEM患儿的临床和影像学可完全或几乎完全好转。然而，当出现脑白质营养不良样影像改变时，其预后可能较差。血清MOG-IgG阳性ADEM患者（约38%）比血清阴性ADEM患者（约3%）更容易复发，首次起病距首次复发的时间间隔各异（中位时间：4-7月，四分位数间距[interquartile range, IQR]：2.8-12.0，范围：1-63）。ADEM后的临床复发可包括多相性播散性脑脊髓炎（37-56%），ON（21-36%），而有些患者的症状符合血清AQP4抗体阴性NMOSD。6.7%（19/285）MOG-IgG阳性患者表现为CCE，临床症状为发热、头痛、意识下降、癫痫发作或癫痫持续状态。伴癫痫发作的MOG-IgG阳性患者的皮质病灶在液体衰减反转恢复（fluid attenuated inversion recovery, FLAIR）序列上更为明显。这类病灶被命名为FLAMES（FLAIR hyperintense lesions in anti-MOG encephalitis with seizures），即见于伴癫痫发作的抗MOG脑炎的液体衰减反转恢复高信号病灶。癫痫发作可为局灶性或全面性。颅内压升高的症状也可出现，并可能危及生命。癫痫发作可为本病首发表现，其他更为典型的脱髓鞘表现在随后病程中出现。除评估血清MOG-IgG外，也建议对有自身免疫性脑炎特征的儿童患者检测其他神经元和胶质细胞表面抗体，如N-甲基-D-天冬氨酸（NMDA）受体抗体（脑脊液和血清），考虑到部分患者可同时或先后出现双抗体阳性（可见于4%-7.5%的NMDA受体脑炎患者）。

	MOGAD	AQP4-NMOSD	MS
脑部			
临床表现	脑病、癫痫发作、局灶性神经功能缺损，大脑皮质脑炎	极后区综合征、呃逆、嗜睡或局灶性神经功能缺损	常见单灶或多灶性神经功能缺损；脑病或癫痫发作罕见
脑MRI	视神经炎或脊髓炎表现时可正常	视神经炎或脊髓炎表现时可正常	多灶性T2白质高信号病变
定性MRI病变特征	蓬松（fluffy）或边界不清病变；脑白质营养不良样模式罕见	多灶性T2病变多见于AQP4富集区域；病变可沿皮质脊髓束或脑髓质，呈线样	卵圆形或圆形，边界清楚的T2病变；Dawson手指征；S形或U型纤维病变；中央静脉征；阴燃（smouldering）或缓慢演变的病变†
典型MRI病灶部位	白质，深部灰质，小脑中脚、脑干（大）和皮质（融合）	第三、四脑室周围，胼胝体压部，内囊和白质	脑室周围，胼胝体，皮质/近皮质，白质和幕下
MRI对比强化模式	脑干周围非特异性柔脑膜强化；单侧或双侧皮质（线样）柔脑膜强化（伴大脑皮质脑炎）	片状、云雾状强化模式；侧脑室室管膜表面呈铅线（pencil-thin）强化模式	卵圆形、环形或开环强化模式
MRI上T2高信号病灶消退	部分或完全消退	可能存在	完全消退少见

	MOGAD	AQP4-NMOSD	MS
无症状性病灶增加	少见	少见	常见
残留T1低信号病灶	相当罕见	可能存在	常见
脑脊液寡克隆带阳性，血清阴性	少见	少见	相当常见

MOG-IgG 阳性患者的复发

专家组将复发定义为距上次发作 30 天以上的一次新的临床发作。复发在首次临床发作后 6 个月内更为常见，也可见于口服激素减量或停药后 2 个月内。部分患者可能出现早期复发，有些患者也可能在起病 12 个月之后出现持续复发。

二、实验室检查

MOG-IgG 检测

MOG-IgG 检测优先送检血清标本。血浆中的凝血因子会干扰结果，CSF 检测可能有前景，但需要进一步评估。通过流式细胞术或显微镜观察定量的活体细胞 CBA 是临床检测 MOG-IgG 的首选；活体细胞 CBA 具有最高的特异性；拥有成熟实验室专门技术的中心通常使用表达全长 MOG 的活体细胞，而商业检测则使用表达全长 MOG 的固定细胞；专家组建议用 IgG Fc 或 IgG1 特异性二抗检测 MOG-IgG；使用 IgG（重链和轻链）二抗（外部验证的内部检测）也可以接受；所有亚型（IgG1, IgG2, IgG3, IgG4, IgM 和 IgA）均已在血清 MOG-IgG 阳性患者中检测到，但需要进一步研究 IgM、IgA、IgG2、IgG3 和 IgG4 亚型的临床相关性，以评估其在临床诊断中的应用；鉴于实验室可能不标注其使用的是活体细胞 CBA 还是固定细胞 CBA，专家组强烈建议送检的临床医生应询问 MOG-IgG 的检测方法；结果报告（如滴度、流式细胞比例、阳性与阴性结果、检测资格认证）因地理区域而异；为便于 MOGAD 诊断，专家组建议 MOG-IgG 检测报告应包括定性结果（即阴性、弱阳性和明确阳性）；基于 CBA 和不同区域，还应包括带有参考范围的定量结果（即滴度或流式细胞比例）。

专家组成员强烈建议对怀疑MOGAD的患者使用全长人MOG抗原的CBA法检测血清MOG-IgG。MOG-IgG亚型为IgG1，专家组建议使用IgG Fc（一种IgG1二抗）或IgG（重链和轻链）二抗（如果使用外部验证的内部检测）进行检测。当活体细胞CBA无法实施时，固定细胞CBA不失为另一种合理的选择，但需要注意的是，固定细胞CBA的敏感性和特异性均低于活体细胞CBA。此外，检测机构提供的MOG-IgG滴度可能不一致，且检测机构之间商业CBA结果的可重复性尚未被系统调查。酶联免疫吸附法（enzyme linked immunosorbent assay，ELISA）的敏感性和特异性较低，故而不推荐用于MOG-IgG检测。专家组认为，血清MOG-IgG报告至少应包括定性结果（即阴性、弱阳性和明确阳性）和半定量结果（即滴度、流式细胞比例或目测评分）。专家组提出了基于固定细胞和活体细胞CBA的明确阳性结果和弱阳性结果的标准。对于活体细胞CBA，建议明确阳性定义为至少比检测临界值高出2倍稀释，或高于检测特异性滴度临界值或流式细胞比例临界值。固定细胞CBA明确阳性定义为滴度≥1:100。如果活体细胞CBA检测位于个体活细胞检测低范围内或固定细胞CBA测定滴度≥1:10，但<1:100，此时结果被认为是弱阳性。诊断报告中应包括具有参考值的定量结果、滴度或流式细胞比例，以便区分明确阳性与弱阳性结果。强调明确阳性和弱阳性的基本原理受到高滴度较低滴度更具重现性的证据的影响。一项国际、多中心、盲法比较研究对来自4个中心的7种活体细胞CBA法进行分析显示，当抗体明确阳性时，大多数实验室间结果一致性良好。而弱阳性样本更常出现不一致。随着MOG-IgG滴度增加，符合MOGAD的临床特征的阳性预测值也随之增加，因此，MOG-IgG抗体明确阳性对诊断MOGAD具有更高的阳性预测价值。在3项评估配对血清和CSF样本MOG-IgG滴度的研究中，CSF MOG-IgG在血清MOG-IgG阳性且临床和MRI特征符合MOGAD的患者中的阳性率分别为：61.5%（8/13）、61.3%（19/31）、42.1%（48/114）。可见单独CSF检测MOG-IgG的敏感性较低。然而，这3项研究也发现少数脱髓鞘疾病患者（分别为：3/80，13/262，4/118）仅CSF中MOG-IgG阳性。基于可获得的临床信息，这些患者中3/3（100%）、10/13（69%）和2/3（66%）（4例CSF MOG-IgG），其临床特征提示MOGAD。CSF检测MOG-IgG可在特定情况下用于辅助支持MOGAD诊断（如临床和MRI特征符合MOGAD但血清MOG-IgG阴性）。如果没有提供关于特定检测方法或滴度的详细信息，专家组建议进行第二次独立试验确认，尽可能在有专门技术的实验室通过活体细胞CBA测定MOG-IgG滴度，最好使用症状初发时所获得的血液标本。我们承认，实验室的选择通常基于机构层面，而且由于成本、运输和访问等问题，并非所有中心或临床医生都可以要求在不同的参考实验室进行检测。患者在临床发作时最可能在血清中检测到MOG-IgG。理想情况下，

MOG-IgG检测应在激素、免疫球蛋白或血液净化前进行，因为这些治疗可降低血清MOG-IgG检出率，正如在AQP4-IgG检测中观察到的。如果初次血清MOG-IgG检测呈阴性但样本是在急性治疗后获取的，建议至少3个月后（在一段时间后，血液净化的效果消退）或复发时再次检测。血清MOG-IgG滴度通常随时间推移下降，但也可在数年内保持阳性，或在有或无免疫治疗的情况下转性。起病时MOG-IgG检测结果为阴性的患者中，血清抗体由阴性转变为阳性的情况极为罕见。起病时血清MOG-IgG滴度对疾病恢复或复发无明显的预测价值。持续的血清MOG-IgG阳性与复发的可能性增加2-10倍有关，特别是当MOG-IgG滴度保持较高时。然而，指导连续MOG-IgG检测的最佳时机及其解释的数据很少。需要对持续性血清MOG-IgG阳性进行标准化定义，且持续性血清MOG-IgG阳性的预后意义需要前瞻性研究。

常规CSF检测

在首次脱髓鞘发作的MOG-IgG阳性患者中，超过50%出现CSF细胞数增多（白细胞计数>5/μL），高达12%的患者CSF白细胞超过100/每高倍视野。在临床发作期（相较于缓解期）或表现为ADEM或TM（相较于ON）时更常出现CSF细胞数增多。在首次脱髓鞘发作的MOG-IgG阳性患者中，30%可见CSF蛋白升高，这并不能将MOG-IgG相关脱髓鞘与其他神经炎症性疾病相区分。局限于鞘内合成的CSF寡克隆带（oligoclonal band, OCB）阳性强烈支持MS的诊断。然而，高达20%的MOG-IgG阳性患者也可检测到OCB（尽管可能短暂存在），因此OCB的存在并不能排除MOGAD。据报道，MOG-IgG阳性患者CSF中未发现麻疹、风疹和水痘-带状疱疹抗体，但其在MS中很常见。然而，麻疹、风疹和水痘-带状疱疹抗体的临床检测并不普遍。

共存其他抗体或自身免疫疾病

许多实验室同时进行MOG-IgG和AQP4-IgG检测。双抗体阳性实属非常罕见，当出现时，AQP4-IgG滴度几乎总是高，而MOG-IgG滴度低。AQP4-IgG的发现是关键的诊断结果，因为双抗体阳性患者的临床表现与血清AQP4-IgG阳性NMOSD一致。如果AQP4-IgG和MOG-IgG检测独立进行，如在ON、TM或其他符合NMOSD临床特征的患者血清中检出AQP4-IgG将有力支持AQP4-NMOSD的诊断，此时不再需要进行MOG-IgG检测。表现为NMOSD特征但血清AQP4-IgG阴性的患者应检测血清MOG-IgG。少部分表现为脱髓鞘临床特征伴血清MOG-IgG阳性患者，其后或先前出现临床抗NMDAR脑炎（称为MOGAD和抗NMDAR脑炎重叠综合征[MOGAD and anti-NMDA receptor encephalitis overlap syndrome]）。此类患者有脑炎或脱髓鞘发作史，或可同时出现血清 MOG-IgG 和 CSF NMDAR 抗体，其临床表现为伴白质病变和 CNS 脱髓鞘特征的抗 NMDAR 脑炎（包括脑病、精神错乱、癫痫发作和运动障碍）。

制定 MOGAD 诊断标准的考虑因素

出现获得性 CNS 脱髓鞘发作的成人和儿童需要神经科查体、神经影像学（专门的眼眶成像、脊髓 MRI 和脑部 MRI）和实验室检查。最初的实验室检测可能包括局限于 CSF 的 OCB 评估。血清 MOG-IgG 检测取决于临床表现和影像学特征。专家组一致同意，血清 MOG-IgG 检测不应作为所有脱髓鞘事件发作患者的筛查试验（表 4）。

表 4 MOG-IgG 检测的患者选择和阳性预测值

关键点

● MOG-IgG 检测的基本原则是根据临床特征选择最适合进行检测的个体，以提高检测的阳性预测值（positive predictive value，PPV），即筛查试验呈阳性的个体确实患有该疾病的概率：PPV=（敏感性×患病率）/[（敏感性×患病率）+（1-特异性）×（1-患病率）]，如前所述。PPV 取决于受试人群中 MOGAD 的患病率，但有助于说明 MOG-IgG 假阳性结果的风险是如何随着检测人群的不同而增加或减少的

● MOG-IgG 检测不推荐用于所有 CNS 炎性脱髓鞘患者的筛查。对于临床或放射学特征不符合典型 MOGAD 的患者出现血清或 CSF MOG-IgG 阳性时，建议需谨慎解释该阳性结果，因为 MOG-IgG 检测可能存在假阳性结果，特别是 MOG-IgG 为低滴度时

注意点

● MOG-IgG 在儿童 ON 或 ADEM（尤其<11 岁时）中的出现率约 50%。对这些人群进行 MOG-IgG 筛查时，MOG-IgG 阳性几率高，将产生高 PPV，值得推荐

● 在成人 ON 患者中，MOG-IgG 的出现率约 5%。对该人群进行 MOG-IgG 普遍筛查时，MOG-IgG 阳性几率为中等，将产生中等 PPV，因此建议慎重，并谨慎解释阳性结果

● 与球后 ON 成人患者相比，伴严重视盘水肿的 ON 成人患者 MOG-IgG 阳性率明显较高（约 39%）。对该人群进行 MOG-IgG 筛查时，MOG-IgG 阳性几率高，将产生高 PPV，值得推荐。然而，将预选标准限制为 ON 伴视盘水肿的患者将排除近一半的 MOG-IgG 阳性的 ON 患者。在 MRI 上存在纵向广泛视神经病变、同时双侧视神经受累或视神经周围炎（perineuritic）的 ON 患者中检测 MOG-IgG 可在不降低 PPV 的情况下提高诊断率

● 在临床、放射学和 CSF 发现符合 MS 诊断的成人患者中，MOG-IgG 检出率为 0.3%-2.5%。因此，尽管只有不到 2.5%的 MS 患者 MOG-IgG 检测可呈阳性，但在成人 MS 患者中常规筛查 MOG-IgG 所产生的假阳性结果的绝对数量将非常高，因此不予推荐

我们提出 MOGAD 的诊断标准（表5）。如果患者有一项核心临床发作类型，且固定细胞或活体细胞 CBA 证实血清 MOG-IgG 明确阳性，则可诊断为 MOGAD。具有 MOGAD 核心临床发作类型之一的患者在出现下列任何一种情况时仍需至少一项支持性临床或 MRI 特征方能诊断为 MOGAD：（1）固定细胞或活体细胞 CBA 检测血清 MOG-IgG 结果呈低滴度弱阳性；（2）固定细胞 CBA 检测血清 MOG-IgG 阳性但无滴度；（3）血清 MOG-IgG 阴性但 CSF 检测结果明确阳性。只有在排除其他能更好地解释其特征的诊断后，患者才能被诊断为 MOGAD。

MOGAD 的诊断（需满足 A、B、C）			
（A）核心临床脱髓鞘事件	视神经炎* 脊髓炎† 急性播散性脑脊髓炎‡ 脑部单灶或多灶性神经功能缺损§ 脑干或小脑症状¶ 大脑皮质脑炎常伴发癫痫发作‖		
（B）MOG-IgG 检测阳性	CBA：血清‡‡	明确阳性**	无需额外支持性特征
		弱阳性††	满足（1）AQP4-IgG 血清阴性和（2）≥1 个支持性临床或 MRI 特征
		阳性（无滴度报告）	
		阴性但脑脊液阳性§§	
支持性临床或 MRI 特征	视神经炎	● 双侧同时临床受累 ● 视神经纵向广泛受累（>视神经长度的 50%） ● 视神经周围视神经鞘强化 ● 视盘水肿	
	脊髓炎	● 纵向广泛脊髓炎	

		· 脊髓中央病变或可见"H"征
		· 脊髓圆锥病变
	大脑、脑干或小脑综合征	· 多发边界不清的T2高信号病变累及幕上和幕下（常见）白质
		· 深部灰质受累
		· 边界不清的T2高信号病变累及脑桥、小脑中脚或延髓
		· 皮质病变伴或不伴病灶本身及其上脑膜强化
(C) 排除其它疾病（除外包括多发性硬化在内更合适的诊断）¶¶		

表5：MOGAD的建议诊断标准；*视神经炎典型特征：单侧或双侧视敏度（视力）下降（数小时至数天出现），常伴球后眼眶疼痛（通常眼球运动时加重），并伴有色觉和视野丧失。以下可支持视神经炎的诊断：视神经或视交叉T2高信号；视神经或视交叉强化；临床或放射学排除其他压迫、浸润或血管性病变累及视神经或视网膜。†脊髓炎典型特征：与脊髓有关的急性运动、感觉、括约肌或勃起功能障碍的各种组合（数小时至数天出现）。以下支持横贯性脊髓炎的诊断：脊髓MRI上T2高信号病变（伴或不伴强化）；脑脊液（CSF）炎症；排除脊髓压迫或血管性病变。MOG-IgG阳性患者的脊髓MRI矢状位可见T2高信号病变多延伸≥3个椎体节段，通常累及脊髓圆锥部位和中央灰质（"H"征）。‡急性播散性脑脊髓炎：定义为急性（数小时至数天恶化）多灶性神经功能缺损伴脑病（意识水平改变，明显的易激惹，与癫痫发作后状态无关）且MRI特征为多灶性T2高信号病变（常累及脑白质和灰质）。§脑部单灶或多灶性神经功能缺损：数小时至数天出现，MRI可见一个或多个T2高信号病变（伴或不伴强化）。T2高信号病变常位于小脑中脚、第四脑室周围、幕上白质、近皮质或皮质、以及深部灰质核团。与多发性硬化相比，脑室周围病变不常见。¶脑干或小脑症状：数小时至数天出现，伴脑干或小脑T2高信号病变（伴或不伴强化）。‖伴有癫痫发作的大脑皮质脑炎：伴皮质T2高信号，急性或亚急性新发癫痫发作患者常伴有局部脑膜强化，并存在脑膜刺激的证据（除癫痫发作外，还有脑病、意识模糊、头痛或局灶性神经功能缺损）。**明确阳性结果：根据个体化测定临界值（标准化方法活体细胞CBA结果）；或滴度≥1:100（固定细胞CBA结果）。††弱阳性结果：根据个体化测定临

界值（标准化方法活体细胞 CBA 结果）；或滴度≥1:10 但<1:100（固定细胞 CBA 结果）。‡‡建议对所有接受 MOGAD 评估的患者进行血清检测。不建议常规评估同时检测血清和 CSF。对于临床特征提示 MOGAD 但血清检测为阴性的患者，CSF 检测 MOG-IgG 可能是有价值的，特别是如果被血液净化或其他治疗干预混淆时。§§使用标准化方法，通过固定细胞或活体细胞 CBA 检测 CSF 结果阳性。应谨慎对待血液污染 CSF，因为这类样本的阳性结果可能是由于血清 MOG-IgG 所致。¶¶除外其他更好的解释需要临床医生的专业知识。举例说明，一位视神经炎患者，MRI 特征符合 2017 年多发性硬化 McDonald 诊断标准，CSF 寡克隆带阳性，以及低滴度 MOG-IgG，这种情况更适合诊断 MS。相反，一位伴有视盘水肿和纵向广泛视神经受累的双侧视神经炎患者，CSF 存在处于临界状态的寡克隆带，MRI 病变累及区域符合多发性硬化空间多发性标准，但病变特征并不清晰，血清 MOG-IgG 滴度明确阳性，理论上该患者诊断可能也符合 2017 年多发性硬化诊断标准，但诊断 MOGAD 更为合适。尽管大多数多发性硬化患者的血清 MOG-IgG 为阴性，且大多数 MOGAD 患者不符合 2017 年多发性硬化的 McDonald 标准，但确实有一些患者可能同时满足两者的诊断标准，最终诊断需要具有专业知识的临床医生长期仔细观察随访。我们比较了 MOGAD、多发性硬化和 AQP4-NMOSD 的特征，并概述了 MOGAD 鉴别诊断中需要考虑的其他疾病。

鉴于我们提出的诊断标准要求存在 MOG-IgG，故无法评估 MOG-IgG 检测的敏感性。因此，更值得考虑的是 MOG-IgG 检测的特异性和选择合适患者的重要性，以最大限度地提高诊断标准的阳性预测值。明确阳性的 MOG-IgG 滴度与 MOGAD 的临床特征密切相关，并将 MOGAD 与 AQP4-NMOSD 或 MS 的临床和病程特征区分开来。低滴度 MOG-IgG 也可见于 MS、其他神经系统疾病和健康个体，因而其鉴别价值较低。尽管血清 MOG-IgG 阳性率在临床确诊的 MS 患者中仅为 0.3%-2.5%，但对疑诊 MS 患者普遍进行 MOG-IgG 检测仍会产生大量假阳性结果，故专家组对此强烈反对。虽然在对照组中很少发现明确阳性的 MOG-IgG 滴度，但在 MOGAD 临床特征缺如的患者中也可出现 MOG-IgG 阳性（特别是如若 MOG-IgG 包括在大的诊断检测套餐内）。仅有 MOG-IgG 阳性不足以满足专家组提出的 MOGAD 标准，未来的研究需要确定这些个体是否会在未来某个节点出现 MOGAD 的临床发作（正如在 AQP4-NMOSD 患者中观察到的，血清 AQP4-IgG 阳性患者在若干年后出现 ON 或脊髓炎的临床发作）。

2017 年 MS 的国际 McDonald 标准建议，将其应用于 11 岁以下的儿童时需要谨慎，因为该年龄组 MS 罕见，而更可能是 MS 以外的诊断。鉴于超过 50%的儿童（<11 岁）在急性

CNS脱髓鞘起病时可检测到血清MOG-IgG，故建议对这类患儿进行MOG-IgG检测。我们承认，有一些患者表现出与MOGAD一致的临床和影像学特征，但无法检测到MOG-IgG，或所在地无法进行可靠的MOG-IgG检测。未来的研究将着重探索并确定这些患者是否遵循基于MOG-IgG阳性定义的MOGAD相似的病程。诊断MOGAD的关键是排除其他更合适的诊断。主要红旗征（red flag）的出现提示需重新考虑MOGAD的诊断（表6）。

表6 不支持MOGAD诊断的红旗征
●在没有临床发作的情况下出现进行性神经功能受损
●在数分钟至数小时内，临床功能缺损从起病迅速恶化并达高峰
●急性发作时使用大剂量皮质类固醇激素治疗后无改善
●MRI发现边界清楚的T2高信号病变，其模式符合多发性硬化的空间多发性标准，特别是伴CSF寡克隆带阳性，且随时间推移新的无症状T2高信号局灶性病变逐渐累积，而先前多数T2高信号病变保留
●病变对比强化持续6个月或以上

三、结论和未来展望

在未来研究的关键领域中，最重要的是在儿童和成人获得性CNS炎性脱髓鞘患者的前瞻性队列中验证我们提出的诊断标准。我们提出的标准以其存在MOG-IgG为基本纳入标准，且需有与MOG-IgG阳性相关的临床表现。我们提出的标准包括儿童和成人患者，认为MOGAD是一种可发生于任何年龄段的独立疾病实体，类似于流行病学和病理生物学上显示的MS和AQP4-NMOSD。鉴于MOGAD诊断的本质是证实存在MOG-IgG，因此，比较研究MOG-IgG的检测方法以及制定MOG-IgG检测方法的国际标准显得尤为重要。

我们提出的标准能够为纵向研究提供一致的MOGAD队列，这对于确定复发性MOGAD是否为一种终身疾病，或者初始为单相病程的MOGAD患者是否在多年后存在复发的风险十分重要。更好地理解复发性MOGAD很有必要，包括使用各种方式解决以下问题：（1）起病时预测未来复发风险；（2）确立病程中新发无症状的视神经、脑、脊髓强化和非强化病灶的临床相关性；（3）与数年来持续存在的复发相比，在头几个月考虑疾病复发时，需注意理解其对疾病慢性化（disease chronicity）的影响。为了评估亚临床疾病活动，前瞻性研究需要预先确定MRI成像时间节点，而不是仅根据临床症状进行影像学检查。快速识别MOGAD患者的慢性临床复发病程将加快启动慢性免疫调节治疗，而早期识别可能经历单相病程的患者将避免不必要的长期免疫抑制治疗。将注定为单相病程的 MOGAD 患者纳入进行临床试验，不仅使得此类患者接收不必要的免疫抑制治疗，还会降低对慢性复发性疾病患者有效疾病抑制的识别能力。血清和 CSF 细胞因子，尤其是白细胞介素 6（interleukin 6，IL-6）和其他生物标志物例如髓鞘碱性蛋白（myelin basic protein，MBP），微管相关蛋白，tau 蛋白，胶质纤维酸性蛋白（glial fibrillary acidic protein，GFAP）和神经丝轻链（neurofilament-light chain，NfL），可有助于 MOGAD 的发病机制的理解及严重程度的判断，但仍需进一步研究。具体来说，鉴于 AQP4-NMOSD 中 CSF IL-6 升高而开展的临床试验和后续获批的抗 IL-6 受体治疗方法，明确 MOGAD 患者 CSF 中的 IL-6 升高有望为其未来的治疗提供帮助。MOGAD 是一种脱髓鞘疾病，因此 MBP 升高，而非 GFAP 升高（其在 AQP4-NMOSD 这一星形胶质细胞病中升高），可为疾病相关的组织损伤提供新的生物学见解，而 NfL 水平可以反映该疾病的严重程度，而非病因。MOGAD 被定义为由发作特异性临床功能缺损和逐步（复发介导）神经损伤风险所驱动的疾病。一个重要的挑战是量化 MOGAD 相关神经损伤的能力。正如在 AQP4-NMOSD 患者中所见，永久性残疾的增加可能与复发介导的未恢复的神经损伤有关。MS 中不依赖复发的进行性神经功能恶化导致残疾加重的特点似乎不适用 MOGAD。

MOGAD 患者似乎也不存在与 MS 进行性神经功能下降相关的阴燃病变。此外，MOG-IgG 介导脱髓鞘动物模型的病理研究强调少突胶质细胞前体细胞并不表达 MOG 蛋白，这可能与 MOGAD 患者的髓鞘再生有关。考虑到 MOGAD 中视神经易受累，量化视觉损伤的工具很有价值。视神经-脊髓损伤量表（opticospinal impairment scale）在这方面可能有帮助。前瞻性纵向 OCT 研究可进一步帮助理解 MOGAD 对视神经通路的影响，以及明确 MOGAD、MS 和 AQP4-NMOSD 三者间的差异。总之，我们提出了诊断 MOGAD 的国际专家共识标准，目的是将 MOGAD 确定为一种不同于 AQP4-NMOSD 和 MS 的独立疾病。我们建议对合适人群进行 MOG-IgG 检测，并不建议对具有典型 MS 临床和放射学特征的患者行 MOG-IgG 检测。我们希望这些提出的标准在得到验证后将有助于优化评估新兴疗法的临床试验的设计，开发针对性治疗并改善 MOGAD 患者的预后。

第七章 急性播散性脑脊髓炎

急性播散性脑脊髓炎（Acute disseminated encephalomyelitis，ADEM）的最初描述见于200多年前的18世纪，被认为是麻疹，天花和其他儿童期常见感染的罕见并发症。在其间的若干年，直到最近，ADEM患者的临床特征发生了很大的变化。只有在获取神经病理的情况下，才能通过特征性的静脉周围脱髓鞘伴炎症浸润明确诊断。近期临床诊断标准共识的提出使得ADEM诊断的明显标准化。

在2018年和2019年，数百篇报道扩大了我们对ADEM的了解，特别是有关成人和儿童髓鞘少突胶质细胞糖蛋白（myelin oligodendrocyte glycoprotein，MOG）抗体的文献。这些重要的进展正在影响成人和儿童神经科医生的日常临床实践。鉴于对该疾病的认识迅速提高，回顾最近5年的英文文献，对本病进行综述。

一、流行病学

ADEM在儿童中比在成人中更常见。大部分为单相病程。在儿童中，最近的大型医院队列研究显示，ADEM的住院率估计为0.5/100000。与近期研究中国际估计的0.2-0.4/100000近似。成人发病率较低，估计发病率的尝试受到了限制。最近一项基于中国人群的研究指出，发病率范围从最低的0.12/100000（>80岁的成人）到最高的0.45/100000（50-59岁的成人）。作者没有提供跨成人年龄范围的估计，但根据他们的数据计算，应为0.26/100000。在这项研究中，所有年龄段儿童的比率可以为总体研究方法的可能准确性提供一些保证。虽然没有提供，但根据所知数据计算得出的结果是0.49/100000，与上面提到的其他研究具有可比性。

复发性脱髓鞘见于少数ADEM患者。许多伴或不伴复发的ADEM患者中可见MOG抗体阳性。最近在荷兰国家"MOG抗体相关获得性脱髓鞘综合征"数据库中估计成人和儿童总的发病率分别为0.16/100000，其中儿童为0.31/100000，成人为0.13/100000。

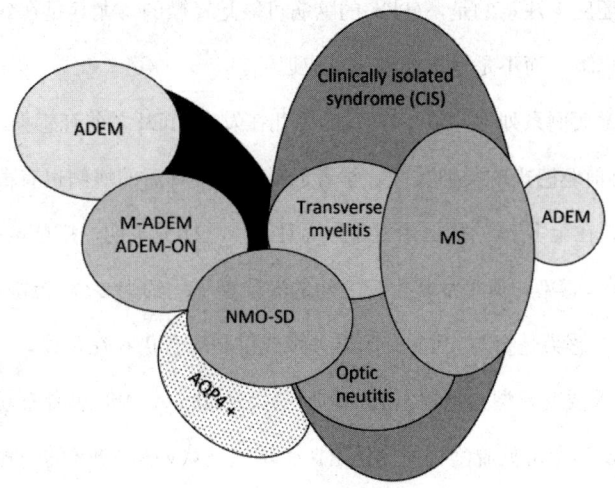

图 1：获得性脱髓鞘综合征谱系；ADEM=急性播散性脑脊髓炎；MOG=髓鞘少突胶质细胞糖蛋白；AQP4=水通道蛋白 4；M-ADEM=多相型 ADEM；ADEM-ON=ADEM 后至少伴一侧视神经炎；NMOSD=视神经脊髓炎谱系疾病；MS=多发性硬化

二、临床表现

2007 年，国际儿童多发性硬化研究组（IPMSG）提出了 ADEM 的诊断共识标准，并于 2013 年进行了更新。根据定义，儿童 ADEM 需要满足以下所有条件：（1）首次多灶性中枢神经系统（CNS）临床事件，推测为炎症性脱髓鞘原因；（2）存在不能用发热解释的脑病；（3）发病 3 个月后或更长时间未出现新的临床和 MRI 发现；（4）急性期（3 个月内）脑 MRI 异常；（5）典型脑 MRI 表现：弥漫性，边界不清，大（>1-2cm）的病变，主要累及脑白质；白质 T1 低信号病变罕见。可存在深部灰质病变（例如丘脑或基底节）。尽管这些临床标准是为儿童制定的，但由于目前尚无针对成人的其他替代标准，因此近期的研究也将其应用于成人。

表 1. ADEM 和 ADEM 后的复发性疾病的诊断标准

ADEM	Single polyfocal clinical CNS event with presumed inflammatory cause Encephalopathy that cannot be explained by fever MRI typically shows diffuse, poorly demarcated, large >1–2 cm lesions predominantly involving cerebral white matter; T1 hypointense white matter lesions are rare; deep gray matter lesions (e.g., thalamus or basal ganglia) can be present No new symptoms, signs or MRI findings after three months of initial ADEM
Multiphasic ADEM	New event of ADEM three months or more after initial event that can be associated with new or re-emergence of prior clinical and MRI findings
ADEM-ON	At least one subsequent attack of optic neuritis, without encephalopathy, at least three months after initial ADEM
ADEM-MS	ADEM followed three months later by a non-encephalopathic clinical event with new lesions on brain MRI consistent with MS
ADEM-NMOSD	ADEM followed three months later by ON, myelitis or area postrema syndrome, fulfilling NMOSD diagnostic criteria

严格应用这些诊断标准可能会降低 ADEM 的诊断率，并使一些患者在首次脱髓鞘发作后未能被诊断。成人脑病的发生率可能比儿童低，尽管这可能由于该人群中某些患者的 ADEM

诊断有误所致。还应该注意的是，ADEM 的脑病可能是轻微的，尤其是在病程的早期，可为"易激惹"或"嗜睡"而不是意识模糊或反应迟钝。

在大多数儿童病例系列中，50%-70%的患儿在发生 ADEM 之前有感染。在成人中，50%-75%的患者也有前驱感染的类似关联。学者们对疫苗接种后的病例也有很大的兴趣，但这种关联较不常见，在至多 5%的病例中发生，而且有一些研究表明，疫苗接种与 ADEM 的这种相关性可能是假的。感染与典型症状出现之间的潜伏期平均约为 2 周，范围从 0-60 天不等。>60 天之前发生的感染是否与 ADEM 有因果关系或仅是巧合仍存在争议。

ADEM 的一个重要变异型为急性出血性白质脑炎（AHL）。AHL 患者有暴发性临床表现，死亡率高，在影像学上可见脱髓鞘病变伴出血。本病被认为是 ADEM 的一种超急性变异型，但由于病理学上的差异（中性粒细胞增多，小血管破坏伴纤维蛋白沉积，出血）也被作为一个独立的实体进行讨论。根据我们的了解，本病近期罕有进展。最近的病例报告支持在类固醇激素治疗后进行偏侧颅骨切除术和二线免疫治疗（静脉注射免疫球蛋白，环磷酰胺和/或血浆置换）等积极干预可能会提高存活率。一研究组发现 RANBP2 突变患者，其临床表现被认为更符合 AHL 而非急性坏死性脑病，作者提出了一种有趣的可能性，即这两种疾病之间可能存在重叠。

三、病理生理学

ADEM 的病因尚不明确。推测具有类似髓鞘相关肽类表位的感染性病原体通过分子模拟诱发自身免疫反应。典型的 ADEM 病理包括静脉周围脱袖套样脱髓鞘，伴炎症性浸润（充满髓鞘的巨噬细胞，T 和 B 淋巴细胞，偶可见浆细胞，以及粒细胞）。大面积的脱髓鞘是由许多静脉周围病变融合所致。

近年来对 ADEM 的研究主要集中在 MOG 抗体以及其在发病机制中的作用。与其他髓鞘蛋白（例如髓鞘碱性蛋白）相反，MOG 缺乏特异性中枢免疫耐受，特别容易诱导体液免疫，这是驱动脱髓鞘的核心要素。MOG 在不同物种之间高度保守。MOG 是髓鞘的较小组成部分，仅占所有髓鞘蛋白的 0.05%，但 MOG 只在中枢神经系统少突胶质细胞中表达，且位于中枢神经系统髓鞘的最外层。

最近在 22 例获得神经病理样本的患者中描述了 MOG 的病理特征。其中包括 20 例脑活检和 2 例尸检。该组中位年龄 10 岁，但样本 45%来自成年患者。ADEM，视神经炎（ON），横贯性脊髓炎（TM）和视神经脊髓炎谱系疾病（NMOSD）病例的 MOG 病理以静脉周围融合性白质脱髓鞘为主，类似 ADEM 的经典改变。可见 CD4+T 细胞为主的炎症浸润。样本中存在补体沉积。没有观察到多发性硬化（MS）的典型特征，但是注意到了典型 ADEM 和 MS 之间的一些直接特征。作者认为，MOG"可能是一种放大因子，通过补体介导的髓鞘破坏或抗体依赖性细胞细胞毒性（ADCC）吞噬作用来增强中枢神经系统脱髓鞘"。

四、ADEM 后复发性脱髓鞘的模式

仅少数患者（1%-20%）在 ADEM 后出现复发性脱髓鞘。非 MS 复发一般在儿童中比在成人中更为常见。但是，成人患者更有可能后续诊断为 MS 或 NMOSD。在纳入 210 例获得性脱髓鞘综合征（ADS）儿童队列中，纵向随访发现，60 例 ADEM 患者中 57%为 MOG 抗体阳性。在 MOG 抗体检测阳性的 ADEM 患儿中，有 1/3 会在 2 年内复发。而 MOG 阴性患者的复发率要低得多。MOG 抗体的存在使得未来诊断 MS 的可能性降低。重要的是，只有在起病 3 个月后出现新的症状或病变才被认为是复发。否则，会被认为是原来表现的进展。

文献已经描述了初步诊断为 ADEM 的患者后续复发的几种模式。如果复发发生在初次发作后 3 个月以上，通常有四种情况。这些包括多相型 ADEM（MDEM），ADEM 后出现 ON 反复发作（ADEM-ON）或后续满足多发性硬化（ADEM-MS）或视神经脊髓炎（ADEM-NMO）的诊断标准。在过去的 3-5 年中，单中心数据库中对 MDEM 或 ADEM-ON 进行随访并通过检测发现大多数患者存在 MOG 抗体阳性。MOG 抗体滴度可能也发挥重要作用。在儿童中，起病时高滴度 MOG 抗体并逐渐下降可能意味着单相病程。另一方面，高滴度（＞1:1280）和持续性 MOG 抗体阳性可能与除 MS 外的复发性疾病有关。

五、ADEM 中的髓鞘少突胶质细胞糖蛋白抗体

围绕 MOG 的医学文献使用了各种各样的名称。这些疾病包括 MOG-IgG 相关疾病，MOG 抗体疾病，MOG 抗体相关疾病，MOG 抗体阳性疾病和 MOG 谱系疾病等。MOG 检测并不总是可靠的。目前认为，基于细胞底物的实验可用于临床 MOG 抗体的检测。MOG 检测样本通常为血清，认为该方法与脑脊液（CSF）检测具有相当的敏感性和特异性。但是，最近的一个病例系列对此提出了质疑，发现在一小部分疑似病例中（4%-7%），患者 CSF 中 MOG 抗体阳性而血清为阴性。

MOG 抗体在 9 岁以下的 ADEM 儿童中最常见。而 9 岁以上的儿童和成人更倾向于表现为 ON，TM 或两者同时出现（NMOSD）。但是，最近已有成人 MOG 相关的 ADEM 的病例报道。MOG 抗体相关疾病的诊断标准已经提出，尽管尚未得到广泛应用。有趣的是，除了 ADEM 和 NMOSD，在 MOG 抗体阳性的患者中也发现了主要累及灰质的局灶性脑炎。其在儿童和成人中都有报道。这些患者中有一些在复发时会出现更典型的 ADEM 表现。一小部分 MOG 抗体阳性的 ADEM 患者在 MRI 上表现对称性白质高信号，貌似脑白质营养不良。甚至最近，在西班牙的大样本病例中，MOG 抗体阳性患者在临床表现上感觉更符合自身免疫性脑脊髓炎，而非 ADEM 或局灶性脑炎。在儿童和成人年龄段的MOG抗体阳性患者中，复发间隔时间较长（10-15年），这在作者临床实践中也得到了证实。

即使当MOG抗体最初呈阳性后随时间推移转阴后，也可能发生复发性脱髓鞘，尽管其发生率低于持续呈阳性的患者。在一组274例获得性脱髓鞘综合征患者中，起病时血清阳性的67例患者中有38例在中位转换时间1年后变为阴性。在起病时MOG抗体阳性的所有儿童中，24例儿童持续阳性，其中9例（38%）复发，而血清转阴的38例儿童中只有5名（13%）复发。在该病例系列中，结果显示，血清阴性的患者在复发时或复发前后又转变为血清阳性。

六、鉴别诊断

起病初期，ADEM的鉴别诊断极为广泛。除了典型的脱髓鞘综合征（例如MS和NMOSD）和已知抗体（例如水通道蛋白4和MOG）外，还有很多种其他可能性。自身免疫性脑炎可与ADEM有明显重叠，应予以考虑。在儿童中，需考虑遗传性疾病，包括脑白质营养不良/脑白质病和线粒体疾病。在成人和儿童中，需考虑肿瘤的不常见表现，慢性感染和风湿疾病（狼疮，白塞病，神经结节病，硬皮病，血管炎等）的罕见表现。最近一项包括成人和儿童的大型队列研究表明，长期随访（长达75个月）还是非常必要的。最初被诊断为ADEM的228例病例中，有24例后续诊断为MS，8例后续诊断为NMOSD，17例为其他诊断，包括脑肿瘤，狼疮性脑炎，类固醇激素敏感性慢性淋巴细胞炎伴脑桥血管周围强化征（CLIPPERS），线粒体疾病，中枢神经系统血管炎和慢性感染。

七、诊断评估

ADEM的血清检查应始终包括MOG抗体，因为其至少会影响儿童的预后和复发风险，并可有助于治疗决策。也建议水通道蛋白4抗体检测。风湿疾病筛查（抗核抗体[ANA]，血管紧张素转化酶[ACE]）偶可为阳性或呈假阳性，但应考虑到同时合并第2种自身免疫性疾病的可能，特别是在水通道蛋白4抗体阳性的病例中。

脑脊液寡克隆带可有助于预测出现MS的未来风险，但在ADEM患者中阳性率较低。脑脊液轻度淋巴细胞增多和蛋白升高并不少见，但脑脊液常规对于评估中枢神经系统感染最有价值。此外，还需考虑行自身免疫性脑炎相关抗体筛查，因为在这类疾病中发现了MRI上的白质异常，并且存在临床重叠。在临床高度怀疑，但血清阴性的情况下，行脑脊液MOG抗体检测是合理的。

脑电图（EEG）用于除外癫痫发作，其可能见于10%-30%的ADEM患者，且可以为这些患者的脑病提供另一种解释。MRI是诊断ADEM的必要组成部分。

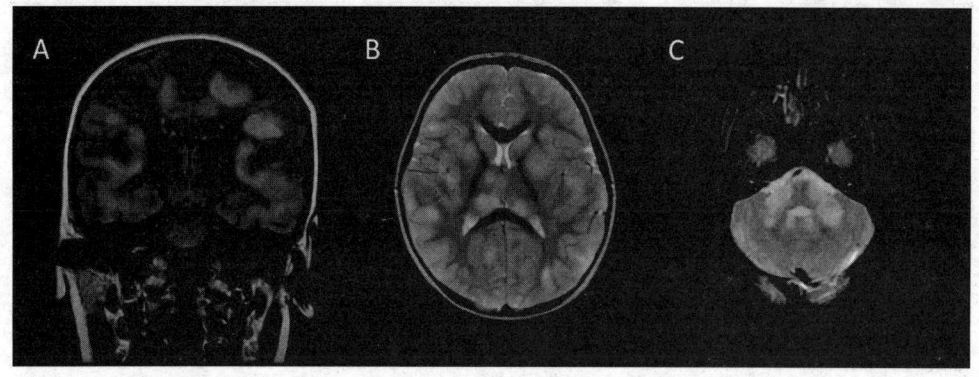

图2：ADEM 的典型 MRI 表现；A：FLAIR 可见不对称的双侧皮质下白质异常；B：T2WI 可见不对称的双侧白质和灰质异常；C：T2WI 可见典型的小脑脚病变

除难治性病例外，几乎不需要神经病理，其在临床实践中对于排除其他鉴别诊断（如肿瘤，感染等）最有价值。

八、治疗

ADEM 急性期一线治疗仍为大剂量类固醇激素，最常用为甲泼尼龙 30mg/kg/天，持续 3 到 5 天内（最大剂量每天 1000mg）。口服类固醇激素逐渐减量时间＞3 周被认为可降低早期复发率，在实践中通常持续 4-6 周。IVIG 和血浆置换已用于难治性病例，并取得了一些成功。

由于大部分 ADEM 是单相的，因此大多数情况下仅建议急性期治疗。可在 3 个月时复查影像学，以确定未来复发性脱髓鞘的基线。通过检测 MOG 抗体，可以更好地预测复发。MOG 抗体的存在与否也开始在管理策略中发挥作用。

近期有证据表明，在 MOG 抗体阳性的复发性脱髓鞘患者中，免疫抑制治疗可降低复发率。如果某些患者罕见复发或轻度复发，可以不进行免疫治疗。用于 MS 的传统疾病修正治疗似乎并未改变 MOG 抗体相关复发性脱髓鞘的自然史。迄今为止，两个最大的治疗研究来自澳大利亚和英国。英国 102 例复发性 MOG 抗体相关疾病患儿的研究表明，服用硫唑嘌呤可使中位年均复发率（ARR）从 1.8 降低至 1（n=20，p<0.001），而服用吗替麦考酚酯（MM）可使 ARR 从 1.79 降低至 0.52（n=15，p=0.03），利妥昔单抗则使 ARR 从 2.12 降低至 0.67（n=9，p<0.001）。在接受维持性 IVIG 输注治疗的 12 例患者中，也可观察到 ARR 从 2.16 降至 0.51（p<0.001）。IVIG 是唯一可以改善平均扩展残疾状态量表（EDSS）评分的治疗方法（从 2.2 至 1.2，p=0.01）。单独口服泼尼松龙治疗的 8 例患者中有 5 例在接受治疗时出现复发。澳大利亚队列纳入 33 例儿童和 26 例成人。在免疫治疗之前和免疫治疗时评估了 ARR。本研究包括的免疫治疗包括口服泼尼松，利妥昔单抗，MM 或仅维持 IVIG。本研究中所

有药物组治疗前 ARR 均有显著降低，从 1.4-2 至 0（MM 组接近 0）。该研究中的许多患者同时联用类固醇激素与另一种药物。值得注意的是，在该研究中，单独口服泼尼松治疗的失败率最低。这些病例系列并不是用来正式评估治疗效果的。然而，根据目前的证据，似乎每月行 IVIG 单药治疗可能会成为一种毒性相对有限的有效策略。已发表的 IVIG 在 MOG 小鼠模型中对抗体介导的中枢神经系统脱髓鞘的剂量依赖性保护作用进一步支持这一初步证据。对这些治疗方法进行前瞻性评估是必要的，但鉴于复发性 MOG 抗体阳性患者的罕见性，将很难进行评估。

ADEM 后 MOG 阴性的复发性脱髓鞘中，需考虑其他诊断，如果临床高度怀疑，也可进行重复检测。很少有研究来指导这种情况下的临床实践，但是通常使用类似上述药物的免疫抑制治疗。

九、结局

一般认为单相 ADEM 患者有良好的预后，通常预期在数周或数月之内即可"完全康复"。一小部分患者可持续存在运动缺陷或癫痫。然而，据报道，在这十年中，急性期死亡率儿童高达 3%，成人>10%。对儿童的最新研究还表明，即使在单相 ADEM 之后，MRI 也会有持续性的结构改变。一项对 83 例儿童患者的研究分别在 3、6 和 12 个月时进行了前瞻性和纵向扫描，此后每年进行一次复查，长达 8 年，发现单相 ADEM 后脑发育和脑容量均低于预期年龄。这些发现似乎是由预期年龄的白质发育减少所致。神经心理学研究表明，长期结局是相互矛盾的。早期的研究将 ADEM 与正常对照组进行了平均 2 年的比较，发现经历过 ADEM 的儿童有更高比率的认知和社交障碍。最近的研究支持 IQ 和生活质量（QOL）得分在正常范围内，只有四分之一的患者存在"病理性"得分。注意力最常受损。在急性期之外，成人起病的 ADEM 的长期影响仅在小样本中进行了研究，但现有的结果表明，成人 ADEM 更容易出现持续性运动缺陷和永久性残疾。

ADEM 后复发性脱髓鞘通常比单相疾病有更糟糕的结局，很大程度上取决于最终的病理。后续诊断为 MS 的患者预后较差。MOG 抗体的存在使得最终诊断为 MS 的可能性降低。ADEM 后 MOG 阴性的复发性脱髓鞘患者的数量仍知之甚少，并且可能存在异质性，因此目前很难进一步预测其预后。

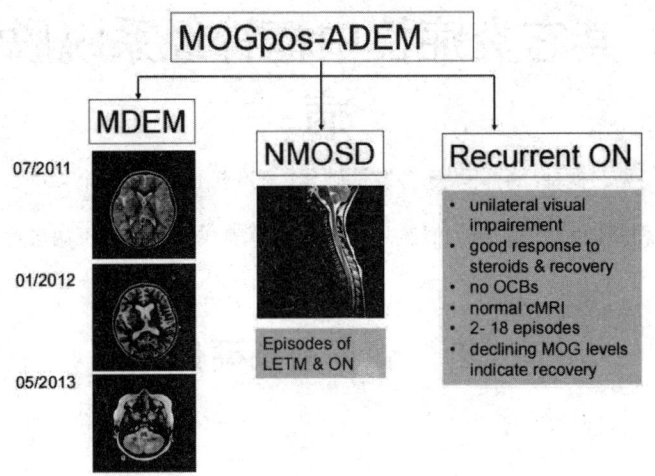

图3：伴持续性MOG抗体阳性的ADEM（MOGpos-ADEM）患儿除了不太明确的表现外，还具有发展为如下3种复发性脱髓鞘综合征之一的风险：多相型ADEM（MDEM），视神经脊髓炎谱系疾病（NMOSD，常伴纵向广泛性横贯性脊髓炎）或复发性视神经炎

十、**结论**

ADEM的诊断在临床上变得越来越一致。我们正在利用这种一致性来更好地理解这种疾病的典型表现，并对异常情况进行识别和分类。伴和不伴MOG抗体的ADEM的病理生理学仍有很多有待认识。需要进一步的研究探索即使是单相ADEM之后的长期结构变化和神经心理影响。MOG作为ADEM后复发性脱髓鞘的重要标志，其出现为明确需要治疗的患者和设计前瞻性试验提供了机会，后者或可改善长期预后。考虑到这种疾病的罕见性，未来需要更多大型多中心前瞻性的研究。

第八章 其它炎症性中枢神经系统脱髓鞘疾病

除了相对多见的视神经脊髓炎、多发性硬化、MOG 抗体相关疾病、ADEM，其它还有一些相对少见的炎症性中枢神经系统脱髓鞘疾病，在本节中我们对这些疾病进行总结和简介。

第一节 同心圆硬化

一、概述

Balo 同心圆硬化（Balo concentric sclerosis，BCS）是一种中枢神经系统（CNS）炎性脱髓鞘疾病，其特征是脱髓鞘和相对保留的髓鞘呈环形交替出现。历史上，BCS 被认为预后都很差。然而，较早的病例是基于尸检研究，较轻的或自限性的病例可能被遗漏或误诊。MRI 的普及使得我们能够更好地了解表现为明显 Balo 病变的患者的各种不同的自然病程。BCS 已被描述为与多发性硬化（MS）和血清抗体阳性的视神经脊髓炎谱系疾病（NMOSD）有关，表明这些疾病中存在损伤或对损伤反应的常见机制。其还与病毒感染有关，包括人类疱疹病毒 6 和丙型肝炎。Balo 病变患者的寡克隆带出现率低于典型 MS，提示 Balo 病变代表了 MS 的独特病因。

Marburg 在 1906 年首次描述了 Balo 同心圆硬化，但该疾病变得更广为人知是在 1928 年，匈牙利神经病理学家 Josef Baló发表了一例学生患者伴有右侧轻偏瘫之后出现视神经炎的报告，尸检显示为脱髓鞘病变，被称为同心性轴周性脑炎。

传统上认为，Balo 同心圆硬化是多发性硬化非典型表现型之一，与 Marburg 病，块状脱髓鞘，Schilder 病和急性出血热白质脑炎等一起作为一组疾病，尽管这只是当时的情况，并且这些分类的实用性——除了块状脱髓鞘之外——是有争议的。曾经 Balo 同心圆硬化是一种尸检诊断，然而，核磁共振成像技术的出现促使对疾病的更好理解，许多 Balo 同心圆硬化的患者可在一次发病之后完全或几乎完全恢复。

Balo 同心圆硬化典型表现为脑白质内分散的同心性层状病灶，并通常被描述为一个洋葱皮样或轮状外观。这种独特的表现有助于区分传统的多发性硬化的脱髓鞘病变，以及与块状脱髓鞘病变相鉴别，后者通常大于 2cm，伴有环状强化或开环强化，但没有层状结构。

许多研究的结果提供了对 Balo 同心圆硬化放射学和病理学特征的理解；然而，对于当 Balo 病变发生后其如何进展以及应该启动什么样的治疗相关的信息是缺乏的。本文的目的是描述这种疾病的临床特征，讨论其免疫发病机理和治疗方面的不确定性。

二、流行病学和临床特征

Balo 同心圆硬化是一种罕见的疾病，很难精确估计患病率。Balo 同心圆硬化患者平均发病年龄为 34 岁（范围 3-62 岁）。从一个小型系列病例报道的 MRI 数据显示女性和男性患者比例是 2:13，并且该病似乎在东亚患者中更为常见，患病率最高的人群是南方汉族人群，台湾，和菲律宾人群。这些数据可能表明 Balo 同心圆硬化存在以人群为基础的遗传易感性，尽管我们也不能排除环境的影响。

虽然该病发病没有季节性的偏好或与传染性疾病有明确的相关性，但观察性研究数据表明，自 20 世纪九 90 年代以后，菲律宾的 Balo 同心圆硬化的患者数量急剧下降，多发性硬化发病率保持稳定。一些研究人员推测这个数字的下降可能是由于菲律宾的快速"西方化"而致，在此期间考虑环境因素可能是较为重要的。

尽管患者可以表现为多发性硬化的一些经典的局灶性症状，如局灶性力弱，共济失调，感觉障碍，或复视，但 Balo 病灶最常见的症状与其他任何颅内颅内病变的症状类似，包括头痛、认知损害、行为改变、少言、尿失禁、癫痫、失语、轻偏瘫等。在一项 17 例菲律宾患者的系列病例报道研究中显示，大约一半的患者有前驱期的症状，包括轻度发热，全身不适，头痛等。有时候，患者可能出现更为急性的神经系统障碍，类似于卒中的表现，在极少数情况下可能是无症状性的。

Balo 病变可被误诊为脑部肿瘤，如多形性胶质母细胞瘤或原发性中枢神经系统淋巴瘤，一些患者进行脑活检可排除肿瘤病变。其他鉴别诊断包括梗塞、脑脓肿、块状脱髓鞘。块状脱髓鞘有时是很难与 Balo 同心圆硬化相鉴别，因为后者也可发展形成块状病变簇状的外观，虽然块状病变没有簇状典型的 Balo 病变同心圆样改变。这种病变之间的相似性某种程度上模糊了两种疾病之间的区别，表明这些疾病是非典型脱髓鞘谱系疾病中的一种。

历史的观点认为，Balo 同心圆硬化认为是一种在发病后数周或数个月内逐渐进展导致严重残疾或死亡的疾病，诊断是基于尸检组织病理学的报告。然而，由于 MRI 的出现，Balo 病变的自然疾病史可以得到更充分的认识。尽管 Balo 病变可能是致命的，但逐渐增加的认识表明，许多出现 Balo 病变症状的患者可以大部分或完全恢复。

尽管这可能是因为对这些病变所致的真正临床预后的完全认识，但也可能，至少部分上，是由于早期的识别和治疗。第三个可能考虑的原因是，来自不同的疾病过程的患者预后情况较广泛，真正的 Balo 同心圆硬化是一种暴发性致命性疾病，Marburg 样以及 Balo 样病变预后较好，如传统的块状脱髓鞘或多发性硬化，有时只是作为其他脱髓鞘过程的一部分出现。

Balo 病变的发生极少与其他疾病相关。具体地说，在抗水通道蛋白4抗体血清反应阳性和阴性的视神经脊髓炎以及视神经脊髓炎谱系疾病中可以看到一些 Balo 病变的病例报道。此外，Balo 样的病变也可见于一例进行性多灶性白质脑病患者及一例伴皮质下梗死和脑白质病的常染色体显性遗传脑动脉病（CADASIL）患者中。

多个 Balo 样病变也见于一例有静脉注射毒品史和丙型肝炎的患者中，该患者既往采用过干扰素α治疗；脑脊液（CSF）人类疱疹病毒 PCR 检测阳性。CSF 中这种病毒在与儿科 Balo 同心圆硬化相关，并增加了可能的病毒性因素在这些病变发生中的可能性。

三、影像学表现

MRI 技术的进展使得 Balo 同心圆硬化能够在患者活着的时候就进行诊断。T1 加权成像显示 Balo 病变典型表现为交替等信号和低信号的同心圆样病灶；T2 加权序列显示在所谓的 T2 高信号的风暴中心周围环绕着高信号的片层样结构；尽管也可见其他复杂的结构描述，包括马赛克式，莲花座状，或康乃馨状，甚至双杠状（图1）。

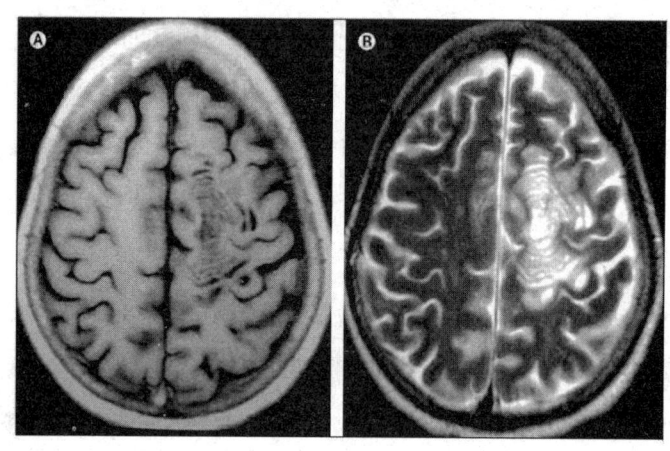

图 1. MRI 显示左侧顶叶同心圆硬化病灶。A 图为 T1 加权像，B 图为 T2 加权像。

DWI 序列可见高信号，通常位于病变的边缘。病变水肿很小，MRI 增强更可能出现病变的周围，但偶尔也会多层的强化，相应的 T2 也出现高信号层。不像典型的多发性硬化脱髓鞘病变，Balo 病变主要发生在脑白质，不累及皮层的 U 形纤维。其他的病灶部位包括基底神经节、脑桥、小脑，也有报道称脊髓和视神经受累。

Balo 或 Balo 样病灶的结构因一个或两个至几个交替的脱髓鞘条带不同而不同，其病变大小可以小至不足1厘米，也可以大到累及整个大脑半球（图2、3）。Balo 病变可能是多个病灶起病或孤立性病灶。连续的 MRI 使得能够对新形成的 Balo 病灶的演变有深入的认识，尽管研究对于洋葱环状结构是同时出现还是从核心遵循一定的半径向外发展尚有争议。

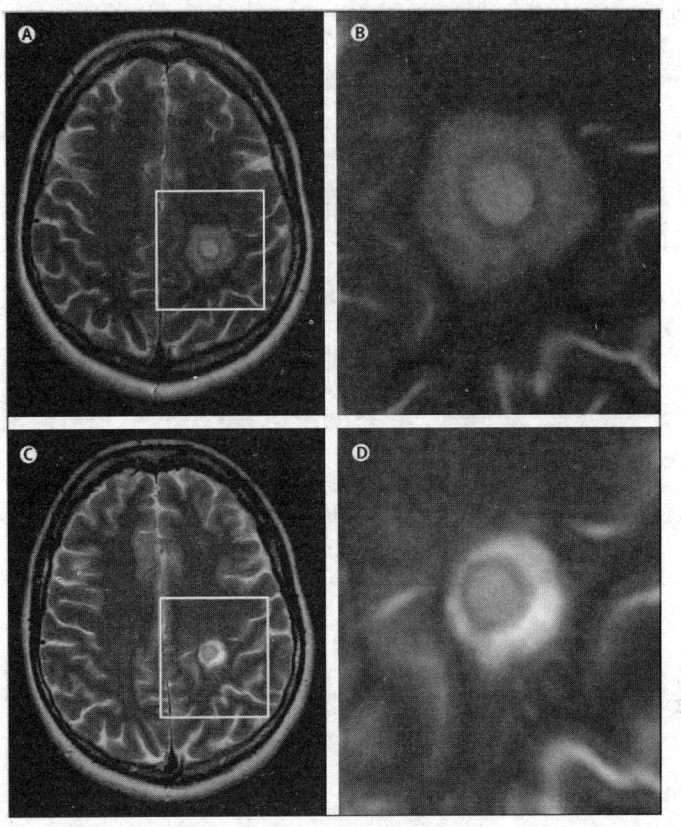

图 2. MRI 显示在采用皮质激素治疗前后左侧顶叶同心圆硬化病灶。A 和 B 图（3 倍放大）为 T2 加权像，C 图和 D 图（4 倍放大）为采用静脉甲基强的松龙治疗 2 个月后的 T2 像。

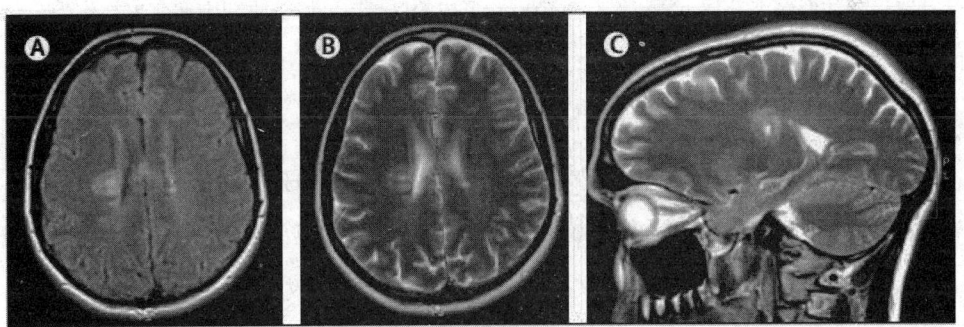

图 3. MRI 显示在右侧脑室旁白质的同心圆硬化病灶。A 图为 Flair 像，B 图为轴位 T2 像，C 图为矢状位 T2 像，该例女性患者 36 岁，主因晨起出现突发左侧偏瘫就诊，起初被认为是卒中。注意在两侧大脑半球深部均出现伴随的更典型的脱髓鞘病变。

连续的影像学检查还提供了对 Balo 病变长期发展的理解和认识。有些病变可能最终失去同心圆环状结构模式，并出现弥漫性的块状脱髓鞘病变或大片斑块。其他还包括超过 1 年的持续性同心圆外观或回归到最终像一个更典型的脱髓鞘斑块的大小。

Balo 病变的核磁共振波谱成像显示胆碱/乙酰天门冬氨酸比率有中等程度的增加。磁化传递成像显示急性病变的病灶核心区磁化传递率显著降低，周围同心圆状病灶也有不那么明显的下降，并且随着病变的发展，周围结构的磁化传递率先下降后上升。

不像其他的急性脱髓鞘病变或高分化肿瘤，Balo 病变不会导致 PET 吸收的增加，因此这种成像技术可能是在描述诊断不清楚的病灶特征时采用标准成像基础上的一种有用的辅助手段。7T MRI 磁敏感加权成像显示多个低信号的病灶，与微出血以及扩张的静脉表现相一致。尽管这些变化尚未通过病理学方面的确认，但表明微血管受累参与病变的发生。

四、病理学特征和免疫发病机理

Balo 病变的病理学特征已有很充分的描述，典型的特征包括脑白质少突胶质细胞丢失和脱髓鞘（类似于多发性硬化免疫病理 III 型），皮层灰质并不受累（不像传统的多发性硬化）。

宏观上看，病变通常比传统的多发性硬化病变体积大，其交替的环状外观可归因于相对髓鞘保留和缺失以及相对轴索不受累，可以形成所谓的洋葱皮样外观。相对髓鞘保留很少包含正常的髓鞘，而是早期或部分的髓鞘脱失，这也许是持续的髓磷脂分解的迹象，既往脱髓鞘的区域重新形成新的髓鞘。

然而，来自新生典型多发性硬化病变的尸检结果研究也可出现几乎完整的髓磷脂与脱髓鞘脱交替出现，类似于另一种更典型 II 型多发性硬化患者中 Balo 或 Balo 样病变，其特征包括在退化的髓鞘上补体沉积，伴有髓鞘重新形成的区域。星型胶质细胞病变也被作为一个 Balo 病变的标志性特征。肥大的星形胶质细胞分布于整个病灶中，并且其出现与少突胶质细胞有密切的关系。

为什么 Balo 病变发展称片状或同心圆状？病变似乎是因为对未知刺激的反应之后在血管周围区域产生的，导致巨噬细胞和激活的小胶质细胞产生细胞因子，氧自由基或其他神经介质，诱导脱髓鞘形成。这种同心圆形的模式代表着化学介质从核心区像波浪一样像外传播（图 4）。

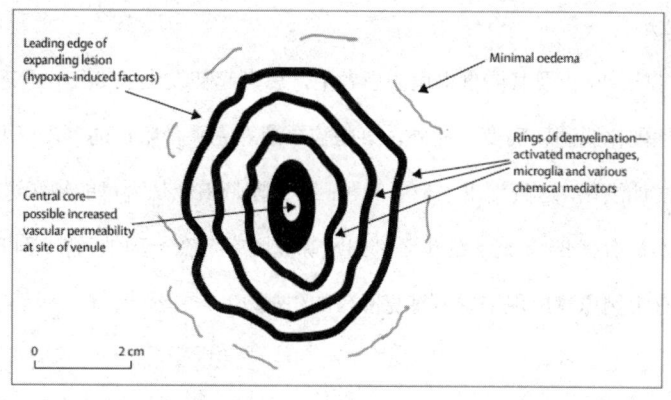

图 4. Balo病变形成的假设模型

损伤可能是由于缺血缺氧所致，可能的机制包括线粒体呼吸链复合体 IV 及其催化组件细胞色素 C 氧化酶受抑制。当病灶形成时在其周围发现低氧诱导因子，D－110，缺氧诱导因子 1α 和热休克蛋白 70 等，这在一定程度上发挥了神经保护作用，使得在环状的脱髓鞘之间有部分髓鞘得以保留。数学模型表明，同心性分层中还有可能是由于非线性的单核细胞趋化和小神经胶质细胞对非特异性化学诱导物反应，导致在这些细胞聚集的区域脱髓鞘。

髓鞘脱失也可能与星型胶质细胞病变有关。连接素形成星形胶质细胞之间以及其与少突胶质细胞之间缝隙连接。在扩大的 Balo 病变的前缘，星形胶质细胞水通道蛋白 4 和连接素（如 Cx43）明显减少，并且与少突胶质细胞和髓鞘密切相关。这个观察表明，星形胶质细胞和少突细胞相互作用的破坏导致脱髓鞘。相关补体，免疫球蛋白沉积或抗水通道蛋白 4 抗体的缺乏使得该病的免疫病理学与视神经脊髓炎截然不同。

BCS 患者的病例报告描述了与 MS III 型免疫病理模式一致的急性斑块病理，其特征是脱髓鞘区域内的脑白质远端少突胶质细胞丢失。Balo 病变同心性的病理生理学仍存在争议。一种假设是对脱髓鞘的缺氧反应引发脱髓鞘前缘的缺血预适应（ischemic preconditioning），保护了一圈（环形）组织，导致有髓鞘和脱髓鞘区域交替。关于 BCS 是 MS 的变异型，还是一种独立疾病，或者仅仅是一些脱髓鞘疾病常见的一种损伤模式，目前尚不清楚。

与多发性硬化有怎样的临床相关性？

Balo 病变和多发性硬化之间的关系还不清楚。Balo 同心圆硬化可能是多发性硬化的一个变异型或一个单独的但又相关性的疾病。显然，传统的多发性硬化和 Balo 病变不仅仅只是病理学表现方面的重合。Balo 病变可以发生在除复发缓解型之外传统的多发性硬化发生的临床过程中。至少有 55%存在 Balo 或 Balo 样病变的患者表现为 MRI 显示的典型多发硬化病变（图2）。

在 2 例由 Chaodong 及其同事报道的患者中，患者起初发生的 Balo 病变复发的时候伴有典型的多发性硬化脱髓鞘病变。此外，一些脑脊液寡克隆带阳性的 Balo 病变的患者可能继续发展为多发性硬化，这就提出了一个问题：寡克隆带阳性是否可能预测进展为多发性硬化的风险？并不是所有 Balo 病变的患者都出现寡克隆带，在一项纳入 11 例 Balo 样病变患者研究中，只有 1 例患者出现脑脊液寡克隆带的生成。

五、治疗

1. 急性病灶的治疗

用来指导治疗急性症状性 Balo 病变的随机对照临床研究十分稀少，考虑到其病变的罕见性以及临床表现的异质性，这样的结果并不出人意料。大多数作者和临床医生的共识均是基于病例报告，同时也是根据我们的经验，糖皮质激素是推荐的一线治疗方法。对于那些对糖皮质激素治疗不完全反映或者无反应的病变以及相关的临床综合征，治疗方法尚不清楚。

一般来说，我们认为血浆置换似乎是合理的二线治疗选择，因为这种治疗通常是作为更典型的及块状脱髓鞘病变患者的抢救治疗。环磷酰胺，静脉注射免疫球蛋白以及免疫吸附等治疗也可用于个体患者中，有时可结合更长期的治疗方法，如硫唑嘌呤或米托蒽醌治疗。然而，这些治疗方法的可能获益或者哪一种更佳的数据尚不充分。

研究报道，在一例临床和影像不断进展的 Balo 同心圆硬化患者中，糖皮质激素，血浆置换，或静脉注射环磷酰胺等治疗后仍效果不佳后可尝试使用阿仑单抗治疗。尽管在该例患者中没有病理学检查证实是 Balo 髓鞘脱失，但 MRI 已经提示是该病。到使用阿仑单抗进行免疫诱导治疗时，患者的扩展残疾状态量表得分为 6.5 分，尽管已经开始了治疗，患者仍继续恶化，并且在阿仑单抗治疗 6 个月后死亡。研究人员推测如果更早期干预是否会有较好的预后。

2. 多发性硬化疾病修饰治疗会发挥作用吗？

用于指导已发生 Balo 病变的患者持续治疗的信息十分稀缺。我们的意见是，如果 Balo 病变发展的方式符合复发缓解型多发性硬化诊断标准中所述的时间和空间分布的特征，考虑采用多发性硬化疾病修饰疗法来治疗 Balo 病变可能是合理的。然而，尚没有随机对照试验的报告，也没有多少证据可用来指导决策。

Balo 病变在临床和放射学方面是否孤立性发生可预测临床孤立综合征的发生，因此其本身是否应该及时的治疗目前还不清楚。根据我们的经验，许多孤立性 Balo 病变的患者与更传统的多发性硬化患者相比，其预后更好，因此观察和期待疗法可能是合理的。

此外，在典型的临床孤立综合征的患者中，如果不伴有额外的临床静止性病变，其复发风险相对较低。或者，如果出现了 Balo 病变且伴有额外的传统多发性硬化脱髓鞘病变和寡克隆带阳性或者两者兼有，那么转化为多发性硬化的风险似乎可能性更高。在患者及其神经内科医生进行疾病决策时，应该考虑这些因素以及不良事件发生的相对风险的治疗。

如果把 Balo 病变作为多发性硬化疾病过程的一部分进行治疗，我们支持将传统的一线疾病修饰疗法作为适当的第一步治疗选择。一些报道提到采用干扰素 β 进行治疗；然而，有关这种治疗方法的资料很少，在更多明确的推荐之前需要进行更进一步研究。

在一项采用那他珠单抗治疗 Balo 同心圆硬化患者的病例报道中，该例患者有多发性硬化的病史，在使用干扰素 β1a 治疗后出现了 Balo 病变，在静脉注射糖皮质激素治疗后症状恶化，而在五个周期的血浆置换和五个周期的免疫吸附治疗后病情好转。患者在发病 3 个月后接受那他珠单抗治疗，在超过 3 年的随访期内无复发。

六、预后

出现 Balo 病变症状的患者预后不尽相同（表 1）。可见临床和影像学均完全恢复的患者；然而，进展性 Balo 同心圆硬化的患者可能会死亡或遗留显著的残疾。在这两种极端情况之间的预后更常见。

表 1. Balo 同心圆硬化患者的预后

患者例数	孤立性 Balo 或 Balo 样病灶	额外的 MS 样病灶	发展为复发性疾病或 MS 的例数	发展为 NMO 的例数	随访时间	预后
Chen et al, 1999	5	NR	NR	0	NR	1.6y	100%存活
Karaarslan et al, 2001	5	1	4	0	0	30m	100 存活伴轻微缺损
Chaodong et al, 2008	7	2	5	3/7	0	8.2y	100 存活伴轻微缺损

Wallner-Blazek et al, 2013	10	4	6	1/6	0	1.8y	100%存活，88%伴轻微缺损
Scott, 2011	65	17	NR	12	2	38%<2y; 26%>2y	14%死亡，严重残疾或进展
Tabira, 2009	17	NR	NR	NR	NR	2.3m	100%死亡
Yao et al, 1994	6	NR	NR	NR	NR	1.8m	100%死亡

以单独 Balo 病灶发病的患者与那些复发缓解型多发性硬化发生中出现 Balo 病灶的患者相比较的预后研究较少。在一项纳入 10 例 Balo 样病变患者的研究中，83%的患者出现显著的或完全性的临床改善，且没有死亡病例的报告。

在同一研究中，对 6 例 Balo 样病变患者的平均长期随访期为 1.8 年，其中 4 例患者没有更进一步的髓鞘脱失。在 5 例已经有典型的脱髓鞘病变的患者中，只有一例患者进展，并且有至少一次的脱髓鞘复发。

Chaodong 及其同事对 7 例患者的队列进行了平均为期 8 年的随访。其中只有 3 例患者脱髓鞘复发，且在每例患者随访期内只发生了一次，这增加了 Balo 同心圆硬化患者的预后比典型多发性硬化患者预后更有利的可能性，至少在初次发病之后对治疗反应较好的患者中。

Karaarslan 及其同事在一项纳入 5 例患者平均随访 30 个月的研究中报道了类似的良好预后，所有的患者至今都没有复发。这个趋势表明在其他非典型脱髓鞘疾病如块状脱髓鞘中已经发现的较为良好的预后。然而，很明显，在这些研究中患者的数量很小，所以有关 Balo 同心圆硬化患者预后的数据需要谨慎地解释。

有部分只有单一 Balo 病变的患者会复发出现进一步的 Balo 病变。一例患者从初次发病恢复后，死于 4 年后第二次发病。有些 Balo 同心圆硬化的患者预后不良——一项纳入已发表的病例报告的综述表明，14%的患者死亡，严重残疾，症状恶化。在一项纳入 17 例死于 Balo 同心圆硬化的患者报告中，死亡发生在该病诊断后的 5 天至 8 个月内，死亡通常是由于继发感染如肺炎所致，但有四例患者是死于脑疝。

七、结论和未来的发展方向

Balo 同心圆硬化是一种具有独特的影像学和病理学特征的罕见脱髓鞘疾病亚型。MRI 显示疾病的自然病史各不相同，症状性病灶急性期治疗的恢复是可能的。多发性硬化的疾病修饰治疗在某些符合多发性硬化诊断标准的患者中可能是一种有效的治疗方法，但数据比较缺乏。

尽管对 Balo 同心圆硬化在 MRI 方面的理解已有近战，但仍有几个方面的不确定性。疾病的罕见性意味不可能存在大型的研究。国际合作性研究或疾病注册研究需要达到足够数量的患者以便能够对疾病的各个方面得出结论。

这种回顾性甚至前瞻性病例分析可能有助于对发生率可能的地理变异性，与多发性硬化和其他神经系统疾病相关性的频率，预后特征以及急性和长期疾病修饰治疗等方面提供有意义的数据，进而可能有助于开发循证学治疗指南。特别是，这些数据将对理解日益增多的疾病修饰治疗如何影响 Balo 同心圆硬化以及指导治疗抉择方面十分有意义。

神经免疫学和神经病理学的进展将有望进一步阐明导致出现特征性同心圆状病灶外观的明确事件以及化学介质。尽管 Balo 同心圆硬化其本身值得研究，明确 Balo 病变免疫发病机理可能也可以为典型的多发性硬化提供更多的认识和理解。

采集对疾病的自然病史及其与其他类型多发性硬化的关系，包括复发缓解型，块状髓鞘脱等是有所帮助的。只有通过继续研究这种不太常见甚至罕见的疾病，才有可能阐明 Balo 同心圆硬化能否真正被视为一种单独的脱髓鞘疾病或是否为一种关系密切的变异型。

第二节 瘤样脱髓鞘病变

瘤样脱髓鞘病变（tumefactive demylinating lesions，TDLs），既往也称瘤样炎性脱髓鞘病（tumor-like inflammatory demyelinating disease，TIDD），或脱髓鞘假瘤（demyelinating pseudotumor，DPT），是中枢神经系统（central nervous system，CNS）一种相对特殊类型的免疫介导的炎性脱髓鞘病变，绝大多数为脑内病变，脊髓 TDLs 鲜有报道。影像所见病变体积较大，多伴周边水肿，且具有占位效应，或/和 MRI 增强影像改变，易与脑肿瘤相混淆，因此得名。

Kepes 等报道了 31 例经病理证实的脑内 TDLs，推测其是介于多发性硬化（MS）与感染或疫苗接种后播散性脑脊髓炎（disseminated encephalomyelitis，DEM）之间的一种独立疾病实体。近年研究认为 TDLs 与 MS、Balo 病、DEM 等发病机制类似，在临床上部分有交叉，可能是一种相对独立的疾病实体。

尽管脑活检是诊断TDLs的金标准，但有其局限性：（1）因患者恐惧心理或医院条件所限，脑活检难以广泛开展；（2）当TDLs病理不典型时，如伴有胶质细胞过度增殖表现或假性异型性，易与脑胶质瘤相混淆；（3）活检术前使用糖皮质激素（以下简称"激素"）可导致原发性中枢神经系统淋巴瘤（primary central nervous system lymphomas，PCNSL）病变组织失去典型淋巴瘤病理结构，且病变边缘常伴反应性T细胞增多，易被误诊为TDLs；（4）当脑活检取材少或定位不够精确时，缺乏典型病理改变，难以确诊，需再次活检。

目前，对TDLs诊断仍主要依靠临床与影像特点，国内外尚缺乏TDLs相关诊断标准或专家共识，部分患者误诊"肿瘤"而行手术切除或伽玛刀治疗情况。近年来，国内TDLs临床研究进展迅速，诊断经验日趋成熟。为此，由中华医学会神经病学分会神经免疫学组、中国免疫学会神经免疫学分会、全军神经内科专业委员会神经免疫学组专家及部分影像学、病理学专家共同讨论并经多次修订，在查阅国内外大量相关参考文献的基础上最终形成了《中枢神经系统瘤样脱髓鞘病变诊疗指南》，其目的在于为广大医务工作者在鉴别与诊断疑似TDLs患者时提供指导，使诊疗过程更加规范，特别是为没有条件开展脑活检或家属不愿意行脑活检的患者提供诊疗参考，其临床指导意义更加突出。

一、临床特点

1.发病特点：TDLs的发病率及患病率等流行病学资料缺如。急性或亚急性起病居多，少数慢性起病，鲜有前驱感染症候，个别发病前有疫苗接种及感冒受凉史。男女患者比例基本相当，各年龄段均可发病，以中青年为多。国内报道的平均发病年龄约35岁，国外有些报道其发病年龄稍大，如Kim等报道的15例TDLs患者平均发病年龄为42岁。

2.自然病程：早期有学者提出TDLs或为介于MS与DEM的中间类型。儿童期DEM可伴有TDLs。Poser等认为TDLs是MS的一种变异类型，这与Lolekha等看法相似。近年来，国内外临床研究发现，大多数TDLs为单次病程，少数可向复发－缓解型MS（relapsing remitting MS，RRMS）转化，或再次以TDLs形式复发，极少数可与视神经脊髓炎谱系疾病（neuromyelitis optica spectrum disorders，NMOSD）重叠。

3.临床症候：绝大多数患者TDLs脑内受累，少数脊髓也可受累。与脑胶质瘤相比，多数TDLs临床症候相对较显著，少数亦可表现为影像病灶大、临床症候相对较轻的特点，与胶质瘤类似。TDLs以头痛、言语不清、肢体力弱起病多见。部分患者早期可仅表现为记忆力下降、反应迟钝、淡漠等精神认知障碍症候，易被患者及家属忽视。随病情进展，症状可逐渐增多或加重，也可有视力下降。TDLs的临床症候主要取决于病变累及的部位及范围，活动期症状可逐渐增多或加重,但很少仅表现癫痫发作(在脑胶质瘤中多见)。当TDLs病变较弥漫或多发时,可影响认知功能,部分出现尿便障碍。

TDLs以白质受累为主,还可累及皮层及皮层下白质。病灶可为单发或多发,病变双侧受累较为常见,极少数可同时累及脊髓。累及额叶最为多见,其次为颞叶、顶叶,基底节区与胼胝体及半卵圆中心受累也较常见。

二、辅助检查

1. 实验室检查:(1)脑脊液(CSF)相关检查:颅压多数正常,少数轻度增高,多数患者CSF蛋白水平正常,少数轻、中度增高,细胞数多为正常。个别患者CSF的寡克隆区带(oligoclonal band,OB)呈弱阳性或阳性。部分患者的髓鞘碱性蛋白(myelin basic protein,MBP)或IgG合成率不同程度增高。若动态观察OB持续呈阳性,要注意其向MS转化之可能。(2)血清学免疫相关检查:极少数TDLs与NMOSD重叠,其血清水通道蛋白4(aquaporin 4,AQP4)抗体阳性;伴有可提取核抗原(extractable nuclear antigen,ENA)部分抗体阳性者更易复发。

2. 电生理学检查:对于TDLs的诊断价值并不显著,但可利用视觉、脑干诱发电位或体感诱发电位检查结果作为确定疾病受累部位及范围的亚临床证据。

3. 影像学检查:按TDLs的影像学形态特点、病灶形态可将TDLs分为以下3型:(1)弥漫浸润样病灶(diffuse infiltrating lesions,图1A、1B):T2WI像显示病灶边界不清,可呈不均匀强化,弥漫浸润样生长;(2)环样病灶(ring-like lesions):病灶形态为圆形或类圆形,可呈闭合环形及开环形强化(图1C);(3)大囊样病灶(megacystic lesion,图1D):T1WI、T2WI像病灶均呈高信号,边界非常清楚,可呈环形强化。此型较为少见。

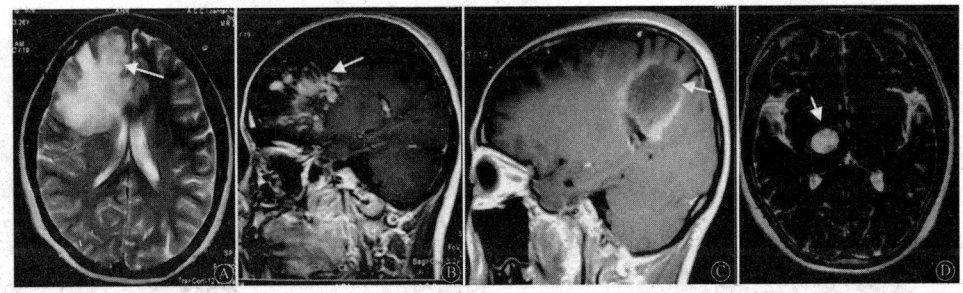

图1 3种不同形态学类型TDLs影像学表现:A、B:浸润型TDLs,病例1轴位T2WI检查示右侧额叶皮层下团块状长T2异常信号,占位效应明显,病灶周围指压状水肿显著(箭头所示,A),矢状位T1WI增强扫描检查示右侧病灶呈多发线状以及结节样强化,病灶内扩张的静脉血管呈长轴垂直于侧脑室的"梳齿状"强化(箭头所示,B);C:环样TDLs,病例

2矢状位 T1WI 增强扫描检查示右侧顶叶病灶呈"开环样"强化（箭头所示）；D:大囊样 TDLs, 病例 3 轴位 T2WI 检查示右侧丘脑类圆形囊样长 T2 病灶（箭头所示），周边低信号边缘及水肿带

头颅 CT 检查：CT 平扫检查显示，绝大多数为边界较清楚的低密度影（图 2A），个别可为等密度（图 3B），CT 强化多不显著。

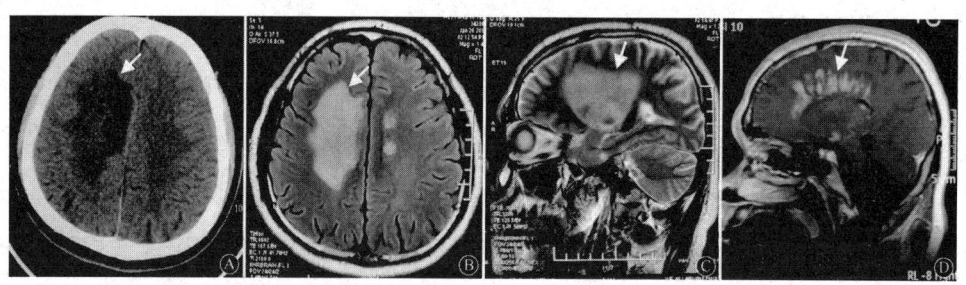

图 2 TDLs（病例 4）头颅轴位 CT 检查示双侧半卵圆中心弥漫性大片状低密度影（箭头所示，A）；轴位 FLAIR T2WI 检查示右侧半卵圆中心大片状高信号，左侧半卵圆中心散在多发斑片状高信号（箭头所示，B）；矢状位 T2WI 检查示右侧大脑半球大片状高信号（箭头所示，C）；矢状位 T1WI 增强检查示垂直于侧脑室的"梳齿样"强化（箭头所示，D）

3.头颅 MRI 检查：（1）头颅 MRI 平扫：MRI 检查显示的 TDLs 病灶一般较 CT 显示的范围大，水肿也更明显，T1WI、T2WI 像多为高信号，70%-100%的患者 T2WI 像为高信号，边界较清楚，部分伴 T2 低信号边缘（图 4A）。TDLs 多有占位效应（图 1A、2B、2C、3A），但多不及脑肿瘤明显，病灶周围多可见水肿带。急性或亚急性期，以细胞源性水肿为主，弥散加权成像（diffusion weighted imaging, DWI）多为高信号（图 4B），经激素规范治疗后，病灶多在数周内逐渐缩小或消散。

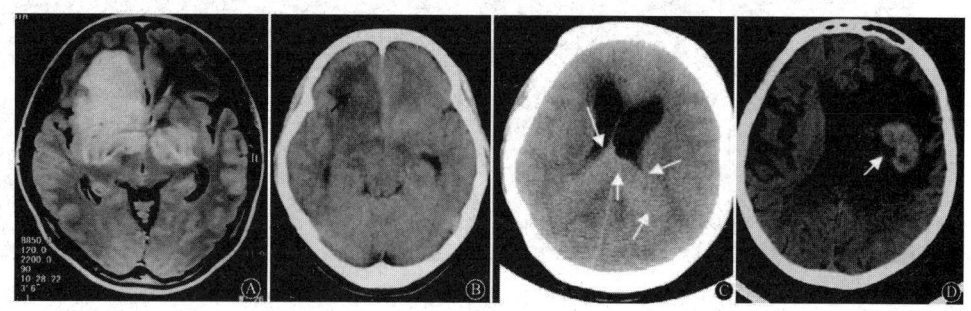

注:PCNSL:原发性中枢神经系统淋巴瘤

图 3 TDLs（病例 5）患者头颅轴位 MRI 检查示双侧额叶大片蝶形 T2 高信号（A），头颅轴位 CT 检查示中心小片状等密度影（箭头所示，B）；胼胝体间变型星形细胞瘤Ⅲ级（病例 6）

头颅轴位 CT 检查示胼胝体压部及与之毗邻的双侧顶枕交界区可见弥漫性高密度影（箭头所示，C）；PCNSL（弥漫大 B 淋巴瘤，病例 7）头颅轴位 CT 检查示左侧基底节区"肾形"高密度病灶（箭头所示，D）

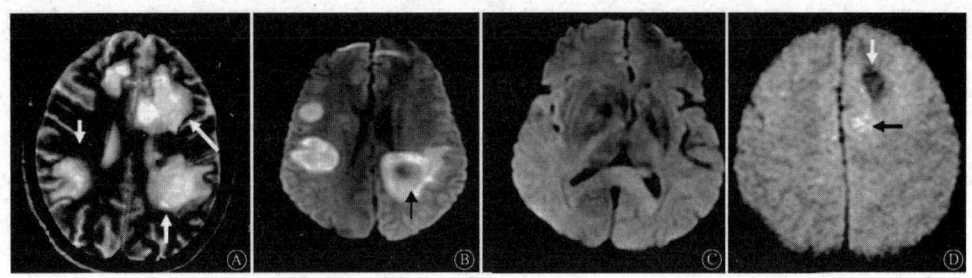

图 4 TDLs（病例 8）患者轴位 T2WI 检查示多发类圆形 T2 高信号，呈"煎蛋样"（箭头所示，A）；DWI 检查显示（病例 9）双侧侧脑室旁病灶弥散受限，表现为 DWI 高信号，左侧为环形弥散受限（箭头所示，B）；PCNSL 患者（病例 10）头颅 DWI 检查示胼胝体压部弥漫性高信号（C）；间变型星形细胞瘤Ⅲ级患者（病例 11）头颅 DWI 检查示右侧额叶病灶中心呈片状低信号（白箭头所示，D），周边弥漫性高信号（黑箭头所示，D）

MRI 增强扫描：因血-脑屏障的破坏，TDLs 在急性期与亚急性期钆喷酸葡胺（Gd-DTPA）增强检查结果表现为结节样、闭合环样、开环样、火焰状等不同形式的强化。其中"开环样"强化（也有称"C"形强化，图 5A）最具特征，即周边不连续的半环或开环形强化。另外，部分 TDLs MRI 增强扫描可见垂直于脑室的扩张的静脉影，呈"梳齿样"结构（图 1B、2D），急性期与亚急性期多见，该特点对于 TDLs 的诊断具有一定特异性，脑肿瘤一般无此特点。

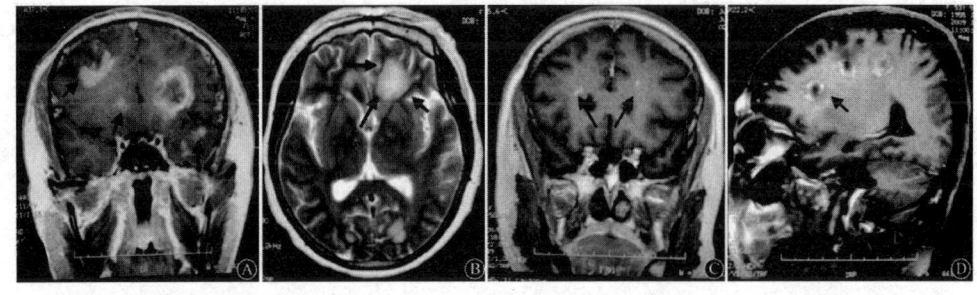

图 5 TDLs 患者（病例 12，发病 22d）头颅冠状位 T1WI 增强检查示左右额叶皮层下病灶分别呈"闭合环形"及"开环样"强化，其中后者缺口朝向皮层方向，部分呈斑片状及结节样强化（箭头所示，A）；轴位 T2WI 检查示（病例 13，发病 30d）双侧侧脑室额角及枕叶多发"云片状"T2 高信号，左侧病灶较大，周边低信号边缘（箭头所示，B）；冠状位 T1WI 增强检查（发病 10d）示双侧侧脑室额角旁斑片状强化（箭头所示，C）；矢状位 T1WI 增强检查（发病 30d）示右侧侧脑室额角及枕叶病灶呈"C"形强化，前者缺口朝向侧脑室，后者缺

口朝向皮层（箭头所示，D）

国内一项 60 例 TDLs 大样本研究结果表明，TDLs 的 MRI 增强扫描的病灶形态可随 TDLs 临床病程按一定规律演变：（1）急性期（起病≤3 周），以斑片状或结节状强化为主（图 5C）；（2）亚急性期（起病 4-6 周，图 5D），则逐步演变为"开环样"、"闭合环样"或"花环样"，同时也可合并斑片状强化；（3）慢性期（起病≥7 周），除仍可表现为开环或闭合环形，原有增强信号逐渐变淡呈斑片状或消失。

磁共振波谱（magnetic resonance spectroscopy, MRS）：MRS 可反映病变组织的代谢情况，对 TDLs 与脑胶质瘤与 PCNSL 的鉴别具有一定的临床价值。TDLs 的 MRS 主要表现为：胆碱（Cho）峰升高、N-乙酰天门冬氨酸（NAA）峰降低，部分还伴有一定程度乳酸（Lac）峰升高（图 6A），尽管脑肿瘤也有类似表现，但后者 Cho 峰升高、NAA 降低程度更为显著，一般 Cho/NAA 多≥2。

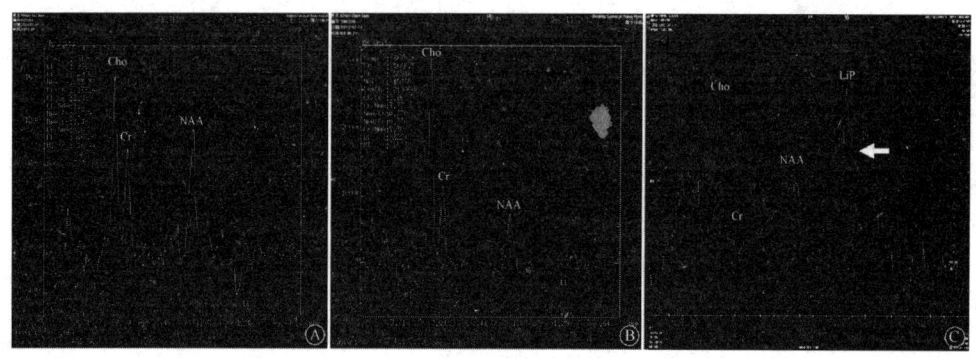

Cho：胆碱；Cr：肌酐；NAA：N-乙酰天门冬氨酸；Lac：乳酸；Lip：脂质

图 6 TDLs 患者（病例 14）1 H-MRS 检查显示:病灶定位区 Cho 峰显著升高，NAA 峰轻度降低，Cho/NAA=1.2 8，Lac 峰显著升高（TE=144）（A）；间变型星形细胞瘤Ⅲ级（病例 15）1H-MRS 检查显示：Cho 峰显著升高，NAA 峰显著降低，Cho/NAA=3.72，可见 Lac 峰（B）；PCNSL（弥漫大 B 淋巴瘤，病例 16）1 H-MRS 检查显示：Cho 峰显著升高，Cho/Cr=8.0，NAA 峰大致正常，可见高大的 Lip 峰（C）

灌注加权成像（perfusion weighted imaging, PWI）：可用来评价病灶内的血流灌注情况，主要有需静脉团注外源性对比剂（如 Gd-DTPA）的动态磁敏感对比增强（dynamic susceptibility contrast-enhanced, DSC）方法和完全无创的动脉自旋标记（arterial spin labeling, ASL）方法。胶质瘤新生血管多，往往呈高灌注，而 TDLs 一般不出现高灌注表现（图 7）。

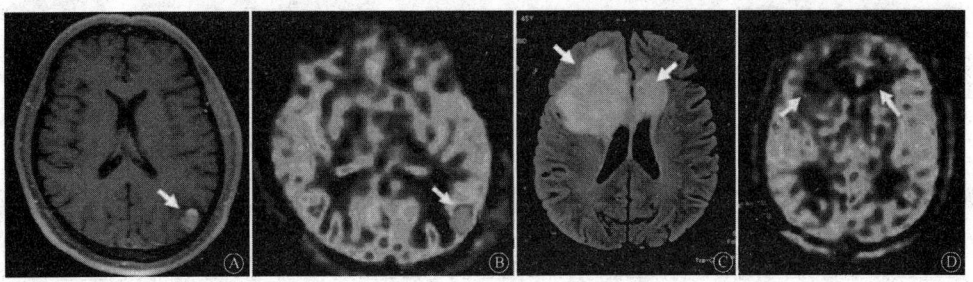

注：动脉自旋标记

图7 胶质母细胞瘤（病例17）患者轴位T1WI增强检查示：左侧顶枕交界皮层可见结节样强化病灶（箭头所示，A），在ASL像呈高灌注（箭头所示，B）；TDLs患者（病例18）轴位FLAIR T2WI像检查示双侧额叶皮层下及侧脑室旁白质可见大片融合蝶形病灶，累及胼胝体膝部（箭头所示，C），ASL像显示双侧病灶处灌注无明显增高（D）

三、病理学

1.病理学特征：TDLs病变以白质受累为主，还可累及皮层及皮层下白质（图1A）。其病理学特征如下：（1）苏木精伊红染色（haematoxylin-eosin staining，HE）和髓鞘染色显示病变区域组织结构破坏，髓鞘脱失；（2）轴索染色和免疫组织化学标记神经丝蛋白可显示髓鞘脱失区域轴索相对保留；（3）HE染色和免疫组织化学标记CD68可显示病变区域内有大量吞噬髓鞘碎片的格子细胞，在急性期应用快蓝（Luxol fast blue）髓鞘染色可见胞质内充满蓝染的髓鞘碎片；（4）病变区域及周围组织内可见血管周围"套袖样"淋巴细胞浸润，渗出细胞以T淋巴细胞为主；（5）HE染色和免疫组织化学标记胶质纤维酸性蛋白（GFAP）检查结果显示，病变组织内不同程度反应性增生的星形胶质细胞，其胞质丰富，核常偏位，GFAP或Holzer染色还可见突起多呈星芒状；（6）多数患者病变组织中可见散在分布的Creutzfeuldt细胞（怪异的肥胖型星形细胞），其特征为：胞浆丰富、淡染，核膜消失，染色质变为不规则染色体形式，称之为"流产型核分裂"，易误诊为胶质瘤，该细胞对TDLs的诊断虽不具有特异性，但结合其他改变高度提示该病诊断；（7）TDLs的病理学改变也会随病程而发生相应变化。病程急性期（起病≤3周）病理表现符合病理上的急性活动期改变：病灶处于显著的炎性反应阶段，髓鞘大量脱失，轴索可见不同程度肿胀损伤。亚急性期（起病4-6周）病理符合慢性活动期病理改变：病灶边缘清晰，轴索相对保留，含有髓鞘降解物的巨噬细胞呈放射状聚集在病灶边缘。病程慢性期（起病≥7周）病理以阴燃性活动期或非活动期表现为主：病灶髓鞘部分再生。病灶中心为非活动性者，炎性细胞数很少，周围环绕巨噬细胞和小胶质细胞，但这些细胞内几乎不含有髓鞘降解物。非活动期主要表现为病灶中髓鞘脱失区逐渐修复。不同时期病理改变可同时存在。

2.TDLs 病理诊断常用染色技术：（1）常规染色方法：HE 染色可显示组织或细胞的形态学特点，为冷冻切片与石蜡切片的常规染色方法；（2）快蓝染色法：可显示正常髓鞘，常需要在完成染色后进行 HE 复染，以便显示髓鞘脱失在组织中的分布与定位；（3）Bodian 蛋白银染色法：可显示神经细胞、神经元纤维、轴突、树突，常用快蓝进行复染，以更好显示髓鞘脱失区域轴索相对保留这一病理特点；（4）Holzer 星形细胞染色法：可显示反应性增生的星形细胞星芒状突起；（5）免疫组织化学标记：CD68 可显示吞噬细胞，CD3 可显示 T 淋巴细胞，GFAP 可显示反应性增生的星形细胞。

注意事项：（1）有时脑活检病理检查具有一定局限性，部分脑肿瘤患者因病理缺乏典型表现而易被误诊为 TDLs，而在随访中发现病情加重，经再次或多次手术确诊。因此，对于病理或影像表现不典型患者，临床与影像的随访尤为重要。（2）国内外研究表明，脑活检前激素的应用是脑活检病理结果不典型的常见因素之一，特别是针对 PCNSL，活检前应避免使用激素。（3）取材部位也是影响脑活检病理结果的重要因素之一，不要选择病变中心，而应选择 MRI 上强化显著的病变部位，一定程度可反映出局部的免疫活动性。

四、诊断标准

1.基本标准：

（1）临床症候持续＞24h，在一定时间内进行性加重，有或无神经功能缺损。

（2）头颅 MRI（场强 1.5T 以上）检查示：颅内单发或多发病灶，至少有一个病灶具有轻中度占位效应，有或无不同程度水肿带，且病灶最长径≥2cm。占位效应程度分级为：1）轻度：脑沟消失；2）中度：脑室受压；3）重度：中线移位，或出现钩回疝、大脑镰下疝。病灶周围水肿程度分级：1）轻度：水肿带＜1cm；2）中度：水肿带 1-3cm；3）重度：水肿带＞3cm。

（3）病灶主体以脑白质为主。

（4）头颅 CT 平扫示病灶为低密度或稍等密度。

（5）患者的临床症候、实验室及影像学指标难以用其他颅内占位性疾病更好地解释。

2.支持指标

（1）临床症候学：符合下列 3 条即可：1）中青年起病；2）急性、亚急性起病；3）头痛起病；4）病情严重程度与影像学平行对应（部分感染性疾病临床症候相对于影像学过重，而脑胶质瘤等临床症候少，病情相对于影像学明显较轻）。

（2）常规实验室指标：符合下列 3 条即可：1）颅内压正常或轻中度增高（一般≤240mmH2O，

1mmH2O=9.807Pa）；2）CSF 细胞数正常或轻度增多（一般≤50 个/mm3）；3）CSF 蛋白水平正常或轻、中度增高（一般≤1000mg/L）；4）CSF-OB 阳性和/或 MBP 升高；5）血清 AQP4 抗体阳性。

（3）普通影像学指标，符合下列 1 条即可：1）病灶单发或多发，且累积双侧半球，但非粟粒性；2）病灶边界相对清楚（有时伴 T2 低信号边缘）。

（4）不同临床时期（＜3 周、4-6 周、≥7 周）其增强 MRI 特点按一定规律动态演变：同一病灶具有从"结节样"或"斑片样"强化向"环形"（或"开环样""花环样""火焰状"）强化逐渐演变特点。

（5）病灶形态（增强 MRI）呈环样结构，且须具备以下特征：欠连续；有 1 个或数个缺口；呈"开环样""C 形""反 C 形"强化。

（6）"梳齿征"阳性：增强 MRI 检查示侧脑室旁病灶内可见梳齿样排列的扩张静脉影。

3. 警示指标　　出现以下指标，需慎重诊断 TDLs

（1）临床特点具有以下情况之一：1）首次发病年龄＞60 岁；2）隐袭起病，病程迁延＞1 年；3）与影像学相比，临床症候较少，病情较轻；4）病程中出现显著的脑膜刺激征；5）病程中出现＞24h 的发热，且用其他病因难以解释。

（2）以癫痫起病。

（3）T1WI 和/或 T2WI 像示病灶边界模糊不清。

（4）病灶内显著出血、坏死；或 DWI 像示病灶呈低信号或混杂信号。

（5）增强 MRI 显示病灶呈规则、壁外侧光滑、闭合环形[8]。

（6）MRS 检查示病灶内感兴趣区 Cho/NAA≥2，或出现高大的 Lip 峰。

（7）激素冲击治疗病情缓解后 3 个月内病情很快复发加重。

4. 排除指标

（1）CSF 细胞学检查发现肿瘤细胞。

（2）头颅 CT 检查示病灶呈高密度（除外钙化、出血性病变、海绵状血管畸形）。

（3）增强 MRI 检查示：1）典型的 PCNSL 征象，如均匀团块状强化、缺口征、握拳征；2）典型的脑胶质瘤征象，如脑干基底动脉包绕征等；3）其他肿瘤或非肿瘤占位性疾病的典型征象。

（4）ASL 或 PWI 检查显示病灶局部明显高灌注。

（5）PET-CT 检查示病灶局部呈高代谢。

（6）明确诊断非炎性脱髓鞘病变，如颅内肿瘤性疾病、感染性疾病、血管炎等。

5. 综合诊断标准　　根据患者的临床症候、实验室指标、影像学结果，结合上述各诊断指标以及病理学活检结果，建议将TDLs的诊断级别分为以下3个等级：

（1）病理确诊的TDLs：无排除指标，且脑活检出现TDLs典型病理学改变。

（2）临床确诊的TDLs：同时具备以下几条：1）无排除指标；2）符合所有基本标准；3）至少符合4条支持指标；4）无警示指标。

（3）临床可能的TDLs：同时具备以下几条：1）无排除指标；2）符合所有基本标准；3）至少符合4条支持指标；4）有警示指标存在，需有支持指标对冲平衡：①1个警示指标，必需至少有1个支持指标；②2个警示指标，必须有2个支持指标；③不允许>2个警示指标存在。

6. TDLs诊断治疗流程

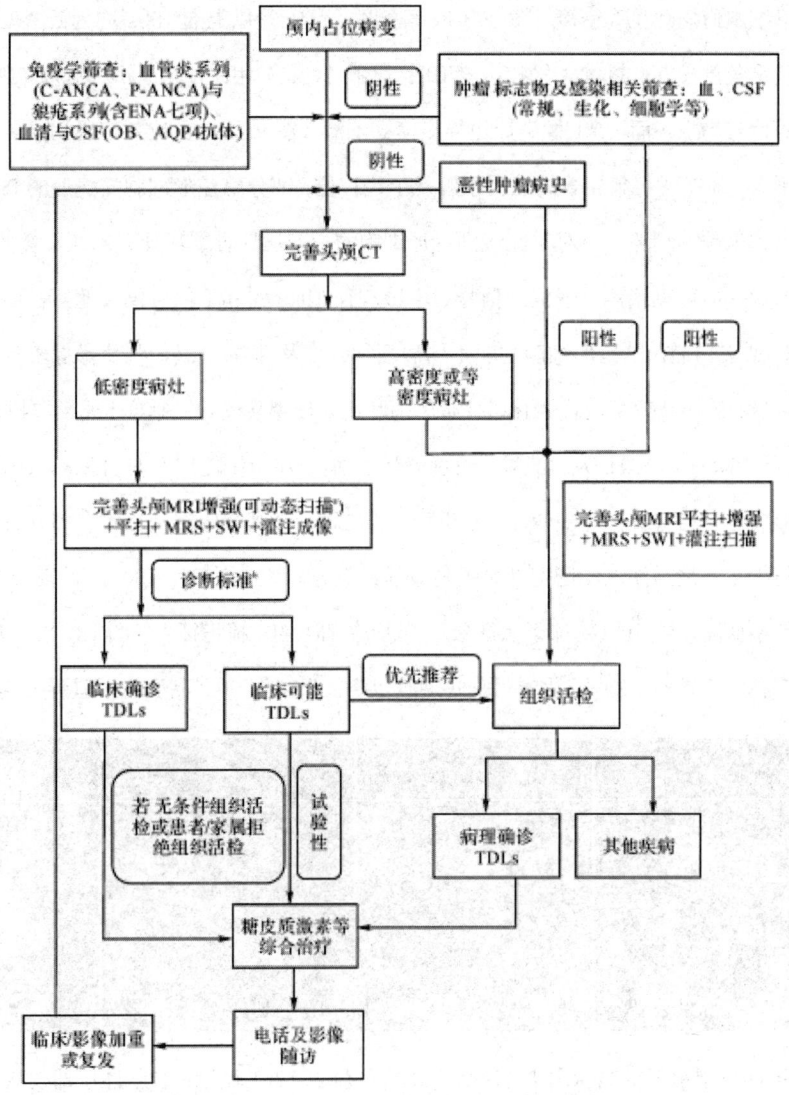

注：C-ANCA:抗中性粒细胞胞浆抗体胞浆型；P-ANCA：抗中性粒细胞胞浆抗体核周型；ENA：抗可溶性抗原；CSF：脑脊液；OB：寡克隆区带；AQP4：水通道蛋白4；SWI：磁共振磁敏感成像；a：按起病<3周、4-6周、≥7周分别行头颅MRI增强扫描；b：见正文"4.5 综合诊断标准"

图 8 TDLs 诊断治疗流程图

五、鉴别诊断

1.脑星形细胞瘤：（1）临床特点：脑星形细胞瘤一般表现为影像学占位显著而临床症候较TDLs相对轻的特点，可能与星形细胞瘤瘤细胞沿神经纤维之间弥漫生长，很少破坏神经纤维及神经元有关。约25%的TDLs患者以头痛起病，易被误诊为脑肿瘤；而至少20%的脑星形细胞瘤患者以癫痫起病，TDLs则少有癫痫起病的报道。（2）头颅CT检查：超过半数脑星形细胞瘤病灶呈高密度（图3C）或等密度，而98％以上的TDLs均为低密度灶，这对鉴别具有重大意义。（3）MRI平扫：与TDLs（图1A、4A）相比，脑星形细胞瘤T1WI像以呈稍长或等信号为主，而T2WI像病灶边界多模糊不清（图9A），占位效应更为显著，有时尽管病灶不大，却能观察到显著的灶周水肿及中线移位；部分脑星形细胞瘤病变的DWI信号多随时间呈越来越高趋势，而对于高级别星形细胞瘤，若病灶合并坏死、出血、囊变，则DWI高信号的病灶内可见低信号或混杂信号（图4D），而TDLs的DWI信号仅会随病程逐渐变淡；（4）MRI增强扫描：脑星形细胞瘤随不同病理学分型及WHO分级，强化影像表现各异，主要呈结节样、团块状或雾霾样强化，胶质母细胞瘤易出现囊变、出血、坏死影像特点；（5）fMRI：还可借助MRS及ASL等功能MRI检查进行鉴别，胶质母细胞瘤有时可见高大脂质(Lip)峰，星形细胞瘤的Cho/NAA多≥2（图6B），若显著升高则临床意义更大。部分胶质瘤病灶在PWI与ASL中呈高灌注，特别是对于高级别者更为显著（图7A、7B），而TDLs病灶多呈等灌注或稍低灌注；（6）特殊影像征象：1）增强MRI的"梳齿征"（图1B、2D）对于TDLs的诊断有相对特异性；2）脑桥的"基底动脉包绕征"（图9D）高度提示星形细胞瘤。

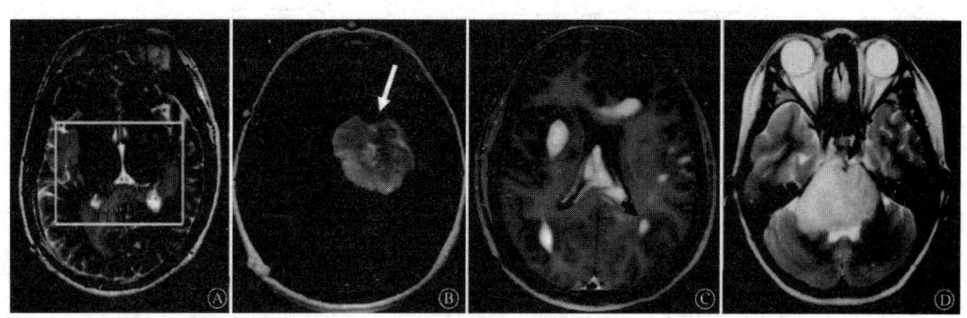

图9 间变型星形细胞瘤Ⅲ级（病例19）头颅轴位T2WI显示：胼胝体压部及双侧颞叶弥漫性T2高信号病变，边界不清（箭头所示，A）；PCNSL（弥漫大B淋巴瘤，病例20）患者头颅轴位T1WI增强检查示：左侧基底节区巨大占位，强化显著，呈类圆形，其上方可见"缺口征"（箭头所示，B）；PCNSL（弥漫大B淋巴瘤，病例21）患者轴位T1WI增强检查示：双侧侧脑室旁及侧脑室内可见多发病灶，均匀强化，形态学呈"雨滴状"或呈现"尖角征"（C）；弥漫型星形细胞瘤Ⅱ级（病例22）患者头颅轴位T2WI检查显示：脑桥广泛T2高信号，脑干高度肿胀，脑桥前段的基底动脉包绕其中（箭头所示，D）

2.PCNSLs：（1）临床特点：PCNSL以认知功能减退与记忆力显著下降为首发症状较多见，部分患者还可出现双眼视力下降，而TDLs则以头痛首发多见，仅少数可伴视力下降。（2）头颅CT：多数PCNSL头CT病灶呈高密度（图3D）或等密度，少数PCNSL患者早期头颅CT检查病灶呈低密度，随病程逐渐变为高密度。CT增强扫描一般可见中心型强化（球形居多）；（3）MRI 平扫：TDLs 病灶于 T2WI 像病灶边界多清楚，与 PCNSL 相比，病变相对较为局限，且其占位效应多不及 PCNSL 显著，而 PCNSL 的 DWI 多为高信号（图 4C），且随时间呈越来越高趋势；（4）MRI 增强扫描：PCNSL 多表现为相对均匀显著的片状或球形强化，有些患者可见"缺口征"（图 9B）、"尖角征"（图 9C），有些呈"雨滴"样表现，上述 PCNSL 的诸多影像特点均有别于 TDLs 增强扫描的"梳齿征"及其动态演变特点；（5）fMRI：与 TDLs 相比，PCNSL 的 Cho/NAA 多≥2，且常可见高大的 Lip 峰（图 6C），有助于二者的鉴别。

3.原发性中枢神经系统血管炎(primary angiitis of central nervous system, PACNS)：为原发于 CNS 的特发性小血管炎性病变，可表现为颅内多发占位病变，其临床、影像与 TDLs 极相似，易相互误诊，部分 PACNS 脑活检病理缺乏典型表现，易误诊为 TDLs。但与 TDLs 相比，PACNS 的部分特点可供鉴别：（1）临床起病相对较急，病灶更靠近皮层，可表现为癫痫发作；（2）以皮层受累多见，增强 MRI 可呈脑回样强化（图 10D），部分累及中线结构，常分布于双侧；（3）病灶周围水肿及占位效应多不及 TDLs 显著；（4）实验室检查方面，国外文献报道，约 30% 的 PACNS 可见血小板轻中度增高，少数患者还可出现 p-ANCA、c-ANCA 阳性，有一定鉴别价值；（5）部分病例在急性期与亚急性期可因病灶坏死，合并出血，MRI 平扫呈 T1WI 像高信号（图 9C）、T2WI 像呈低信号（图 10A），DWI 则呈低信号或混杂信号（图 10B），SWI 可证实出血；（6）对激素治疗反应相对较慢，往往在使用激素后增强 MRI 病灶很少快速消减；（7）依据病理学特点可分为淋巴细胞浸润型、肉芽肿型、急性坏死型，显微镜下可见血管壁炎细胞浸润或坏死，部分可见受累血管闭塞，可与 TDLs 相鉴别。

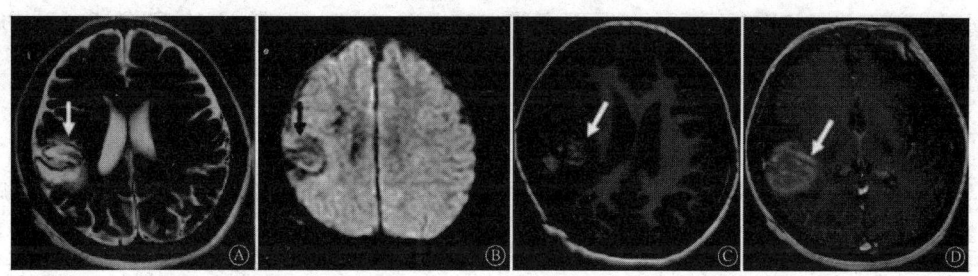

注：PACNS：原发性中枢神经系统血管炎

图 10 病理确诊的 PACNS 患者（病例 23）头颅轴位 T2WI 检查显示：右侧额顶叶类圆形 T2 高信号病灶，其中可见脑回样 T2 低信号（箭头所示，A）；轴位 DWI 像显示病灶呈低信号脑回样表现（箭头所示，B）；轴位 T1WI 像显示右侧额顶叶病灶 T1WI 呈脑回样高信号（箭

头所示，C）；轴位 T1WI 增强检查显示上述病灶呈脑回样强化（箭头所示，D）

4.其他：生殖细胞瘤与脑转移瘤等也可表现为 CT 高密度征象，但前者 MRI 还可见其他征象（如基底节区生殖细胞瘤可见同侧大脑脚萎缩及同侧侧脑室前角的负占位效应）；另外，前者一般发病年龄小，多见于男性；后者多继发于肺癌、乳腺癌等，病灶可多发，常位于皮层下血流较为丰富的区域，也可出现环形强化，部分呈囊状，其好发性别、年龄与原发肿瘤相关。

六、治疗

根据上述关于 TDLs 诊断标准中的诊断级别，分别推荐如下治疗原则：（1）病理确诊与临床确诊的 TDLs：可直接启动 TDLs 相关治疗；（2）临床可能的 TDLs：根据受累部位，充分评估手术风险后，推荐行组织活检，若病理学表现缺乏特异性，无法确诊，分析原因后可再次行组织活检，根据病理结果进行相应诊疗决策；（3）对于组织活检仍无法确诊且暂无再次组织活检计划者，或因各种原因无法行组织活检者，除外禁忌后，均推荐激素试验性治疗（图8），治疗后行增强 MRI 扫描进行影像学评估，对于增强完全消失或大部分消退者可基本除外胶质瘤的可能，应进行密切随访，若于半年内复发或病情再次加重的，应注意淋巴瘤的可能性。

治疗方面主要可分为急性期治疗、缓解期治疗（疾病修正治疗）、神经营养治疗、对症治疗、康复治疗及生活指导。因绝大多数 TDLs 为单时相病程，复发较少，且病灶体积相对较大，故激素的治疗方法则既不同于 NMOSD 的"小剂量长期维持"，也不同于 MS 的"短疗程"，而有其自身特点。对于 TDLs 复发的患者，需首先检测血清 AQP4 抗体，结果阳性高度提示患者存在向 NMOSD 转变的可能、复发率可能较高、神经功能残障相对显著，急性期和/或缓解期治疗均可参考 2016 年《中国视神经脊髓炎谱系疾病诊断与治疗指南》进行规范治疗；若血清 AQP4 抗体阴性，则仍按 TDLs 相关推荐治疗建议。

1.急性期治疗

治疗目标：减轻急性期临床症状、缩短病程、改善神经功能缺损程度，使颅内占位病灶体积缩小至消退，达到影像学缓解或治愈，预防并发症。

适应对象：首次发作的 TDLs，或有新发客观神经功能缺损证据的复发者。

主要药物及用法：

（1）激素治疗：可作为首选，可促进急性期 TDLs 临床证候的缓解、影像学颅内占位病灶的缩小及病灶强化的消退。但因 TDLs 的病灶体积相对较大，病情多较 MS 为重，故其激素冲击治疗之后的阶梯减量往往应较 MS 为慢，以免病情反复或加重。治疗原则：大剂量冲击、缓慢阶梯减量，逐步减停。推荐方法：①成人：甲泼尼龙 1000mg/d，静脉点滴 3-4h，3-5d，此后剂量阶梯依次减半，每个剂量 2-3d，至 120mg/d、80mg/d、40mg/d 以下，改为口服甲泼尼龙片 28mg/d×3d，依次递减为 20mg/d×7d 之后，每周减量 4mg 直至减停。②儿童：较为少见，具体剂量可参考儿童 MS 激素使用方法。

TDLs 对激素治疗多数较敏感，经激素冲击及阶梯递减治疗后，绝大多数症状可获缓解；而对于在激素减量过程中，若出现新发症状或症状反弹，可再次激素冲击治疗或给予 1 个疗程静脉注射大剂量免疫球蛋白（intravenous immunoglobulin，IVIG）治疗（具体方法见下文）。

注意事项：①推荐早晨用，以符合人体激素分泌节律，减少对下丘脑-垂体-肾上腺轴的抑制；②大剂量激素可致心律失常，静脉点滴的速度不宜太快，以 3-4h 为宜，出现心律失常应停药及时处理；③其他副作用：低钾血症、血糖与血压升高、血脂异常、上消化道出血、骨质疏松、股骨头坏死等，应注意给予质子泵抑制剂，并及时补钾、补钙，应用维生素 D 等处理，另外，使用大剂量激素还易致兴奋失眠，可适当予以酒石酸唑吡坦等催眠类药物；④对于疑似 PCNSL 的患者，在脑活检术前不宜使用激素治疗，以免使影像学与病理学表现不典型，而致确诊困难；⑤激素冲击治疗的具体剂量及减量的快慢应视患者的具体情况而定，如合并高龄、糖尿病等因素时，激素使用剂量宜酌情减量。

（2）激素联合免疫抑制剂：适用于激素冲击效果不佳者，主要包括：硫唑嘌呤、环磷酰胺、吗替麦考酚酯、甲氨蝶呤、他克莫司等，尚缺乏 TDLs 相关的循证医学证据，具体使用方法及注意事项可参考 2016 年《中国视神经脊髓炎谱系疾病诊断与治疗指南》。

（3）IVIG：适用于血清 AQP4 抗体阳性的患者，也可用于不适合激素治疗或激素治疗无效者，亦适合于不宜使用免疫抑制剂的特殊人群，如妊娠或哺乳期妇女、儿童。推荐用法：免疫球蛋白用量为 0.4g/（kg·d），静脉点滴，连用 5d 为 1 个疗程。

2.复发型 TDLs 缓解期的治疗

治疗目标：控制疾病进展，预防复发。对于符合 MS 时间与空间多发特点的 TDLs 可按 MS 进行免疫抑制剂或疾病修正治疗（disease modifying therapy，DMT），对于不符合 MS 及 NMOSD 诊断的，亦可予免疫抑制剂治疗，尚缺乏循证医学证据。

主要 DMT 药物：建议对血清 AQP4 抗体阴性的复发型 TDLs，可予以 DMT 药物治疗，使用方法及注意事项可参考《多发性硬化诊断和治疗中国专家共识（2014 版）》。

免疫抑制治疗：对于符合 MS 诊断标准的可作为三线治疗，而对于不符合 MS 与 NMOSD 的 TDLs 可作为一线药物进行选择使用，常用的有硫唑嘌呤、环磷酰胺、吗替麦考酚酯等，具体使用方法及注意事项，可参考 2016 年《中国视神经脊髓炎谱系疾病诊断与治疗指南》。

神经修复治疗　　推荐使用神经生长因子（30μg，起效快，半衰期长）、单唾液酸四己糖神经节苷脂钠、胞磷胆碱胶囊。另外，还可使用多种维生素，如 VitB1、甲钴胺。

对症治疗　　（1）抑郁焦虑：可应用选择性 5-羟色胺再摄取抑制剂（SSRI）、去甲肾上腺素再摄取抑制剂（SNRI）、去甲肾上腺素能与特异性 5-羟色胺能抗抑郁药物（NaSSA）及坦度螺酮等 5-羟色胺 1A 受体激动剂类药物。（2）认知障碍：可应用多奈哌齐等胆碱酯酶抑制剂、美金刚等。（3）头痛：为临床最常见的首发症状之一，可口服止痛药对症处置。对于颅内压显著增高者可酌情试用甘露醇、甘油果糖等脱水降颅压治疗。（4）痛性痉挛：可选用卡马西平、普瑞巴林、加巴喷汀、巴氯芬及替扎尼定等药物。（5）慢性疼痛、感觉异常等：可选用普瑞巴林、阿米替林、5-羟色胺 1A 受体激动剂、SSRI、SNRI、NaSSA 类抗焦虑抑郁药物及替扎尼定等，并给予适当的心理疏导。（6）乏力、疲劳：可选用用莫达非尼、金刚烷胺。（7）膀胱直肠及性功能障碍：尿潴留应导尿处理；便秘可应用缓泻药，严重者可予灌肠处理；性功能障碍可应用改善性功能药物等。

康复治疗及生活指导：TDLs 在急性期后往往遗留一些功能障碍，应早期在康复师的指导下，对伴有肢体、语言、吞咽等功能障碍的患者进行相应功能康复训练。尽量避免可能与神经系统炎性脱髓鞘疾病复发相关的因素，如避免过热的热水澡、强烈阳光下高温暴晒、避免吸烟、避免预防接种，保持情绪稳定、心情愉悦，规律作息，适量运动，补充维生素 D 等。对于复发型 TDLs，还应在婚姻、妊娠等方面提供合理建议。

七、预后及随访

TDLs 一般预后良好，国外尚缺发大样本随访数据。刘建国等对 60 例 TDLs 进行 3-6 年的随访发现，绝大多数的 TDLs 预后良好，仅 2 例死亡，且死因均与 TDLs 无明显相关性；多为单病程，也可复发，部分患者有向 MS 转化的趋势或与 NMO 重叠，以前者居多，TDLs 的复发频率明显较 MS 与 NMOSD 为低，上述随访中，复发次数最高仅 3 次，复发的形式以多发斑片状异常信号为主（呈 MS），少数为 TDLs；另外，随访中亦发现，部分经病理活检诊断为 TDLs 的患者治疗缓解后，病情反复并加重，后经开颅手术证实为脑胶质瘤或 PCNSL（其中，部分患者尽管早期头颅 CT 显示低密度病灶，但后期可转变为高密度）。因此，推荐随访意见如下：（1）对所有 TDLs 患者均应进行电话随访（3 年内，确诊的 TDLs 至少每年 1 次，临床确诊的 TDLs 至少每半年 1 次，临床可能的 TDLs 至少每季度 1 次）；（2）对于临床有复发的 TDLs，均应在复发后每 3-6 个月进行 1 次头颅增强 MRI 检查；（3）对于随访中病灶再次出现或有增大趋势者可行头颅 CT 检查，必要时再次脑活检检查。

该指南汇集国内多学科、众多专家的临床经验，在查阅大量相关参考文献的基础上经多次讨论修订而成，诊断标准较为细化、严谨、完善，同时附有诊断流程图，具有较强的科学性、实用性与可操作性，尽管如此，但也会存在一些不足，需要在临床实践中进一步完善。

第三节 Schilder 弥漫性硬化

Schilder 病又称弥漫性硬化，弥漫性轴周性脑炎，为一组罕见的年轻者易受累的 CNS 脱髓鞘性疾病，急性或亚急性起病并逐渐进展，间断恶化或进行性恶化，偶尔出现停滞，在数月或数年内可完全残疾或死亡。Schilder 病在 1912 年首先由 Paul Schilder 描述，Schilder 病多见于儿童和青少年，多为散发性，病变主要位于大脑半球白质，以枕叶为主，顶、颞及额叶亦可受累，双侧受损，多一侧较重。组织学上表现为典型的脱髓鞘改变，类似于 MS，轴索亦可轻度受累，血管周围淋巴细胞浸润，胶质细胞增生，可见坏死灶和空泡形成。

1986 年 Poser 等建立严格的 Schilder 病的非侵入性诊断标准。诊断标准可概括为：①临床症状和体征为非典型早期 MS 样表现，如双侧视神经受累、颅内压增高体征、失语症和精神症状等，外周神经系统无受累；②脑脊液正常或非典型 MS 脑脊液改变；③颅脑影像学显示一个或两个对称性双侧至少 2cm×3cm 的病灶，三维尺寸中有两个达 2cm，累及双侧大脑半球的半卵圆中心；④症状出现前无发热、病毒或支原体感染、疫苗接种；⑤血清极长链脂肪酸浓度正常。尽管根据 Poser 提出的临床标准，鉴别颅内肿瘤与脱髓鞘病仍存在困难，侵入性措施目前仍作为金标准。

尽管 Poser 对 Schilder 病进行了严格诊断标准规定，但仍有临床和神经影像上无法与颅内肿瘤区别，因而对神经影像学行进一步研究以减少侵入性检查非常重要。Schilder 病 CT 病灶为大的低密度灶，常有占位效应以及薄层环形强化。颅脑 MRI 影像学表现为环状但不规则或不完整的强化病灶，同时累及双侧半球，偶呈对称性，位置常倾向于顶枕叶区域受累（图 3-5-1）。影像学上这些大而局限性的脱髓鞘病灶可能类似于脑肿瘤、脓肿甚至肾上腺白质脑病的表现。下述影像学发现可能有助于支持 Schilder 病的诊断：通常对称性累及双侧大脑半球的较大病灶，呈不完全环状强化，具有最小占位效应，弥散加权像（diffusionweighted imaging，DWI）呈低信号及脑干罕见受累。随着影像学技术的发展，新的影像学序列可协助其诊断，如脓肿及缺血性病灶表现为表观弥散系数（apparent diffusion coefficient, ADC）信号降低、DWI 高信号，因而病灶核心区域 ADC 增高可有助于排除脓肿。磁共振波谱成像（magnetic resonance spectroscopy, MRS）表现为：①胆碱（choline, Cho）峰升高，是细胞密度增多的标志；②损伤或浸润引起正常功能神经元和轴索数量减少，故引起 N-乙酰天冬氨酸（N-acetyl-L-aspartic acid, NAA）峰下降；尽管形态学研究提示损伤存在，非脑组织不表达 NAA，因而 NAA 峰即使下降，也支持非转移特性病灶；③除外脓肿后，乳酸（lactate, Lac）峰亦可升高，可能由于活化的巨噬细胞聚集于炎性部位。对于磁共振灌注成像，脱髓鞘相对脑血容量（relative cerebral blood volume, rCBV）则无升高。现有学者提出，如达到如下标准，可提出非侵入性诊断：①无颅内压增高征象；②存在一个或两个皮层下 CT/MRI 上呈现开环征的囊状病灶，通过传统神经影像学排除缺血、脓肿及转移，并进一步通过 MRI 灌注和短回波 MRS 上谷氨酸盐/谷氨酰胺比值异常升高排除原发性肿瘤。

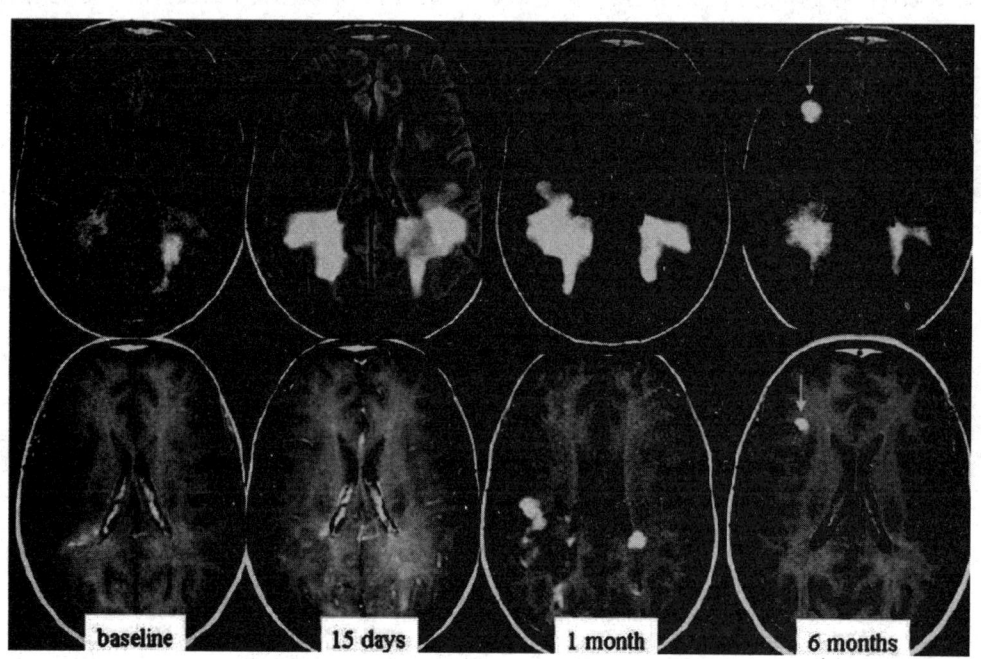

图 1 进展至临床确诊多发性硬化（multiple sclerosis, MS）的 Schilder 病患者头颅 MRI 连续图像。随访 6 个月的液体衰减翻转恢复（fluid attenuated inversion recovery, FLAIR）图像（上排）和 T 1 增强序列（下排），观察侧脑室后部白质大病灶进展。6 个月后视神经炎发作时 MRI 扫描显示右侧额叶白质的一个新强化病灶（箭头处）

Schilder 病迄今尚无公认的治疗标准，皮质类固醇激素被认为有效，对于皮质类固醇激素无效的快速进展患者，可尝试用于 MS 治疗的其他治疗方法，包括米托蒽醌、静脉注射免疫球蛋白（intravenous immunoglobulin, IVIg）、血浆置换措施等。最初病情改善后，若于皮质类固醇激素或细胞毒性药物减量中再次加重，或对血浆置换和IVIg产生依赖，可试用β-干扰素或醋酸格拉默（glatiramer acetate，GA）。

第四节 原发性中枢神经系统血管炎

原发性中枢神经系统血管炎（PACNS）是主要局限于脑实质、脊髓和软脑膜的中小血管的罕见重度免疫炎性疾病。迄今为止，PACNS自然人群的发病率和患病率尚不明确，目前文献报道推算的发生率约2.4/106，女性患者稍多，美国梅奥诊所的163例样本研究中男女比例约0.8：1。PACNS可发生于任何年龄，以40～60岁多发，偶见于儿童。

一、临床表现

PACNS通常缓慢起病，少数也可急性起病，病程可有复发缓解，也可进行性加重。临床表现与受累血管大小、血管炎病理分型有关，常无特异性症状和体征。头痛、认知障碍以及持续性局灶神经功能缺损或脑卒中的相关表现是PACNS最常见的临床表现，也是2/3以上PACNS患者的首发症状。偏瘫多见于较大血管受累，癫痫多见于儿童。部分成人患者可合并淀粉样血管病。

1. 头痛：头痛为PACNS的最常见症状，可见于PACNS患者的50%～60%。

2. 脑血管事件：脑血管事件可见于30%～50%的PACNS患者，呈急性起病，多表现为多次发作的、累及不同供血区的多发梗死，或短暂性脑缺血发作，也可合并脑出血。

3. 脑病表现：此组表现主要包括癫痫发作、精神症状、意识或认知功能障碍、遗忘综合征等。

4. 脊髓病表现：PACNS中约5%有脊髓受累症状，单纯脊髓受累罕见。患者多伴后背疼痛，表现为进行性截瘫，累及肢体、骶尾部的麻木感，尿便障碍等。

5. 视神经炎：PACNS中视神经炎较罕见，目前仅有数例PACNS相关视神经炎的文献报道，可表现为单侧或双侧视力下降、眼球转动疼痛，可伴有轻度头痛。

二、辅助检查

血清学、脑脊液检查及神经影像学（包括血管造影）异常结果对于PACNS通常不具有特异性，但能为其鉴别诊断提供依据，而且若脑脊液（CSF）检查和头MRI结果均为阴性，则PACNS可能性较小。皮层下联合软脑膜的组织活检发现原发的血管透壁性损害及血管破坏性炎性反应是诊断PACNS的金标准。

三、实验室检查

实验室检查主要用于排除与 PACNS 表现相似的其他疾病,目前尚无明确的实验室检查指标可以用来诊断或除外 PACNS。

四、影像学检查

近年来,由于神经影像技术的发展,尤其是脑血管检查技术进步,神经影像学检查在临床上对 PACNS 的诊断、鉴别诊断及分型具有重要意义。

CT:PACNS 患者中约 1/3~2/3 经头颅 CT 检查可显示不同程度的异常低密度信号影,约 12%伴有颅内出血,可表现为脑实质、蛛网膜下腔、脑室高密度影 M;也可见深部白质钙化。由于 CT 敏感度较低,临床常被 MRI 取代。

MRI:MRI 是对 PACNS 最敏感的影像学检查方法,PACNS 患者通过 MRI 检查约 90%~100% 可有阳性发现。应用 MRI 不同的序列成像方法更容易发现 PACNS 的异常表现,常见的颅脑 MRI 异常表现有以下 10 种,具体见图 1。

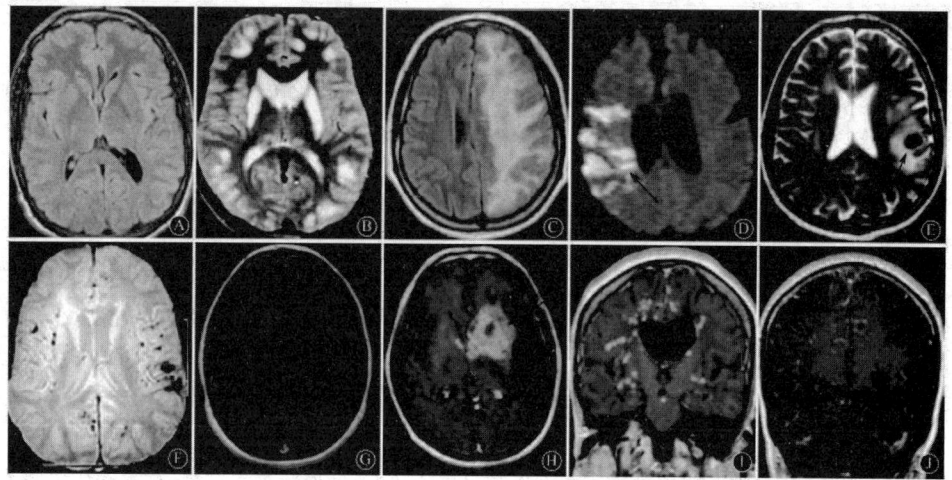

A:正常 FLAIR;B:T$_2$ 皮层下多发梗死;C:FLAIR 白质融合病灶;D:DWI 多发高信号(箭头所示);E:T$_1$ 血肿伴周围水肿(箭头所示);F:SWI 多发微出血;G:T$_1$ 多发小的强化病灶;H:T$_1$ 大块的强化病灶(箭头所示);I:T$_1$ 血管周围强化;J:T$_1$ 脑膜强化

(1)正常:这种情况见于少数 PACNS 早期,此时可通过磁灌注成像来提高诊断敏感性;

(2)同时累及皮层和皮层下的多发梗死:此种情况在 PACNS 中较常见,可呈中血管或其分支供血区梗死,也可表现为小动脉型梗死,常见部位依次为皮层下白质、深部灰质、深部白质、皮层,呈 T2、FLAIR 高信号;

(3)进行性融合的白质病灶,此表现易被误诊为脱髓鞘疾病;

(4)DWI 多发高信号,可见于 PACNS 急性期;

(5)脑实质内大小血肿;

(6)脑实质多发微出血:梯度回旋 MRI SWI 可表现为无症状的多发斑点状微出血灶,

结合其他序列的多发缺血证据，更利于诊断 PACNS；

（7）脑实质多发小的强化病灶；

（8）单发或多发大块强化病灶，可伴水肿、小血管强化，易被误诊为肿瘤；

（9）血管周围间隙扩大伴强化；

（10）软脑膜的强化病灶，此表现可见于约 9%的 PACNS。

颅内血管检查　此类检查方法包括 DSA、CTA、MRA、超声等，对于诊断 PACNS 的敏感性不高，阳性结果可作为疑诊 PACNS 的证据。

五、组织活检

脑和脑膜组织活检为诊断 PACNS 的金标准。PACNS 的典型病理改变特征为原发的血管透壁性损害及血管破坏性炎性反应。

脑组织病理活检诊断 PACNS 的标准为：

（1）淋巴细胞性炎性反应：脑实质、软硬膜血管周围 2 层以上淋巴细胞浸润；（2）管壁改变，管壁模糊不清、内皮细胞明显可见；（3）缺血改变；（4）噬神经细胞现象；（5）脑水肿；（6）除外其他诊断。

符合上述（1）～（6）条为确诊的 PACNS，符合（2）～（6）条为很可能的 PACNS。

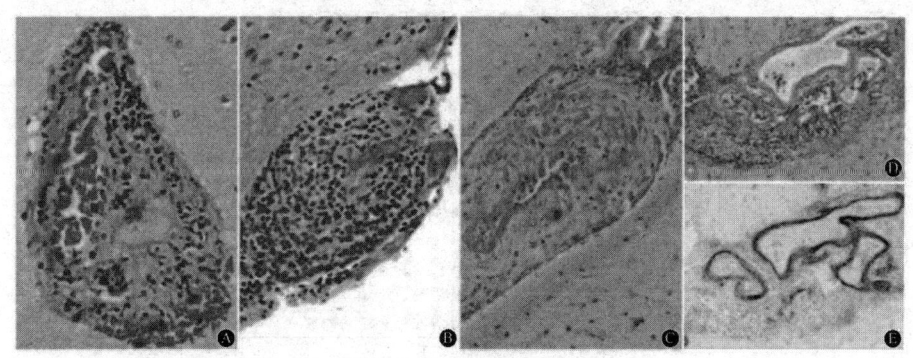

A：肉芽肿性血管炎；B：淋巴细胞性血管炎；C：坏死性血管炎；D、E：ABRA
图 5　常见的 PACNS 组织病理分型（A-D：HE×400；E：βA4 淀粉样蛋白过氧化物酶染色×200）

六、诊断标准

近年来临床倾向于将 PACNS 视为有多种临床及病理亚型的谱系疾病。目前仍以脑活检为诊断 PACNS 的金标准，临床诊断仍旧广泛沿用 Calabrese 和 Mallek 1988 年的诊断标准。具体如下：

临床标准：患者病史或临床检查提示有神经功能缺损，通过多方面评价后仍不能用其他病变解释；影像学和组织学标准：由影像和/或病理证实的中枢神经系统血管炎性过程；排除标准：无任何证据显示有系统性血管炎，或有任何证据显示血管炎为继发性，如梅毒性血管炎。

注：应符合以上所有条件，儿童型PACNS要求发病年龄大于1个月、小于18岁。

七、补充标准

2009年Birnbaum和Hellmann等在此基础上提出了新的补充诊断标准，用以排除RCVS。

确诊的PACNS：活检确诊的PACNS（金标准）；

很可能的PACNS：A 缺乏活检资料；B 血管造影、MRI、CSF 表现符合PACNS 表现。

八、鉴别诊断

PACNS病变仅累及中枢神经系统，但临床表现多样且多数不具特异性，确诊常需依据病理活检。因此，临床诊断PACNS时需与多种疾病进行鉴别，具体见表1。

表1. PACNS鉴别诊断

相似特点	疾病种类
血管造影阳性	·可逆性脑血管收缩综合征 ·早发颅内动脉粥样硬化 ·纤维性肌发育不良 ·烟雾病和烟雾综合征 ·血管内淋巴瘤及淋巴细胞增殖性疾病 ·放射性血管病
脑MRI阳性	·脑肿瘤（如血管内淋巴瘤、脑胶质瘤病） ·遗传病（如伴有皮层下梗死和白质脑病的常染色体显性遗传性脑动脉病、伴视网膜病-肾病-卒中的遗传性内皮细胞病HERNS） ·可逆后部白质脑病 ·Susac综合征 ·慢性高血压（脑微出血） ·脱髓鞘疾病、多发性硬化、急性播散性脑脊髓炎、进行性多灶性白质脑病
系统免疫或感染性血管炎	·结缔组织病：神经白塞病、硬皮病、结节性多动脉炎、干燥综合征、抗心磷脂抗体综合征、韦格纳肉芽肿、系统性红斑狼疮、克罗恩病、科-德氏病、柯根氏综合征、结节病性肉芽肿和血管炎、荨麻疹性低补体血症、肿瘤相关性血管炎（霍奇金和非霍奇金淋巴瘤、白血病、肺癌） ·感染：病毒（如带状疱疹、HIV）、细菌（如结核、梅毒螺旋体、肺炎球菌）、真菌（如曲霉菌、放线菌、隐球菌、组织胞浆菌）、弓形体等感染 ·其他：高同型半胱氨酸血症、血小板性紫癜、卟啉病
多发脑栓塞	·动脉粥样硬化性栓塞、心源性栓塞 ·亚急性细菌性心内膜炎 ·无菌性血栓性心内膜炎 ·左房黏液瘤、其他心脏肿瘤 ·抗心磷脂抗体综合征、其他高凝状态

九、治疗

激素是治疗PECNS的主要手段，约一半以上患者需要增加免疫抑制剂治疗，约1/5患者对强化免疫治疗仍反应欠佳。由于PECNS是一组异质性疾病，应针对具体类型进行个体化治疗。对于病情危重者可予甲泼尼龙冲击治疗后改为泼尼松口服逐渐减量并联合环磷酰胺，序贯治疗3个月；轻症患者可直接口服激素，并根据疗效决定是否联合使用免疫抑制剂。具体见图2。

若免疫抑制治疗无效,应当重新评估可能的致病原因,之后再次制定治疗方案。治疗过程中可复查 MRI、腰穿(检测 CSF)以监测病情变化,如出现症状加重、病灶增多,除考虑疾病复发还应考虑到机会性感染、药物不良反应及毒性作用的可能。

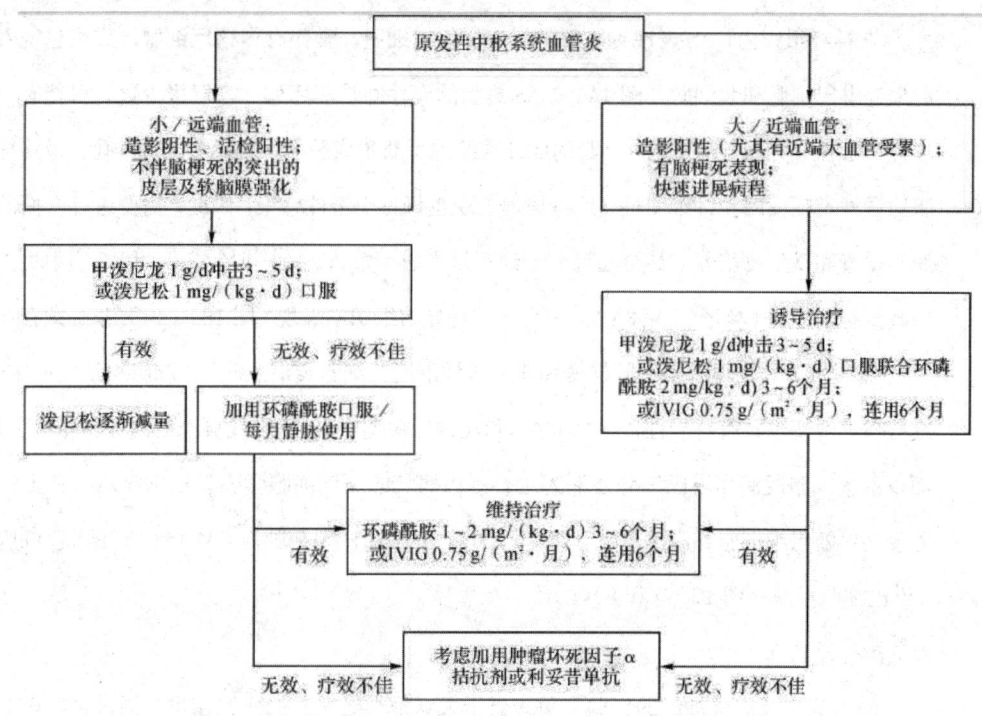

图 2　PACNS 治疗示意图(图中 kg 为体质量单位,m2 为体表面积单位)

第五节 神经系统结节病

一、概述

多数具有典型临床表现的结节病患者诊断不难,然而,由于不典型的临床表现或者类似的疾病,使得结节病的诊断具有挑战性,对于神经结节病(Neurosarcoidosis, NS)而言上更为突出。虽然关于 NS 的研究报道数不胜数,但仍缺乏一个明确的定义,也没有一个统一的诊断标准。诊断标准的制定对于设计 NS 临床试验至关重要,对于患者和临床医生也很有价值。NS 专家联盟日前已经制定了关于 NS 诊断标准的共识。因为结节病可以累及中枢神经系统(CNS)和周围神经系统(PNS),且少数患者没有其它脏器的受累,专家联盟致力于统一 CNS 和 PNS 的诊断标准。

二、结节病的病理学表现

1. 中枢神经系统

NS的病理学特征是非干酪样肉芽肿性炎症反应。脑表面的肉芽肿，特别是脑基底部，为特异性表现。当脑实质受累时，肉芽肿和炎症反应倾向分布于血管周围。少数情况下，NS可表现为脑实质或硬脑膜的瘤样占位，易被误诊为肿瘤。

　　在神经组织内，NS表现为成群的上皮样组织细胞，常伴有多核巨细胞，周围包绕着非肿瘤性淋巴细胞和浆细胞（图1A）。NS典型的肉芽肿是非坏死性，但极少数者可伴有少许坏死。随着病变逐渐慢性化，脑膜的成纤维细胞不断生成胶原蛋白，随之纤维化，最终导致脑膜慢性炎症反应和纤维变性。这些病理表现也可见于慢性感染，因此，需要进行全面的组织学检查和微生物培养，甚至通过分子诊断学方法（如PCR）来排除感染。巨细胞中央液泡内找到星状小体（星形包涵体）是NS另一种特异的组织学表现（图1B），但并非必须存在。

　　脑膜结节病表现为肉芽肿样变和非特异性淋巴浆细胞炎症反应。在脑组织活检标本中，这些病理改变也具有特异性，一些脑组织和视神经病变中，巨细胞或典型的肉芽肿相对少见，而以单核细胞浸润和淋巴细胞浸润为主。脑内病灶的免疫细胞学表型通常显示各种炎症细胞浸润伴随组织细胞和泡沫样巨噬细胞（CD68+）增加，肉芽肿内CD4和CD8 T淋巴细胞与B淋巴细胞浸润（图1C、D和E）。

2.周围神经系统

　　结节病累及周围神经的经验多数来自于大纤维神经病变的研究，可见周围神经肉芽肿性炎、血管炎或坏死性血管炎性病变。对于伴有肌病表现的患者，或MRI或FDG-PET上显示累及肌肉的患者，肌肉活检有助于发现肉芽肿性炎性反应。肌肉和神经联合活检可能是有价值的，因为少数累及大纤维神经的结节病患者伴有亚临床肌病表现。

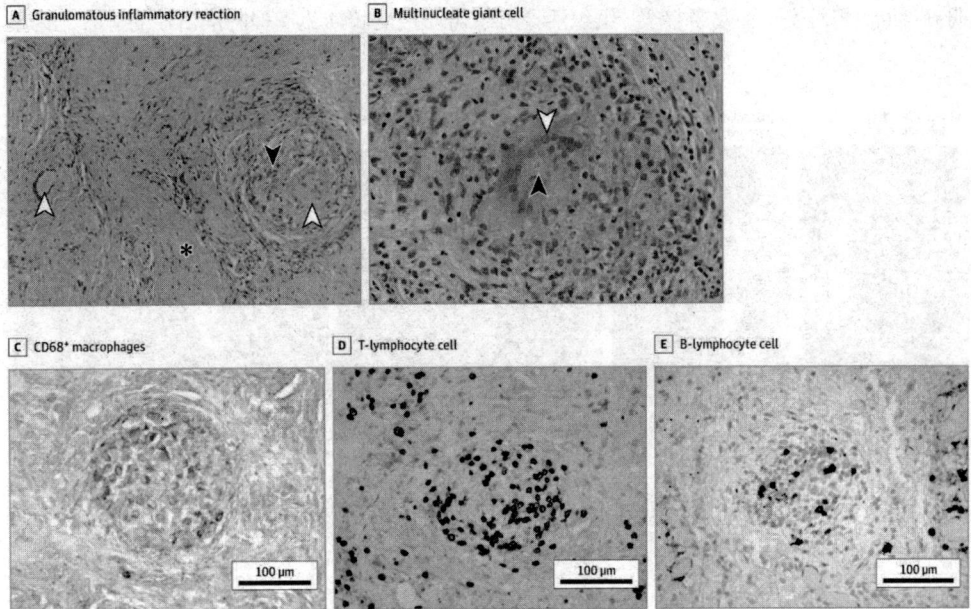

图1：一例神经结节病患者硬脑膜活检病理；A：肉芽肿性炎症反应伴多核巨细胞（白箭头）、上皮样组织细胞（黑箭头）和纤维组织（星形）（HE 染色，×200）；B：多核巨细胞（白箭头）和中央星状小体（黑箭头）（HE 染色，×400）；该患者病灶内非坏死性肉芽肿的免疫表型提示肉芽肿内 CD68+巨噬细胞（C），CD3+T 淋巴细胞（D）和 CD20+B 淋巴细胞（E）浸润

三、临床表现

NS 的临床表现多样，肉芽肿性炎可累及任何解剖位置，包括脑膜、颅神经、脑实质、脊髓和周围神经，而表现出不同的症状。临床医师不应该将任一新发神经系统症状归因于 NS，而应该评估其它病因的可能性。

四、结节病和神经结节病的评估与诊断

NS 的诊断应基于患者的临床症状、影像学表现（图2）和脑脊液检测。对于疑诊 NS 的患者不仅需要进行神经系统评估，也需要全身系统性评估。许多临床表现为 NS 的患者，其全身症状已然可确诊为结节病。然而，约 50%疑诊为 NS 的患者，神经系统症状为结节病的首发症状。一项纳入 29 篇文献的 Meta 分析共包含 1088 例患者，只有 338 名 NS 患者（31.1%）在首诊时具有系统性症状，虽然 914 名患者（84%）最终出现全身症状。约 90%的患者可发现神经系统以外结节病的证据。因此，对于无结节病病史、而神经系统症状怀疑与结节病相关的患者，需要进行全身评估以帮助 NS 的诊断。肺部、胸内淋巴结、眼和皮肤是常见累及的部位，因此需要重点关注这些部位。如为多系统受累，建议行神经系统外部位的组织活检

明确诊断，相对安全而易于接受。组织活检对于需要接受长期免疫抑制剂治疗的患者尤为重要。

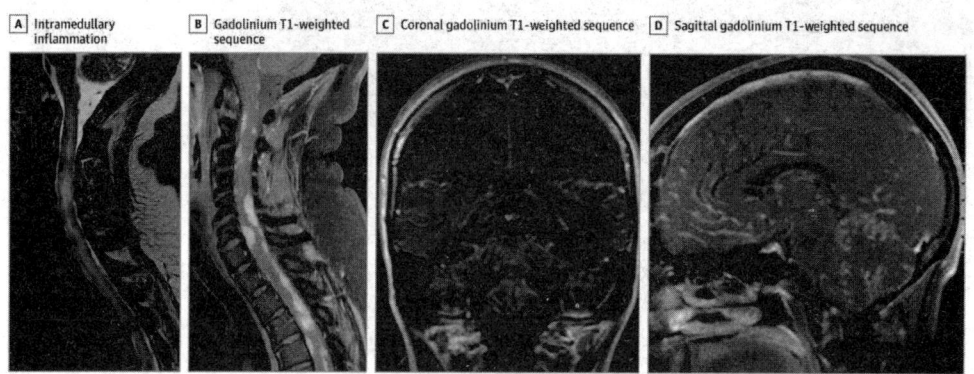

图2：神经结节病患者脑和脊髓MRI表现；矢状位T2序列（A）可见颈髓肿胀伴髓内炎症反应，T1增强可见硬脊膜强化（B）；冠状位（C）和矢状位（D）T1增强可见软脑膜强化

三、脑脊液检测

NS患者的脑脊液无特异性，但如果风险较小，仍建议疑诊NS的患者进行脑脊液检测，其目的有二，其一为明确颅内存在炎症反应，其二为排除感染性和肿瘤性疾病。部分患者即使MRI正常，其脑脊液仍可出现异常。脑脊液压力可升高。常见脑脊液异常结果包括单核细胞为主的有核细胞增多、蛋白含量升高、糖含量降低、IgG指数升高和寡克隆带阳性，均为非特异性，但提示存在活动性炎症。如有临床指征，需要完善病毒PCR（单纯疱疹病毒、带状疱疹、巨细胞病毒、EB病毒）和相关免疫检测（如带状疱疹病毒IgM），分枝杆菌PCR，细菌、抗酸杆菌和真菌培养，同时完善VDRL试验及莱姆病血清学检测，因为这些感染可模拟神经结节病。脑脊液二代测序已被应用于NS患者，用于排除颅内感染。应进行脑脊液细胞学和流式细胞学检测，尤其是MRI上可见软脑膜强化和脑积水的患者。

50%-70%的NS患者可见脑脊液非特异性炎症性改变。伴有软脑膜强化的患者最容易出现脑脊液异常。在一项纳入54名患者的研究中，脑脊液蛋白升高（26/42，62%）和单核细胞为主的有核细胞增多（24/42，57%）是最常见的表现，其次为寡克隆带阳性（8/42，19%）。另一项研究的结果类似，名60%（15/25）患者脑脊液蛋白升高，64%（18/28）患者有核细胞数增多，22%（4/18）患者寡克隆带阳性，同时38%（8/21）患者IgG指数升高。脑脊液血管紧张素转化酶（ACE）活性的诊断价值尚具争议，其敏感性和特异性均较低，对诊断帮助不大。约30%的患者脑脊液结果正常。

四、生物标记物

多种生物标记物曾被用于结节病的诊断，最常见的是ACE，但在血清和脑脊液中均缺乏敏感性和特异性。肺结节病患者和部分 NS 患者的血清溶解酶升高，但这项检测亦缺乏敏感性和特异性，无法应用于 NS 的诊断。

五、胸部影像学

多达 90% 的结节病患者胸部影像学存在异常。若高度怀疑结节病而胸部 X 片正常，建议进一步行胸部高分辨 CT 检查，增强扫描更佳。

若存在纵膈或肺门淋巴结肿大，可行经支气管镜、胸腔镜、CT 或超声引导性穿刺活检，获取组织样本，注意活检相关风险。

六、肺外结节病

若胸部 CT 扫描正常，可以行 Ga67 硝酸镓闪烁扫描或更好的 FDG-PET 扫描来查找肺外系统性结节病。FDG-PET 比镓扫描拥有更高的空间分辨率和敏感性，特别是对于检测淋巴结受累，是目前最好的影像学检查。

七、来自其它脏器的活检

结节病的诊断需要至少一个脏器发现肉芽肿。肺是最常见的部位，但也有不少比例来自其它脏器的组织样本。脏器活检的结果需要和该脏器的临床症状相符合。若一个脏器的临床症状高度提示结节病，此时阳性的活检结果更加支持诊断。

自 20 世纪 50 年代中期以来，结膜活检被提出用于结节病的诊断，因为眼部受累频率高，常无症状，且获得活检相对容易。然而，虽然结膜活检在经仔细筛选的病人中具有一定的价值，但对于病因不明的神经系统炎性病变，结膜活检诊断神经结节病的阳性率较低。

八、患者评估

根据临床表现，怀疑 CNS 结节病的患者需要完善头颅和/或颈椎、胸椎和腰椎 MRI 平扫和增强扫描。通常需要脑脊液全面检测。怀疑 PNS 结节病的患者应完善肌电图和神经传导速度检查。如有临床指征，可进一步行神经或肌肉活检。

怎样的检查才算是充分查找全身结节病，仍有争议。检查评估应该结合患者的症状和体征。若怀疑患者存在隐匿性结节病，则建议患者至少应进行眼部检查、胸部高分辨 CT、全身 FDG-PET 检查。后二者检查尤其适合筛查活检部位，但考虑到其辐射暴露和检查费用问题，最好是高度怀疑结节病的患者。血液检查包括血常规、肝肾功能、电解质和肌酸激酶。血清 ACE 活性、C 反应蛋白和可溶性白介素 2 受体目前已被证明对诊断结节病价值不大，虽然可能有一定的提示作用。最后，需要完善相关检查排除神经感染，包括病史与查体、脑脊液和血液学检测和影像学（中枢和全身）检查。

九、神经结节病的诊断标准

既往已提出数个不同的神经结节病诊断标准。大多数诊断标准基于单中心的单个医生团队，反应了其研究方法。不同诊断标准之间关于临床资料和辅助检查的着重点略有区别。据我们所知，既往的诊断标准并未经过前瞻性验证，我们认为这是重要的未来研究方向。而且，这些标准都没有提出如何充分评估以排除相关疾病。

我们提出的诊断标准共识基于以往的研究成果，体现了不同医疗中心结节病和神经结节病专家的团体意见。即便得到脑组织活检，也无法百分之百地确诊结节病，但一些通用原则可以提供指导。受累及的脏器越多，结节病诊断的可靠性越高。随着时间的推移，结节病的诊断可信度越高，因为淋巴瘤或结核病等其它疾病可能性越低。

我们考虑的一个问题是要不要将患者对治疗的反应放进诊断标准之中。我们决定不纳入患者对治疗的反应作为诊断标准之一，因为很多炎症性疾病，甚至感染性或肿瘤性疾病，可能对免疫抑制疗法有短暂的反应。符合我们的诊断标准的患者若对治疗有反应，则诊断 NS 的可信度更高。反之，若对治疗无反应，则需要质疑诊断 NS 的可信度，虽然有小部分 NS 患者对传统治疗方案无效。

基于这些讨论的结果，我们提出神经结节病的诊断标准共识（表）。满足很可能或确诊的 NS 标准的患者应该考虑诊断为 NS，而满足可能的 NS 标准的患者可能罹患 NS，可能对结节病的治疗方案有效。病理检查提高了结节病诊断的可信度，但即便病理学发现肉芽肿也不是百分之百确定。另外，若组织病理提示存在炎症，但未发现肉芽肿，患者不能满足确诊的 NS 的标准，但如果临床症状支持，则可以考虑可能的或很可能的 NS。

CNS 和 PNS 神经结节病的诊断标准

可能的神经结节病：

1. 临床表现和检查评估均提示神经结节病，定义为临床症状和 MRI、脑脊液和/或 EMG/NCS 结果符合典型的肉芽肿性炎，且严格排除其它疾病。

2. 未经病理证实存在肉芽肿性病变。

很可能的神经结节病：

1. 临床表现和检查评估均提示神经结节病，定义为临床症状和 MRI、脑脊液和/或 EMG/NCS 结果符合典型的肉芽肿性炎，且严格排除其它疾病。

2. 经病理证实的符合结节病的非神经系统肉芽肿性病变。

确诊的神经结节病：

1. 临床表现和检查评估均提示神经结节病，定义为临床症状和 MRI、脑脊液和/或 EMG/NCS

结果符合典型的肉芽肿性炎,且严格排除其它疾病。

2. 神经系统病理结果符合神经结节病。

A 型:存在明显的神经系统外结节病。

B 型:无神经系统外结节病依据(孤立性 CNS 结节病)。

第六节 Susac 综合征

一、概述

1979 年,美国医生 Susac 首次报道了 2 例白人女性患者,以脑病和视网膜分支动脉闭塞(branch retinal artery occlusion, BRAO)为临床表现,实验室检查均未提示任何已知疾病,其中 1 例患者经类固醇治疗后脑活体组织检查(简称活检)显示为"治愈"的血管炎,2 例患者均对类固醇反应良好,Susac 称之为脑和视网膜微血管病。随后,被学者称为视网膜耳蜗血管病,又被称为微血管病性视网膜病、脑病、耳聋(retinopathy, encephalopathy, deafness associated microangiopathy, REDM)和耳蜗、视网膜和脑组织小梗死(small infarction of cochlear, retinal and encephalic tissue, SICRET)。1986 年,Hoyt 建议将此病命名为 Susac 综合征。1994 年,Susac 应邀在 Neurology 杂志上发表综述,正式将本病命名为 Susac 综合征。

二、致病机制

Susac 综合征的病因与致病机制目前尚不确切。从病理研究结果来看,Susac 综合征可能是一种自身免疫性疾病,因免疫功能异常引起的微血管病变导致小血管阻塞,进而导致大脑、视网膜、耳蜗形成微梗死灶。曾有报道称患者于注射疫苗、病毒感染后可罹患 Susac 综合征,可能是由于疫苗或病毒进入人体后,激活异常的免疫应答所致。微梗死灶可同时累及大脑、视网膜与耳蜗,原因可能在于三者拥有共同的胚胎起源,其内皮具有共同的抗原。也有学者认为该病可能与血管痉挛、高凝状态相关。近年来,在部分 Susac 综合征患者的血清中发现了特异性的抗内皮细胞抗体(anti-endothelial cell antibody, AECA),AECA 属于补体激活 IgA1 亚族,可直接与血管内皮细胞结合,或许在 Susac 综合征的致病过程中起到重要作用。

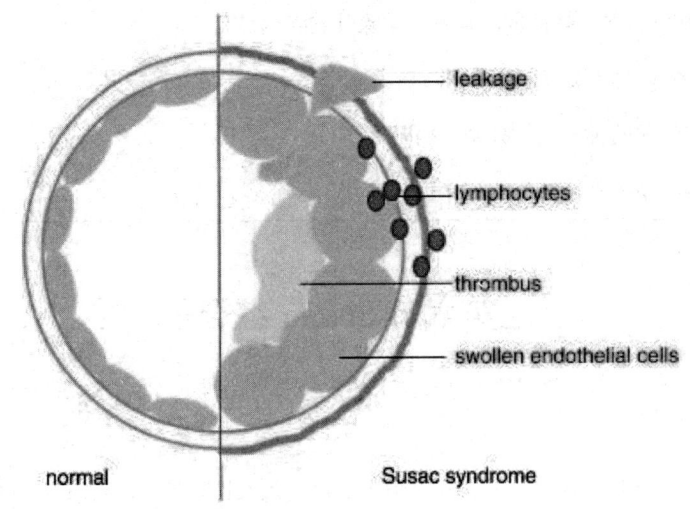

图1 Susac 综合征的病理生理机制模型

三、临床表现

Susac 综合征的典型临床表现为"急性脑病、视网膜分支动脉闭塞和听觉受损"三联征。但仅有13%的患者在发病初期就表现出上述3组症状，一般会延迟数周至数年，平均延迟5个月。头痛可作为该病的前驱症状，常表现为偏头痛，出现于80%的患者中。在整个发病过程中，中枢神经系统症状、视觉症状和听觉症状出现在 90%以上的患者当中，85%的患者会出现"三联征"表现。Rnenbohm 等将 Susac 综合征的自然病程分为 3 类：单相病程、多相病程与慢性病程。多数患者为单相病程，常在1-2年内缓解不再复发；部分患者属于多相病程，病情常持续超过2年，急性加重期之间可有缓解期；少数患者属于慢性病程，病情呈持续性活动，常持续数年。

（1）脑病：常呈急性或亚急性起病。约66%的患者起病时伴有中枢神经系统症状，91%的患者于疾病发展过程中表现出中枢神经系统症状。常见的表现包括情感认知功能损害、意识模糊、行为异常、性格改变、步态失调、感觉异常、肢体瘫痪、恶心呕吐等，少数患者还可出现淡漠、精神异常、癫痫发作、构音障碍、动眼神经麻痹、尿失禁等症状。神经系统体检可出现腱反射亢进、病理征阳性等。有文献报道1例 Susac 综合征患者因脊髓马尾受累，出现马尾综合征的症状，具体表现为尿潴留、便秘、鞍区感觉麻木。

（2）视觉受损：Susac 综合征患者起病时，只有40%伴有视觉症状，但在整个病程中，几乎所有患者都出现了视觉症状。视觉症状常为双侧性，主要表现为视野缺损、视力下降甚至完全丧失。视觉症状通常被认为由 BRAO 引起。可以通过眼底镜、荧光血管造影、光学相干断层扫描等检查评估 BRAO 的严重程度。

(3) 听觉受损：一般为急性起病，可为单侧或双侧，以双侧多见，常为不对称，且经常伴有耳鸣、眩晕、恶心、呕吐、眼球震颤和步态不稳。听觉症状常被其他神经系统症状所掩盖。起病时仅有 37%的患者会伴有听觉症状，但在整个病程发展过程中，96%的患者均出现了听觉症状。Roeser 等统计分析 23 例 Susac 综合征患者，其中 10 例（45.5%）伴有听觉受损，14 例（61%）伴有耳鸣，13 例（56.5%）伴有眩晕。

四、辅助检查

（1）影像学检查：本病首选 MRI 进行检查，可见多发灰、白质小病灶，直径多为 3-7mm，呈 T1 低信号、T2 高信号影，几乎所有患者均有幕上白质病灶，主要位于胼胝体、侧脑室旁，42%的患者有幕上灰质病灶，包括皮质与深部灰质，43%的患者有幕下病灶，包括脑干与小脑，约 50%的患者可出现病灶强化，23%的患者伴有软脑膜强化，也有报道称脊髓可被累及。胼胝体受累以中央纤维为主，周围纤维则较少累及。胼胝体中央部微梗死灶急性期在液体衰减反转恢复序列(fluid attenuated inversion recovery，FLAIR)像中为高信号影，常表现为雪球样，也可表现为锥状或条索状。随着疾病的演变，梗死灶液化坏死，T1 像表现为胼胝体中央部的"空洞征"，这是 Susac 综合征较为特异性的影像学表现。弥散加权成像（diffusion weighted imaging，DWI）可见内囊串珠样改变，为高信号影，系内囊微梗死灶引起，亦为 Susac 综合征的典型影像学特点。

（2）眼底检查：眼底镜检查常可见由 BRAO 导致的视网膜缺血性苍白色渗出，常为棉絮状，也可见视网膜动脉壁斑块（Gass 斑）、弥漫性小动脉狭窄、动脉银丝样改变，后期可见视网膜动脉间侧支循环形成。Gass 斑为 Susac 综合征的特异性表现，典型的 Gass 斑为黄色，有或无折光性，常远离视网膜动脉分叉处。Gass 斑可随着疾病的好转而消散。眼底荧光血管造影结果可显示视网膜小动脉上细小、局部的阻塞性病灶，即 BRAO，是 Susac 综合征典型的表现，而视网膜静脉一般不受累及。此外，还可以发现特征性的动脉壁高荧光显像（arterial wall hyperfluorescence，AWH），其位置与视网膜分支动脉闭塞位置无关，AWH 可以发生于远离 BRAO 的位置。Martinet 等研究发现 7 例 Susac 综合征患者急性期的吲哚氰绿眼底血管造影结果均未见异常，提示脉络膜循环未受影响。

（3)光学相干断层扫描：光学相干断层扫描是一种非接触式无创性光学影像诊断技术，利用光学干涉原理，分析不同组织的结构。Dorr 等研究显示 Susac 综合征患者外网层及外网层内侧视网膜组织的厚度与黄斑总容积均出现下降，而外核层及外核层外侧组织厚度无明显下降。这可能与视网膜的血供相关，视网膜内层组织由视网膜动脉供应，而外层组织由脉络膜动脉供应。

(4) 听觉检查：Susac 综合征患者常表现为听力明显下降，为感音性耳聋，常为双侧性，双耳听力常不对称。Roeser 等统计 23 例患者中的 34 只受损耳接受听力检查的结果发现，平均纯音听阈为 41.5dB。在语言识别功能检测中，只有 26.5%的受损耳能够完全清晰地分辨语言。听觉受损区域最常见于中频和低频，也有报道称患者会出现全频率的听觉受损。中低频听觉受损，与梗死位置有关，主要为耳蜗顶部梗死。Roeser 等对 1 例患者实施双侧人工耳蜗植入术，进行神经反应遥测，显示双侧最大波幅均位于耳蜗基底部，提示双侧耳蜗基底部神经细胞的存活率更高。尸检发现双侧耳蜗顶部可见广泛性耳蜗管结构萎缩。

(5) 其他检查：部分 Susac 综合征患者红细胞沉降率、C 反应蛋白等炎性标志物会轻度升高，抗核抗体、类风湿因子、抗中性粒细胞胞质抗体等自身免疫性标志物一般呈阴性。Margo 等对 11 例 Susac 综合征患者进行血清 AECA 检测，其中 9 例检测结果为阳性。Jarius 等对 25 例 Susac 综合征患者的血清 AECA 进行检测，发现在 25%的 Susac 综合征患者血清中可检测到高滴度的 AECA。AECA 在 Susac 综合征中具有较高的特异度，而敏感度较低。因此，血清 AECA 的检测具有一定的诊断价值，对于血清 AECA 阴性的患者也不能完全排除 Susac 综合征。患者的脑电图常无特异性结果，最常见弥漫性慢波，其他如痫样放电、广泛性三相波、额区间歇性节律性 δ 活动等也均有报道。脑脊液检查常可发现蛋白含量中度升高，平均为 1.62g/L，细胞数轻度增多，平均为 12 个/mm3，且以淋巴细胞为主，寡克隆带阴性。

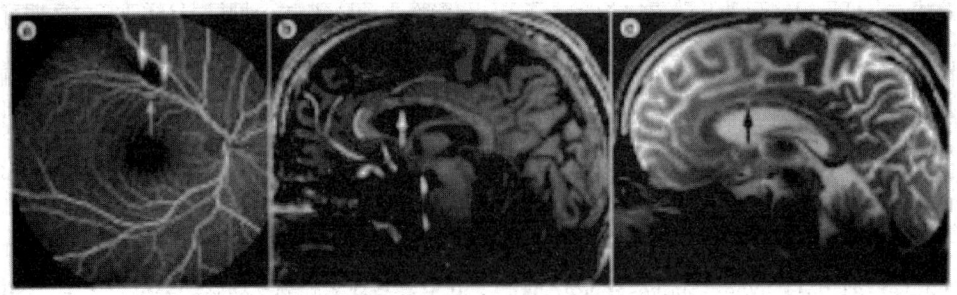

图 2 a：粗箭头示视网膜分支动脉阻塞，细箭头示荧光造影剂渗出；b：T1WI；c：T2WI

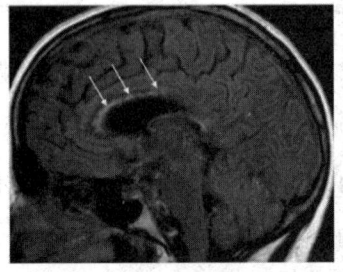 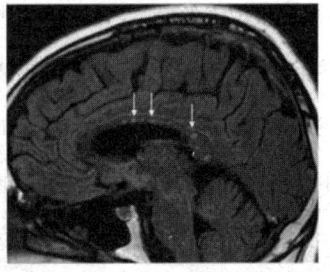

图 3 胼胝体雪球样病变

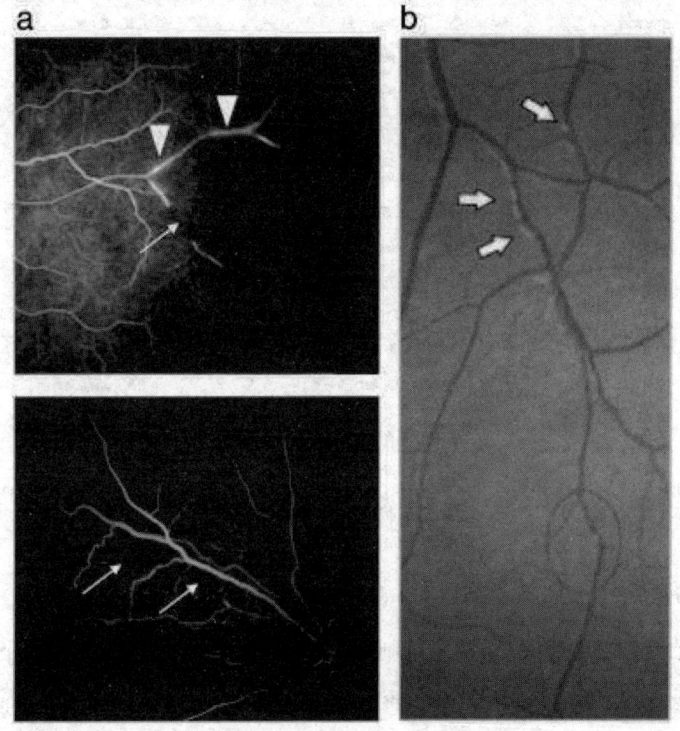

图 4 a：视网膜分支动脉阻塞，荧光造影剂渗出；b：Gass 斑

五、诊断与鉴别诊断

    Susac 综合征目前尚无统一的诊断标准，多依靠临床症状，但由于仅有 13%的患者在发病初就表现出三联征，大多常需要经过数周甚至数月才出现，故单凭三联征来诊断是不适合的，应结合辅助检查：头颅 MRI 可发现多发性长 T1、长 T2 病灶，累及脑深部灰质、胼胝体中央部，伴有软脑膜强化，可见胼胝体中央部"空洞征"、内囊串珠样改变，眼底检查可发现 Gass 斑、BRAO 与 AWH，血清检查可见 AECA 阳性等。若患者表现出三联征中的两种症状，并伴随 MRI 的特异性表现、眼底特异性发现或血清 AECA 阳性，可以考虑诊断 Susac 综合征。

    以脑病为首发症状的 Susac 综合征患者需要与多发性硬化、急性播散性脑脊髓炎（acute disseminated encephalomyelitis, ADEM）、病毒性脑炎、脑栓塞、散发性小血管炎、炎性血管炎、红斑狼疮脑病、梅尼埃病、偏头痛、精神分裂症等疾病相鉴别。临床上易将该病误诊为多发性硬化、ADEM 或病毒性脑炎，其鉴别要点详见表 1。

表 1 Susac 综合征的鉴别诊断

项目	Susac综合征	多发性硬化	急性播散性脑脊髓炎	病毒性脑炎
好发人群	年轻女性	年轻女性	儿童、青少年	儿童、青少年
前驱感染	可有	常有	常有	常有
视觉受损症状	多有	可有	多无	多无
听觉受损症状	多有	多无	多无	多无
特异MRI表现	多发灰、白质小病灶,胼胝体空洞征,内囊串珠样改变	多发性白质小病灶,垂直侧脑室,可见环形强化	散在多发性片状白质病灶,非对称性	常见于颞叶、岛叶、额叶
胼胝体累及	中央部常见	周围部常见	周围部常见	一般不累及
深部灰质累及	可累及	极少见	可累及丘脑	少见
软脑膜强化	可见	无	无	可见
脑脊液检查				
蛋白含量	中度升高	升高	轻中度升高	轻中度升高
细胞数	轻度升高,淋巴细胞为主	正常或轻度升高	升高,多核细胞为主	轻度升高,淋巴/单核细胞为主
寡克隆区带	常无	常见	常见	无
病原学检查	阴性	阴性	阴性	可呈阳性
血清抗内皮细胞抗体	可呈阳性	阴性	阴性	阴性

六、治疗与预后

常见治疗方法包括激素、免疫抑制剂、免疫球蛋白、血浆置换、抗血小板、抗凝治疗和扩血管治疗等。对于伴随 BRAO 的患者,可以考虑接受高压氧治疗。对于遗留耳聋的患者,可以接受人工耳蜗植入术。

Rnenbohm 等建议:在治疗第 1 周,首先给予甲泼尼龙冲击治疗,连续 3d(或隔天进行)静脉注射甲泼尼龙,接着口服大剂量泼尼松,持续 4 周左右,而后开始逐渐减量。同时在第 1 周内可给予静脉注射丙种免疫球蛋白治疗,每月 1 次,持续 6 个月。在泼尼松开始减量后,可以考虑加用环磷酰胺或霉酚酸酯。同时推荐每天口服低剂量阿司匹林。

血浆置换可以作为 Susac 综合征的辅助治疗方法,尤其对于那些经过激素治疗后未能达到症状缓解的患者。单克隆抗体也被逐渐用于 Susac 综合征的治疗。Rnenbohm 等将利妥昔单抗与英夫利昔单抗用于难治性 Susac 综合征患者的治疗,取得了一定的效果。

大部分 Susac 综合征患者属于单相病程,常在 1-2 年内缓解后不再复发,少部分患者属于多相病程或慢性病程,病情常持续超过 2 年,甚至有个案报道称患者缓解 18 年后再次复发。Susac 综合征患者一般不会遗留严重的后遗症,多数患者大脑功能与视力都能恢复到较好的状态,只遗留较轻神经精神症状或轻微视力下降,但多数患者会遗留不同程度的听力障碍。

第七节 Clippers 综合征

类固醇激素反应性慢性淋巴细胞性炎症伴脑桥血管周围强化症(chronic lymphocytic inflammation with pontine perivascular enhancement responsive to steroids)是一种十分罕见的对皮质类固醇激素治疗有效的中枢神经系统炎症性疾病，病变主要累及脑桥、小脑及脊髓，病理上以 CD3+T 淋巴细胞浸润为主，MRI 上增强病灶呈"曲线样"、"胡椒盐"样特殊强化，病灶波及幕上很少见，大部分情况病灶位于小脑、脑干。

Clippers 综合征由 Pittock 等在 2010 年首次报告，目前国内外对该疾病报告少，是一种比较罕见的中枢神经系统疾病。其临床表现无特异性，最常见的症状为亚急性起病的脑桥、小脑功能障碍，不典型的症状根据具体受累脑实质损害而不同，病灶可出现在幕上，累及灰白质，可延伸至脊髓。目前认为头部 MRI 增强病灶呈"曲线样"、"胡椒盐"样特殊强化是 Clippers 综合征的影像学特征。

Clippers 综合征的诊断标准以 2017 年 Tobin 等人提出的诊断标准为主，主要涉及临床症状、影像学、病理 3 个方面，将诊断分成确诊 Clippers 综合征、可能的 Clippers 综合征。诊断标准如下：

(1)临床症状主要满足以下特点：a. 亚急性起病的脑桥小脑功能障碍，合并或者不合并其他中枢神经系统损害，如认知功能障碍、脊髓损害症状；b. 皮质类固醇激素治疗对中枢神经系统损害症状的反应效果良好；c. 无周围神经系统损害；d. 无其他更好的能解释临床症状的疾病。

(2)影像学主要满足以下特点：a. 均匀的小结样强化(直径小于 3 mm)，无戒指样/圆形环状强化，无团块样强化；b. 皮质类固醇治疗后异常强化可显著改善；c. T2 上异常的信号范围不会显著超过增强后的病灶范围；d. 若累及脊髓，影像学表现如前所述。

(3)病理满足以下特点：a. 主要以淋巴细胞在血管周围浸润为主，灰白质均可累及；b. T 淋巴细胞浸润为主(CD4>CD8)，可见少量巨噬细胞；c. 无髓鞘脱失的病理改变；d. 无其他更好的能解释该病理表现的情况。

满足以上 3 点可诊断 Clippers 综合征；满足 1、2 诊断可能的 Clippers 综合征。

本例患者的治疗效果显著，结合患者临床症状、实验室检查检验结果、预后情况综合分析，虽无病理活检结果，无神经传导、肌电图结果，可考虑诊断 Clippers 综合征，仅在激素治疗不佳时才考虑行脑活检。

近年来诸多学者提出 Clippers 综合征是恶性淋巴瘤的"前哨病变",5 y 内多次文献报道首诊为 Clippers 综合征的患者最终确诊为淋巴瘤或其他疾病(如淋巴瘤样肉芽肿、原发性中枢神经系统淋巴瘤)等。

Zhang 等人团队对 Clippers 综合征和淋巴瘤之间的临床特征进行分析,对首诊 Clippers 综合征的患者后期可能发展成淋巴瘤的危险因素进行了研究,以下 3 种情况提示可能发展成淋巴瘤:(1)腱反射增强/亢进;(2)脑脊液蛋白显著升高;(3)激素治疗后 2 个月内疾病快速复发,或者治疗 1 y 后复发。

认为以下情况可作为发展为淋巴瘤的"red flag(危险信号)":a. 激素治疗后最初影像学强化病灶持续存在或减轻后再次出现,无论是否为增加的"胡椒盐"或"曲线样"强化病灶;b. 最初影像学病灶融合或者较大范围(直径大于 3 mm)强化;c. 均匀或不均匀的团状强化;d.T2/FLAIR 病灶示明显不对称;e. 外周强化而中心区域不强化的类似"指环样"强化;f.T2 异常接近 T1 增强异常;g.MRS 示升高的 CHO/NAA 比值,出现升高的脂质和乳酸峰。

Taieb 对 42 例首诊 Clippers 综合征患者进行长达 4 y 多的随访,最终 29 例患者确诊 Clippers 综合征,其余 13 例患者为 Clippers 综合征相似疾病(Clippers-mimics),其中 4 例淋巴瘤样肉芽肿(CNS-LYG)、2 例原发性中枢神经系统淋巴瘤(PCNSL)、1 例霍奇金淋巴瘤、4 例原发性中枢神经系统血管炎(PACNS)、1 例 MOG 相关的中枢神经系统脱髓鞘病、1 例 GFAP 相关的中枢神经系统脱髓鞘病。

Tobin 提出的 Clippers 综合征的诊断标准敏感性高,但特异性较低,Taieb 得出不一样的结论:(1)影像学示直径>3 mm 结节状强化灶作为排除 Clippers 综合征的条件需要进一步商榷;(2)直径>3 mm 结节状强化病灶可在发病后长达 18 个月出现;(3)对比 Clippers 综合征相似性疾病(Clippers-mimics),Clippers 综合征对泼尼松治疗效果更好,获益更多,持续长期至少 30 mg/d 的泼尼松治疗不会出现病情的复发。

部分个案报道 Clippers 综合征可出现中枢神经系统以外的症状,如肺部和皮,Clippers 综合征患者血清学中可出现风湿免疫学抗体的异常,如抗核抗体阳性、抗核糖核蛋白阳性、ENA 抗体阳性,提示 Clippers 综合征可能继发于免疫学紊乱,或是一种独立的炎性疾病,有待商榷。也有报道 1 例病程 3 个月首发临床表现为 Clippers 综合征患者,经多次激素治疗后症状反复出现,最终在 PET/CT 引导下经皮肤活检确诊 PTCL-NOS(非特异性外周 T 细胞淋巴瘤)。

Zalewski 等认为维持小剂量激素(<20 mg/d)治疗,Clippers 综合征容易导致复发,笔

者认为淋巴瘤属于恶性肿瘤性疾病，肿瘤性疾病一般为慢性起病，而 Tobin 等人提出的 Clippers 综合征临床症状诊断标准为亚急性起病，但目前未对该种起病方式进行深入研究，起病方式的不同是否能够鉴别 Clippers 综合征和淋巴瘤有待进一步研究，毕竟 Clippers 综合征是一种炎症性疾病，急性/亚急性起病方式更符合临床发病特点，小剂量激素(<20 mg/d)治疗 Clippers 综合征容易导致复发，但目前还没有 Clippers 综合征的治疗指南，为防止复发使用的激素量只能参考文献报道，对于不能使用和耐受类固醇激素治疗的 Clippers 综合征患者该如何治疗也有待进一步研究。

Hosaka 等人在治疗 1 例 Clippers 综合征患者过程中发现，虽然患者临床症状未复发，但 MRI 增强出现新发"胡椒盐"样强化，此现象定义为"影像学复发(radiologic relapse)"，建议对诊断为 Clippers 综合征患者进行长期影像学随访，若出现"影像学复发"现象，建议使用 1000 mg 大剂量激素冲击治疗(Steriod pulse therapy)获益更多。

很多学者都提到若激素治疗后患者症状复发或脑干病灶不对称需要进行脑活检辨别 Clippers 综合征和 Clippersmimics，Nagano 报道 1 例血清 EB 病毒 IgG(+)的 Clippers 综合征患者，最终脑活检确诊弥漫大 B 细胞淋巴瘤，既往有文献报道过和 EB 病毒感染相关的 Clippers 综合征最终确诊淋巴瘤样肉芽肿(CNS-LYG)，提示 Clippers 综合征可能是淋巴瘤疾病发展过程中的复发形式或首发形式，和近年报道的多例首诊 Clippers 综合征但最终确诊淋巴瘤、CNS-LYG 等疾病一致。

Rossling 等人通过脑活检确诊 1 例 Clippers 综合征，认为 Clippers 综合征影像学可出现类似肿瘤或淋巴瘤强化(直径大于 3 mm)。有趣的是该患者脑脊液中抗 lg LON5 (1：3.2)，血清中抗 lg LON5(1：1000)，为以后 Clippers 综合征病理学机制或特征性生物血清标志物研究提出了思路。

Blaabierg 等人通过对比多发性硬化(MS)的复发-缓解过程，尝试探究 Clippers 综合征的发病机制，研究显示异常的补体活跃(Complement activation)、IgG 沉积(ig G deposition)、细胞外基质的动态变化(alternation of the extracellular matrix)可导致 Clippers 综合征的发生，VCAM1、ICAM1、IL-8 表达上调可能是潜在的 Clippers 综合征的生物学标记。

Clippers 综合征的发病机制目前仍然不清楚，目前有假设认为和分子模拟、失衡的免疫应答或免疫重建有关，致病机制还需要更多研究。Tobin 等人提出的 Clippers 综合征影像学诊断标准存在一定争议，目前已经有部分个案报到 Clippers 综合征出现不典型的临床症状和影像学改变，笔者报道的本例患者小脑病灶 MRI 增强呈"指环/环状样"强化，激素冲击治疗后明显吸收，近 1 年的追踪患者无复发。影像学诊断毕竟是一种辅助手段，Clippers 综合征的诊断重在找不到其他可解释目前现象的疾病，只有当高度怀疑其他疾病的时候或者激素治疗效果欠佳脑活检才具意义。

目前尚无大量本的 Clippers 综合征核磁共振样本研究，对于疾病的诊断标准有待进一步探讨，对于临床治疗效果良好的，暂时无法用其他疾病解释的小脑脑干综合征患者需要高度考虑 Clippers 综合征，最终所谓正确的诊断标准还需要收集更多资料。Clippers 综合征治疗的方案也有待进一步探索，目前基本上倾向于大剂量的激素冲击治疗。

第八节 桥本氏脑病

桥本氏脑病（Hashimoto's encephalopathy, HE）也称甲状腺炎相关脑病。1966 年，Brain 等首次描述了一类与自身免疫性甲状腺疾病相关的脑病——桥本脑病(Hashimoto's encephalopathy, HE)）。该病临床罕见，且由于其症状缺乏特异性，故易被误诊。HE 是一种与体内自身免疫性甲状腺抗体相关的脑病，发病率为 2.1/100000，近年来越来越受到临床医生的关注，其临床症状多样，发病机制尚不明确。HE 对糖皮质激素、免疫调节治疗反应良好，提示这是一种可治性的自身免疫性疾病。

神经系统的正常功能取决于甲状腺及其激素的正常功能。包括 HE 神经系统疾病在内的综合临床表现早已为人所知，近年来，人们开始关注甲状腺功能正常患者的神经系统症状。桥本氏脑病（Hashimoto's encephalopathy, HE）是一种有争议且知之甚少的疾病，其发病机制仍不清楚。目前认为抗甲状腺抗体穿过血脑屏障，与脑抗原，主要是小脑星形胶质细胞发生反应。抗甲状腺抗体见于其他疾病，如 Graves 甲亢、系统性红斑狼疮。此外，这些抗体的血清浓度与症状的严重程度不相关。抗 TPO 抗体不能肯定是这种疾病的直接介质。因此，它也被称为与抗甲状腺抗体相关的类固醇反应性脑病。

HE 患者常伴有其他免疫障碍性疾病如重症肌无力、肾小球肾炎。红斑狼疮等。Chong 总结报道 85 例 HE 患者 100%伴有血清 TPOAb 增高或 73%伴甲状腺球蛋白抗体（TgAb）增高，可较正常高 30 倍以上。HE 患者多见于甲状腺功能低下者，35%为亚临床甲低，20%为甲低，30%甲功正常，7%为甲亢。女性患 HE 的可能性是男性的 4-5 倍，平均发病年龄在 41 到 48 岁之间。

HE 是一种罕见的自身免疫性疾病，其表现可包括多种神经系统体征和精神症状。临床症状包括急性发作时的癫痫发作或意识障碍以及进行性痴呆、精神病或亚急性或慢性发作时的不自主运动，通常与CNS有关。小脑性共济失调也是HE中常见的神经系统综合征。周围神经病变在亚急性病程中出现各种症状，NCS显示脱髓鞘性周围神经病伴有多个传导阻滞，部分患者传导速度降低。

关于HE发病机制，目前主要有两种理论：(1)自身免疫性血管炎理论。Forchetti等的研究表明，HE患者头部SPECT显示出与脑微血管破坏相关的低灌注改变，且在部分HE患者的尸检中发现CNS血管周围存在淋巴细胞的浸润，故认为HE为自身免疫所介导的血管炎所致。(2)自身免疫相关抗体学说。前期研究认为针对起源于大脑皮质的36KD抗原所产生的自身免疫反应是导致HE的原因。而近年来研究发现，针对α-烯醇化酶(NAE)的NH2末端的自身抗体—抗NAE抗体，可存在于44%的HE患者中。提示HE可能是多种抗神经元抗体与甲状腺组织、CNS的共有抗原发生直接免疫反应而致病。且有研究发现，促甲状腺激素释放激素的水平增高可引起HE的一些表现如肌阵挛和共济失调，故认为促甲状腺激素释放激素对CNS的毒性效应可能为致病因素之一。

HE临床表现主要为两种类型：

血管炎型：占25%，急性或亚急性发病，复发/缓解的卒中样发作和/或精神异常及认知障碍；

弥漫性进行型：占75%发病隐袭，痴呆、精神错乱及幻觉。

HE临床表现可以是慢性的，如痴呆，也可以是急性的，如谵妄或快速进展的痴呆。急性表现可能有意识模糊、幻觉、癫痫发作、肌阵挛和共济失调。还发现了短期记忆的选择性损伤，但没有混乱或痴呆。也有类似于双相情感障碍和复发性短暂精神病发作的报告。最常见的临床表现是认知功能恶化(62%)和癫痫发作(46%)。

HE的脑部表现不一定是桥本氏甲状腺炎末期发生的甲状腺功能减退的直接结果。慢性自身免疫性甲状腺炎可能包括一个长的正常甲状腺期，这不仅反映了甲状腺激素的缺乏，还反映了自身免疫过程在桥本甲状腺炎患者脑疾病发病机制中的影响。

HE诊断标准目前HE尚无可靠的诊断标准，依然采用Peschen等于1999年提出的诊断标准：不能解释的发作性的复发性肌阵挛发作、全面性痫性发作、局灶性神经功能缺失或精神异常，且以下五项至少具备其中三项：异常脑电图；抗甲状腺微粒体抗体增高；CSF蛋白或寡克隆带增高；对皮质类固醇激素反应良好；头MRI无异常发现。

抗甲状腺抗体升高和对类固醇反应性的脑病是HE诊断的基础。由于甲状腺自身抗体并非HE特异性标记物，而日本学者在HE患者血清和脑脊液中发现抗NAE抗体，且患者对糖皮质激素的反应性目前尚缺乏具有前瞻性、对照研究的证实，因此该诊断标准尚存在较大争议。此外，值得注意的是 HE 为排他性诊断，在没有足够证据诊断其他导致广泛脑损害的原因时可暂时考虑 HE 的诊断，给予激素等试验性治疗；否则应慎重诊断 HE，尽管患者具有较高水平的甲状腺自身抗体，因为这种抗体可作为自身免疫反应的衍生物存在于其他自身免疫性脑病或自身免疫性脑炎的患者体内。

HE 确定诊断有赖于抗甲状腺抗体 ANTI-TPO 及 ANTI-TG，该病例首诊明确甲状腺功能减退症的诊断，复诊过程中曾诊断为慢性硬膜下血肿，后期又被拟诊为颅内多发转移瘤。在临床，对于认知障碍，疑似痴呆患者，尤其存在反复发作缓解，病程有波动性特点时，应进行甲状腺功能检验，且必须检验甲状腺相关抗体；而当影像学观察到双侧硬膜下积液或颅内多发炎性或缺血性白质脱髓鞘改变，包括未明确原发病灶的多发颅内"转移瘤"，均应考虑 HE 可能而行上述检验以鉴别。一线治疗包括皮质类固醇，通常反应迅速，在 1 个月内改善症状。对于类固醇无反应的病例，静脉注射免疫球蛋白、甲氨蝶呤、硫唑嘌呤和利妥昔单抗被发现是有用的。

第九章 其它病因的中枢神经系统脱髓鞘疾病

在临床工作中，神经系统疾病的定性诊断我们经常按照"Midnights"原则进行病因的筛查和分析，首先，我们回顾一下"Midnights"包含的内容：M-metablism，代谢性；I-inflammation，炎症；D-degeneration，变性；N-neoplasm，肿瘤；I--infection，感染；G-gland，腺体，内分泌；H-hereditary，遗传；T-toxication，中毒/trauma，外伤；S--stroke,卒中。我们在前面章节重点介绍了炎症性中枢神经系统脱髓鞘疾病，随着影像技术，尤其是核磁的广泛应用，在临床工作中，我们会看到很多头部影像中提示脱髓鞘改变，因疾病和影像之间存在同病异象、同像异病，此时就需要我们去鉴别这些病灶是否为炎症性，或者其它明确病因或者更为罕见的病因造成的。本节我们对其它病因造成的中枢神经系统脱髓鞘疾病进行简介。

一、代谢性

代谢性脑病的原因很多，包括氨基酸、有机酸、脂肪酸、糖等代谢异常，以及线粒体功能障碍等，导致高氨血症、低血糖、酸中毒和能量缺乏，引起脑功能障碍。我们在临床上看到的有缺血缺氧性脑病、低血糖致白质脑病、肝性脑病、肾性脑病、Wernicke脑病、线粒体脑病等。中枢神经系统受累的病灶在磁共振上可出现各种表现。

韦尼克脑病（WE）或Wernicke-Korsakoff综合征是慢性酒中毒常见的代谢性脑病，是硫胺缺乏导致的急症。在中国精神疾病分类方案中，WE归类于酒中毒所致的精神障碍。及时诊断和治疗的患者可完全恢复，WE的病死率为10%～20%。WE的发病年龄为30～70岁，平均42.9岁，男性稍多。

韦尼克脑病的病因是硫胺缺乏,硫胺缺乏的原因包括孕妇呕吐、营养不良、神经性厌食、肝病、胃全部切除、恶性肿瘤、恶性贫血、慢性腹泻、长期肾透析、非肠道营养缺乏硫胺等。动物实验表明,慢性酒中毒可导致营养不良,主要是硫胺缺乏,后者又可以加重慢性酒中毒。

临床表现：1.主要表现为突然发作的神经系统功能障碍，典型的WE出现眼外肌麻痹、精神异常及共济失调等三组特征性症状。

（1）眼外肌麻痹 常见双侧展神经麻痹和复视，其他眼症状可有眼球震颤、上睑下垂、视盘水肿、视网膜出血及瞳孔光反射迟钝或消失；眼震早期出现，以水平和垂直性为主，常伴前庭功能试验异常，眼肌麻痹如及时治疗常在24小时内恢复，眼震需1～2周恢复。

(2) 精神异常 表现为注意力、记忆力和定向力障碍，精神涣散、易激惹、情感淡漠和痴呆等，有时与戒酒状态难以区别，常称为泛发混浊状态；常伴 Korsakoff 综合征，以记忆障碍学习不能、虚构、淡漠和定向力障碍为特点，多伴意识模糊、嗜睡或昏迷。

(3) 共济失调 以躯干和下肢为主，上肢较少见，站立行走困难，需 2 周或更长时间才能恢复。

2.仅 10%～16.5%的患者出现三组症状，精神异常、眼部症状、共济失调。大多数患者伴低体温、低血压和心动过速，部分患者伴肝病、心力衰竭、胰腺炎和周围神经病等合并症。眼肌麻痹恢复较快，精神症状的恢复常需数周至数月。

检查：1.实验室检查

(1) 血、尿酒精浓度的测定 有诊断及酒中毒程度评估意义。

(2) 其他血液检查 包括血生化、肝功、肾功、出凝血功能及免疫球蛋白等。

2.其他辅助检查

(1) CT 检查 可见双侧丘脑和脑干低密度或高密度病变，25%的患者导水管周围低密度区。

(2) MRI 检查 是诊断 WE 的理想工具，早期诊断较敏感，可见双侧丘脑及脑干对称性病变，急性期的典型改变是第Ⅲ脑室和导水管周围对称性 T2WI 高信号，6～12 个月后，恢复期高信号降低或消失；乳头体萎缩是 WE 的特征性神经病理异常，乳头体容积明显缩小，不仅是硫胺缺乏的特殊标志，也是 WE 与 Alzheimer 病的鉴别特征。

(3) 心电图、脑电图检测 有鉴别诊断及中毒程度评估意义。

诊断：主要根据病史、临床表现及头部 MRI 检查的典型改变。由于 WE 典型的三组症状不常见，即使出现也很难辨认，易漏诊和误诊，临床遇到伴意识障碍的慢性酒中毒或营养不良患者，应注意 WE 的可能性以便及早治疗。

治疗：1.病因治疗最为重要，慢性酒中毒患者胃肠吸收不良，B 族维生素口服或肌注作用不大，应立即静脉滴注维生素 B1，持续 2 周或至患者能进食为止。发病初期，快速非肠道补充维生素 B1（硫胺素）可完全恢复。

2.体内维生素 B1（硫胺素）贮备不足时，补充大量糖类可诱发典型的 WE 发作，是葡萄糖代谢耗尽体内的维生素 B1（硫胺素）所致。伴意识障碍的慢性酒中毒、营养不良、低血糖和肝病等患者，静脉输入葡萄糖前应通过非肠道补充维生素 B1，防止诱发 WE。慢性酒中毒所致的 WE，患者可伴镁缺乏，镁缺乏可降低硫胺素的作用，使硫胺素缺乏的病情恶化，故应补镁。

预后：如不及时治疗 WE，病程可继续进展，患者出现昏迷、休克及心血管功能衰竭等，常提示预后不良。

二、变性

如脑梗塞或脑出血等疾病后华勒变性、ALS 的锥体束变性等。脑白质疏松等。

脑白质疏松症(LA)是一个放射学术语，1987 年由一位加拿大学者首先提出，用于描述脑室周围或皮质下区脑白质在 CT 或磁共振成像上的表现，根据病变范围的大小可分为轻、中、重度。有研究表明，脑白质疏松症的发生与年龄因素、遗传因素、环境因素均密切相关，年龄越大，发病率越高。

脑白质疏松症是一个影像学概念，主要是一种弥漫性脑缺血所致的神经传导纤维脱髓鞘疾病，最主要鉴别的疾病是皮质下动脉硬化性白质脑病，即 Bingswanger 病，典型的临床表现为慢性进行性痴呆，思维加工速度减慢，认知功能下降。颅脑 CT 主要表现为脑室周围低密度影，颅脑 MRI 表现为 T2 加权像高信号影。脑干听觉诱发电位的检测可作为一个敏感、客观的指标发现脑干功能受累情况及亚临床病灶，为早期诊断脑白质疏松症的手段之一。

治疗：由于脑白质疏松症（LA）常常导致认知能力减退，LA 出现被认为是脑损害的一个早期标志，鉴于对 LA 尚无特效疗法，故预防其发生、发展具有重要的临床意义。首先应针对各种导致 LA 的病因进行治疗。积极防治脑血管病、高血压、高血脂、脑外伤、糖尿病等。Vinters 报道 BD 患者常见淀粉样脑血管病改变，故有明显脑室周围 WMCs 的老年人不推荐使用抗血小板治疗，以免出血性卒中危险性的增高。LA 患者应用抗凝剂导致脑出血的危险性明显增高。许多研究表明，与无 LA 的卒中病人相比，伴有 LA 的卒中病人再发卒中的危险性明显增高，生存率下降，首发卒中一月后和结束随访时的痴呆发生率增加，日常生活依赖性增大。

脑白质疏松症是老年人的常见病，随着 CT 和 MRI 的广泛应用，脑白质疏松症越来越多地在中、老年人中被发现。脑干听觉诱发电位的检测也是早期诊断脑白质疏松症的手段之一。

主要是使用营养脑细胞的药物如:脑活素,胞二磷胆碱,脑复康.肌苷片等,戒烟酒.避免吃含明矾的食物如油条等,另外加上对症治疗的药物如控制精神症状的药物。

影像学表现：1.LA 的 CT 表现：

（1）两侧大脑半球深部白质斑片状或弥漫性互相融合的低密度灶，边缘模糊，呈月晕状。CT 值较正常值低 5～10HU，增强扫描不强化，常两侧对称，以脑室周围明显。（2）早期病灶限于额叶白质，以后向侧脑室周围、枕叶和中央半卵圆中心发展。（3）严重者两侧侧脑室扩大或有脑萎缩。（4）脑干尤其是脑桥中上部、中央部易受累，较少累及弓状纤维、胼胝体、延髓、中脑和小脑。（5）可见到原发病病灶，如多发性腔隙性脑梗死。

2. LA 的 MR 表现

LA 在 MRI 显示两侧基本对称的侧脑室周围脑白质 T1WI 为等、低信号，T2WI 为高信号的片状、点状影，边界模糊，常累及半卵圆中心、基底节区、放射冠等，液体恢复反转序列（FLAIR）为高信号。由于 FLAIR 可显示较多病灶，故怀疑 LA 的患者宜摄取 FLAIR 像。

3. LA 的 SPECT 表现

LA 在 SPECT 图像上表现为密度减低。彩色显示病灶由正常的红色变为橙色乃至蓝色。虽然 MRI 对 LA 显示敏感性强，但 SPECT 对病灶的缺血程度显示更清晰。

4. LA 的评分与划级

LA 的发展程度如何评分与划级，影像学尚无统一的标准。Mirsen 等用记分法表示 LA 的严重程度：两侧均无病灶为 0 分；1～2 个病灶为 1 分；3～5 个病灶为 2 分；>5 个病灶为 3 分；融合病灶为 4 分。根据脑室周围低密度范围、相应融合程度与脑白质容积之比，将 LA 分为 3 度：（1）轻度，低密度区少于白质的 1/4，限于脑室前、中、后的脑室周围区，可见散在的局限性低密度影；（2）中度，低密度区占脑白质的 1/4～1/2，在侧脑室前、中、后皮质下白质区可见非融合性或部分融合的低密度影；（3）重度，低密度区占脑白质的 1/2 以上，融合成片，累及双侧脑室周围及皮质下白质区。按部位及大小将 LA 分为 4 级：1 级，只有脑室周围白质异常；2 级，脑室与皮质间白质均异常；将脑室前角及后角周围白质病变分别划级，然后将两者级数相加即可得到 3、4 级。而 Aharon-Ptretz 则将 LA 分为 5 级：LA-0，CT 未见低密度区域；LA-1，侧脑室前角或后角可见低密度区；LA-2，侧脑室前角和后角都可见低密度区；LA-3，沿侧脑室周围可见连续的低密度区；LA-4，侧脑室周围及放射冠可见低密度区。这些评分与划级主要有利于比较及临床分析。

三、肿瘤

各种肿瘤，如胶质瘤、淋巴瘤、脑膜瘤、血管内淋巴瘤，生殖细胞瘤、各种转移瘤、心房粘液瘤等。神经纤维瘤病也可在中枢出现影像学上类似脱髓鞘的病变。

四、感染性

指的是各种感染，病毒（单纯疱疹病毒、带状疱疹等）、细菌（革兰阳性、革兰阴性、球菌、杆菌）、结核、真菌、梅毒、各种寄生虫（囊虫、弓形虫、吸虫、裂头蚴等）。还有进行性多灶性白质脑病（PML）、CJD、Whipple's 病等。亚急性细菌性心内膜炎。

五、腺体，内分泌

内分泌病变一般引起系统性病变，不引起实质占位病变。

六、遗传

引起中枢神经系统病变的遗传性疾病可是种类繁多，主要指脑白质营养不良、脑小血管病等白质受累为主的病变。如前者按发病机制可分为：溶酶体疾病：异染性脑白质营养不良、Fabry's 病、Krabbe's 病；过氧化物酶疾病：肾上腺脑白质营养不良、肾上腺脊髓神经病；线粒体疾病：MELAS、Leigh 病。按髓鞘病变病理过程种类分：异常髓鞘化：肾上腺脑白质营养不良、球形细胞脑白质营养不良、染性脑白质营养不良；髓鞘化低下：佩梅氏病、Alexander 病、白质消融性脑白质病；髓鞘囊性变性：Canavan 病、空泡性脑白质病。各种遗传性脑小血管病：如 CADASIL、CARASIL、Fabry 病及 CAA、CAA 相关性血管炎等。还有结节性硬化、各类 NBIA（脑组织铁沉积神经变性病）、脑肝肾综合征、线粒体脑病、LCC 等。

七、中毒/外伤

酒精中毒相关的，如 MBD。各种中毒，有机溶剂，如苯、甲醇、一氧化碳中毒、氨己烯酸中毒等。毒品如海洛因、可卡因等。抗肿瘤或免疫抑制剂如甲硝唑、5-FU（5-氟尿嘧啶）及其前体药物卡培他滨、他克莫司、甲氨蝶呤、贝伐单抗等相关性脑病。

八、卒中，血管性

各种动脉性、静脉性血管病、静脉窦血栓形成、动脉夹层致脑梗塞、脑小血管病、脑动静脉畸形、CAA 等，MoyaMoya 也可出现脑实质的多发病灶，易被误诊为炎性脱髓鞘疾病。

除此之外，还有一些解剖结构变异造成的病变，如 V-R 间隙扩大，灰质异位等。由于影像表现只是提示疾病种类最直接、最直观的一种手段，所以，单从影像是无法区分如此众多的疾病的，还需要结合患者的病史、体格检查来判断疾病。此外，也需要结合血生化、免疫等检测项目，以及脑脊液细胞学、活检病理、基因检测等来完善疾病的诊断和鉴别诊断。需要长期的临床积累。

第三篇 周围神经系统脱髓鞘疾病
第十章 周围神经系统解剖及病变

周围神经(peripheral nerve)是指脊髓及脑干软脑膜以外的所有神经结构,即除嗅、视神经以外的所有脑神经和脊神经。其中与脑相连的部分为脑神经(cranial nerves),与脊髓相连的为脊神经(spinal nerves)。分布于体表、骨、关节和骨骼肌的为躯体神经(somatic nerves);分布于内脏、血管、平滑肌和腺体的为内脏神经(visceral nerves)。多数周围神经为混合神经,包含感觉纤维、运动纤维、交感纤维、副交感纤维,还包被有结缔组织膜、血管及淋巴管等。

在脑神经、脊神经和内脏神经中,各自都含有感觉和运动成分。感觉传入神经由脊神经后根、后根神经节和脑神经的神经节构成,将皮肤、关节、肌腱和内脏神经的冲动由感受器传向中枢神经系统;运动传出神经由脊髓前角和侧角发出的脊神经前根和脑干运动核发出的脑神经构成,将神经冲动由中枢神经系统传出到周围的效应器。由于内脏神经的传出部分专门支配不直接受人意识控制的平滑肌、心肌和腺体的运动,故又将内脏传出神经称为自主神经(autonomic nerve)。自主神经又根据形态和功能分为交感神经(sympathetic nerve)和副交感神经(parasympathetic nerve)两部分。下面主要介绍脊神经和自主神经。

一、脊神经

与脊髓相连的周围神经即脊神经,每对脊神经借前根和后根连于一个脊髓节段。前根属运动纤维,后根属感觉纤维,因此脊神经为混合性,一般含有躯体感觉纤维、躯体运动纤维、内脏传入纤维和内脏运动纤维4种成分。31对脊神经可分为5部分:8对颈神经,12对胸神经,5对腰神经,5对骶神经和1对尾神经。每条脊神经干在出椎间孔后立即分为前支、后支、脊膜支和交通支。前支分别交织成丛,即颈丛、臂丛、腰丛和骶丛,由各丛再发出分支分布于躯干前外侧和四肢的肌肉和皮肤,司肌肉运动和皮肤感觉;后支分成肌支和皮支,肌支分布于项、背和腰骶部深层肌,司肌肉运动,皮支分布于枕、项、背、腰、骶及臀部皮肤,司皮肤感觉;脊膜支分布于脊髓被膜、血管壁、骨膜、韧带和椎间盘等处,司一般感觉和内脏运动;交通支为连于脊神经与交感干之间的细支。

脊神经在皮肤的分布有明显的节段性,尤其是颈神经和胸神经的分布。如T2分布于胸骨角水平;T4分布于乳头平面;T6分布于剑突水平;T8分布于肋弓下缘;T10分布于脐水平;T12和L1分布于腹股沟水平。四肢的皮神经分布也有一定规律性。如分布到上肢的臂丛中 C5 和 T1 神经分布到上肢近端外侧和内侧，C6-8 神经分布于上肢远段及手部。这种分布规律对临床上判断损伤的节段定位具有重要的应用价值。

周围神经损伤的临床表现是受损神经支配范围内的感觉、运动、反射和自主神经功能异常。其部位及范围随受损神经的分布而异，但有其共同的特性。

二、脊神经病变导致的运动障碍

前根损害表现为支配节段下运动神经元性瘫痪，不伴有感觉障碍；神经丛和神经干损害为支配区内的运动、感觉、自主神经功能障碍；神经末梢损害为四肢远端对称性下运动神经元性瘫痪。如与呼吸肌有关的脊神经根受累，会出现呼吸肌麻痹引起呼吸困难。运动障碍也可分刺激性和麻痹性两类症状。刺激性症状可表现为肌束震颤、肌痉挛和肌肉痛性痉挛等。

(1) 肌束震颤：为肌肉静息时观察到的肌肉颤动，可见于正常人，伴有肌肉萎缩时则为异常，见于运动神经元损伤导致的各种疾病。

(2) 肌痉挛：为一个或多个运动单位短暂的自发性痉挛性收缩，较肌束震颤缓慢，持续时间长，邻近的运动单位常呈交替性、间断性收缩，如面神经损伤引起的偏侧面肌痉挛。

(3) 肌肉痛性痉挛：为一块肌肉或一个肌群短暂的伴有疼痛的收缩，是一种生理现象，病理状态下出现频率增加，常见于活动较多的肌肉如腓肠肌，肌肉用力收缩时可诱发，按摩可减轻。

麻痹性症状为下运动神经元性瘫痪，可出现肌力减弱或丧失、肌萎缩、肌张力低。

(1) 肌力减弱或丧失：四肢对称性肌无力可见于多发性神经病及吉兰-巴雷综合征。前者的肌无力多出现在肢体远端，下肢重于上肢；后者的肌无力多出现在肢体和躯干，可伴有呼吸肌麻痹。

(2) 肌萎缩：轴突变性或神经断伤时，由于肌肉失去神经营养作用而发生萎缩。临床上，数周内出现肌肉萎缩并进行性加重，如能在 12 个月内建立神经再支配，则有完全恢复的可能；多数情况下，肌萎缩与肌无力平行出现，但脱髓鞘性神经病时，虽有肌无力，但一艘无轴突变性（轴索型除外），肌肉萎缩不明显。

三、脊神经病变导致的感觉障碍

脊神经病变可出现分布区内的感觉障碍。后根损害为节段分布的感觉障碍，常有剧烈根痛；神经丛和神经干损害为分布区的感觉障碍，常伴有疼痛、下运动神经元性瘫痪和自主神经功能障碍；神经末梢损害为四肢远端对称分布的手套袜套样感觉障碍，常伴有运动和自主神经功能障碍。感觉障碍可分刺激性和麻痹性两类症状。

四、脊神经病变导致的反射变化

可出现浅反射及深反射减弱或消失。腱反射消失为神经病的早期表现，尤以踝反射丧失为最常见。在主要损伤小纤维的神经病后期才出现腱反射消失。

五、脊神经病变导致的自主神经障碍

可出现多汗或无汗、黏膜苍白或发绀、皮温降低、皮肤水肿、皮下组织萎缩、角化过度、色素沉着、皮肤溃疡、毛发脱落、指甲光泽消失、甲质变脆、突起增厚及关节肿大。其他可有性功能障碍、膀胱直肠功能障碍、直立性低血压及泪腺分泌减少等。自主神经症状在病程较长或慢性多发性周围神经病中较为常见，如遗传性神经病或糖尿病性神经病。

六、脊神经病变导致的其他症状

其他症状包括：①动作性震颤：可见于某些多发性神经病；②周围神经肿大：见于麻风、神经纤维瘤、施万细胞瘤、遗传性及慢性脱髓鞘性神经病；③畸形：慢性周围性神经病若发生在生长发育停止前可致手足和脊柱畸形，出现马蹄足、爪形手和脊柱侧弯等；④营养障碍：由于失用、血供障碍和感觉丧失，皮肤、指（趾）甲、皮下组织可发生营养性改变，以远端为明显，加之肢体远端痛觉丧失而易灼伤，可造成手指或足趾无痛性缺失或溃疡，常见于遗传性感觉性神经病。遗传性神经病或慢性周围神经病由于关节感觉丧失及反复损伤，可出现Charcot关节。

七、自主神经

自主神经支配内脏器官（消化道、心血管、呼吸道及膀胱等）及内分泌腺、汗腺的活动和分泌，并参与调节葡萄糖、脂肪、水和电解质代谢，以及体温、睡眠和血压等。自主神经包括交感神经和副交感神经，两者在大脑皮质的调节下通过下丘脑、脑干及脊髓各节段既拮抗又协调地共同调节器官的生理活动，所有调节活动均在无意志控制下进行。自主神经可分为中枢部分和周围部分。

八、中枢自主神经

中枢自主神经包括大脑皮质、下丘脑、脑干的副交感神经核团以及脊髓各节段侧角区。大脑皮质各区均有自主神经的代表区，如旁中央小叶与膀胱、肛门括约肌调节有关；岛叶、边缘叶与内脏活动有关。下丘脑是自主神经的皮质下中枢，前区是副交感神经代表区，后区是交感神经代表区，共同调节机体的糖、水、盐、脂肪代谢，以及体温、睡眠、呼吸、血压和内分泌的功能。

九、周围自主神经

1. 交感神经系统节前纤维起始于 C8－L2 脊髓侧角神经元，经脊神经前根和白交通支到脊髓旁交感干的椎旁神经节和腹腔神经节并换元。节后纤维随脊神经分布到汗腺、血管、

平滑肌，而大部分节后纤维随神经丛分布到内脏器官。交感神经兴奋时引起机体消耗增加、器官功能活动增强。

2. 副交感神经系统节前纤维起自脑干和S2-4。脊髓侧角核团，发出纤维在其支配的脏器附近或在脏器内神经节换元。节后纤维支配瞳孔括约肌、睫状肌、颌下腺、舌下腺、泪腺、鼻腔黏膜、腮腺、气管、支气管、心脏、肝、胰、脾、肾和胃肠等。副交感神经与交感神经作用互相拮抗，兴奋时可抑制机体耗损、增加储能。

自主神经的功能是通过神经末梢释放的神经递质来完成的，可分为胆碱能神经和肾上腺素能神经，前者包括交感神经及副交感神经节前纤维、副交感神经节后纤维，以及支配血管扩张、汗腺和子宫的交感神经节后纤维；后者包括支配心脏、肠道、血管收缩的交感神经节后纤维。内脏器官均受交感神经和副交感神经双重支配，两者既相互拮抗又相互协调，维持机体功能的平衡性、完整性，使机体适应内外环境的变化，任一系统功能亢进或不足都可引起机体功能失调。

自主神经功能紊乱也称植物神经功能紊乱，交感神经系统病损可表现副交感神经功能亢进的症状，而副交感神经病损可表现为交感神经功能亢进的症状。

十、交感神经病损

交感神经病损可出现副交感神经功能亢进的症状，表现为瞳孔缩小、唾液分泌增加、心率减慢、血管扩张、血压降低、胃肠蠕动和消化腺分泌增加、肝糖原储存增加以增加吸收功能、膀胱与直肠收缩促进废物的排出。可见于任何可导致交感神经功能降低或副交感神经功能亢进的疾病。

十一、副交感神经病损

副交感神经病损可出现交感神经功能亢进的症状，表现为瞳孔散大、眼裂增宽、眼球突出、心率加快、内脏和皮肤血管收缩、血压升高、呼吸加快、支气管扩张、胃肠道蠕动分泌功能受抑制、血糖升高及周围血容量增加等。多见于任何可导致副交感神经功能降低或交感神经功能亢进的疾病。

周围神经由神经元及其发出的纤维组成，不同病理变化可导致不同的临床表现，常见的周围神经病理变化可分为四种。

十二、沃勒变性

沃勒变性(Wallerian degeneration)是指任何外伤使轴突断裂后，远端神经纤维发生的一切变化。神经纤维断裂后，由于不再有轴浆运输提供维持和更新轴突所必需的成分，其断端远侧的轴突自近向远发生变化和解体。解体的轴突和髓鞘由施万细胞和巨噬细胞吞噬。断端近侧的轴突和髓鞘可有同样的变化，但一般只到最近的一两个郎飞结而不再继续。再生阶段，施万细胞先增殖，形成神经膜管，成为断端近侧轴突再生支芽伸向远端的桥梁。接近细胞体的轴突断伤则可使细胞体坏死。

十三、轴突变性

轴突变性（axonal degeneration）是常见的一种周围神经病理改变，可由中毒、代谢营养障碍以及免疫介导性炎症等引起。基本病理生理变化为轴突的变性、破坏和脱失，病变通常从轴突的远端向近端发展，故有"逆死性神经病"（dying-back neuropathy）之称。其轴突病变本身与沃勒变性基本相似，只是轴突的变性、解体以及继发性脱髓鞘均从远端开始。

十四、神经元变性

神经元变性（neuronal degeneration）是神经元胞体变性坏死继发的轴突及髓鞘破坏，其纤维的病变类似于轴突变性，不同的是神经元一旦坏死，其轴突的全长在短期内即变性和解体，称神经元病（neuronopathy）。可见于后根神经节感觉神经元病变，如有机汞中毒、大剂量维生素 B_6 中毒或癌性感觉神经病等；也可见于运动神经元病损，如急性脊髓灰质炎和运动神经元病等。

十五、节段性脱髓鞘

髓鞘破坏而轴突相对保存的病变称为脱髓鞘，多见于炎症、中毒、遗传性或后天性代谢障碍。病理上表现为神经纤维有长短不等的节段性脱髓鞘（segmental demyelination）被坏，施万细胞增殖。在脱髓鞘性神经病时，病变可不规则地分布在周围神经的远端及近端，但长的纤维比短的更易于受损而发生传导阻滞，因此临床上运动和感觉障碍以四肢远端为重。

细胞体与轴突、轴突与施万细胞都有密切关系，因此四种病理变化相互关联。神经元病导致轴突变性，接近细胞体的沃勒变性可以使细胞坏死。轴突变性总是迅速继发脱髓鞘，轻度节段性脱髓鞘不一定继发轴突变性，但严重的脱髓鞘则可发生轴突变性。

第十一章 吉兰-巴雷综合征

吉兰-巴雷综合征（Guillain-Barre syndrome，GBS）是以周围神经和神经根的脱髓鞘病变及小血管炎性细胞浸润为病理特点的自身免疫性周围神经病，经典型的 GBS 称为急性炎症性脱髓鞘性多发性神经病（acute inflammatory demyelinating polyneuropathy，AIDP），临床表现为急性对称性弛缓性肢体瘫痪。季节性变化与感染发病率的变化有关。GBS 可发生在任何年龄，男性略高于女性。GBS 的典型病程包括一个持续时间少于 4 周的快速上升期（尽管大多数患者将在约 10 天内达到最大虚弱或最低点），一个持续时间变化很大的平台期，以及通常缓慢的恢复期。GBS 患者的感觉和/或运动缺陷通常呈上升趋势，可能累及球部和呼吸功能，偶有自主神经系统受累。大约 20%的 GBS 患者需要在重症监护病房接受专门护理，主要是由于呼吸衰竭。在高收入国家的死亡率约为 5%，而低收入国家的死亡率可达 15%以上，主要原因是难以获得有效治疗和重症监护设施。

一、疾病发展史

Guillain-Barré综合征的研究已经有 100 余年的历史，最早在 1916 年前，人们开始认识到急性弛缓性瘫的病因可由周围神经疾病引起，并经病理学得到了证实。在此之前，人们难以相信瘫痪可以没有中枢神经系统(CNS)受累，而仅由于周围神经病变所致。1834 年英国内科医生 James Wardrop 报告一例 35 岁男性患者，表现麻木和进行性无力，肠道、膀胱功能正常；出现急性瘫痪前曾有腹泻。1837 年法国波尔多的神经科医生 Ollivier 描述了 2 例急性瘫痪的患者，一例产后出现症状，2 天后去世，尸检在脑和脊髓未见任何异常，但未做周围神经检查；另一例进行性无力累及四肢、躯干、呼吸肌和颈肌，而后自然恢复。当时曾认为是流行的脊髓灰质炎特殊表现的病例。1852 年 Waller 医生报告了神经纤维离断后受损神经的一系列改变，是神经组织病理学的重要发现，现称之为沃勒变性（Wallerian degeneration）。Landry(1859)报告了他治疗的 5 例患者，以及以往文献报告的 5 个病例(其中包括 Ollivier 报告的 2 个病例)，他详细地描述了疾病的临床经过及转归，还首次注意到这些患者的直肠和膀胱功能均正常。这 10 例患者中的死亡病例尸检未发现任何 CNS 受累表现，Landry 推测这些病例应属于周围神经病，称为"上升性麻痹"。这些急性四肢弛缓性瘫的病例报告使人们开始认识了周围神经疾病。

到了 1916-1969 年，研究者提出了 Guillain-Barré综合征的概念，制定了最初的诊断标准。Georges Guillain, Jean-Alexandre Barré和 Andre Strohl 在 1916 年报道了第一次世界大战期间 2 例法国士兵的四肢瘫，他们表现运动障碍、腱反射消失、肌肉压痛及感觉异常等,但无客观感觉缺失,曾诊断良性多发性神经炎,首次提出腰穿可见蛋白细胞分离(albumino cytologic dissociation)现象。此后有许多相似的病例报告,因此将这一疾病称为 Guillain-Barré-Strohl 综合征或 Guillain-Barré 综合征。Haymaker 和 Kernohan(1949)首次描述本病的病理改变,强调周围神经水肿是本病早期的重要改变。这一时期也陆续报告了白喉性神经病,脊髓灰质炎引起急性弛缓性瘫,以及中毒性神经病等。这些不同病因的周围神经病的临床表现可有许多相似之处,那个年代的医生曾为如何鉴别这些疾病而困扰。20世纪 60 年代神经电生理学检查技术日臻完善,可以识别神经脱髓鞘改变,为 GBS 的诊断与鉴别诊断提供了重要的手段。

1969 年至今研究者提出 GBS 的主要病理特点,病因学及发病机制研究取得了重要进展。Asbury 等(1969)报道了 19 例 GBS 患者的病理改变及临床表现,提出了急性炎症性脱髓鞘性多发性神经病(acute inflammatory demyelinating polyneuropathies,AIDP)的概念,是经典的 Guillain-Barré 综合征。Asbury 等的贡献还在于,强调淋巴细胞炎性反应是 GBS 的重要病理特征,首次指出人类 GBS 在病理上与实验性变态反应性神经炎(EAN)一致。他们依据病理发现神经根及周围神经小血管周围单个核细胞(MNC)浸润的炎症反应和超微结构显示巨噬细胞介导的神经纤维脱髓鞘改变,结合临床特征将 GBS 命名为 AIDP。

Ramos-Alvarez 等(1969)描述了一种疫苗接种后的周围神经病,他们曾参加墨西哥城早期口服脊髓灰质炎疫苗计划。免疫接种被认为是成功的,但有些儿童发生急性弛缓性麻痹导致死亡。这些病例并未发现脊髓灰质炎的病理改变,病理证实有些患儿罹患典型的 AIDP,也有的病例无明显的炎症性或神经脱髓鞘改变。他们注意到运动神经元胞体变大,出现染色质溶解和核偏位,被称为"细胞质神经病",这种病理改变后来被证明是"轴索型 GBS"。1986 年 Feasby 及其同事报道一例急性软瘫病例,病理证实脊神经运动根及感觉根均受累,电生理及病理证实为原发性轴索病变,称之为轴索型 GBS,认为免疫反应直接攻击轴索所致,首次提出轴索型 GBS 的概念,这实际上是 GBS 的一个亚型急性运动感觉轴索型神经病(AMSAN)。这一概念最初曾颇有争议,因为严重的 GBS 病例出现一定程度的继发性轴索变性是普遍现象;在 EAN 动物实验中大剂量髓鞘抗原诱导的免疫反应也可引起轴索变性。

20 世纪 90 年代初,李春岩等与 Asbury、Mck-hann 和 Griffin 等学者合作,研究了河北省中南部地区 GBS 病例的电生理学、病理学与流行病学表现,经 20 余例尸检及数百例 GBS 患者神经电生理资料分析,发现一组临床表现符合 GBS 而病理表现以脊神经运动根原发性轴索损害为特征的病例。研究证实,我国华北地区夏秋季节流行的 GBS 病例中有相当一部分发生以原发性轴索变性为主的病变。1994 年在日内瓦国际神经病学大会上正式提出急性运动轴索型神经病(AMAN)的概念,并认为是 GBS 一个常见的临床亚型。同时,详细描述了 AMAN 的临床、电生理及病理表现。对运动、感觉神经根均受累的轴索型 GBS 也作了概念的限定,称为急性运动感觉轴索型神经病(AMSAN),这些研究丰富了 GBS 这一疾病的内涵,也得到国际上广泛的认同,在此后的专著和教科书中都增加了这部分内容。现代观点认为,GBS 的疾病谱包括 AIDP 以及 AMAN、AMSAN、Fisher 综合征、急性全自主神经病(acute panautonomic neuropathy)和急性感觉神经病(acute sensory neuropathy)等亚型。此后的研究侧重于病因学、免疫病理机制和治疗等。

二、流行病学

GBS 可以用来表示一种综合征,包括前面提到的 AMAN、AIDP 和其他变体,如 AMSAN,以及以共济失调、眼麻痹和反射无力为特征的 Miller-Fisher 综合征(MFS)。总的来说,GBS 的临床病程、严重程度和结局是高度可变的。然而,随着近年来几种新表型的发现,GBS 的概念框架变得越来越复杂。典型 GBS 的发病率范围为每 10 万人年 0.81 至 1.89 例(中位数为 1.11 例),男性比女性更常见(性别比例为 1.5:1),GBS 随年龄增长而增加,年龄特异性 GBS 发病率在 0-9 岁人群中为每 10 万人年 0.62 例,而在 80-89 岁人群中为每 10 万人年 2.66 例。孟加拉国的 GBS 粗发病率最高(每 10 万人年 2.5 例),有季节性波动,5 月为高峰,巴西最低(每 10 万人年 0.40 例)。流行病学 GBS 的 AMAN 亚表型是有限的,据报道,中国患者使用电诊断标准的频率最高(65%),而北美和欧洲为 6%-7%。据推测,AMAN 在卫生基础设施差和腹泻发生率较高的地区更为普遍。

三、前驱感染

超过三分之二的 GBS 患者在发病 6 周内出现呼吸道或消化道感染症状。在 30%-40% 的 GBS 病例中,弯曲杆菌是感染源,据估计,1/1058 的感染导致 GBS。GBS 和空肠弯曲杆菌之间的联系最初是在 1982 年左右由 Rhodes 和 robert 在临床个案中描述的。GBS 的其他感染可能来自肺炎支原体、流感嗜血杆菌、沙门氏菌、牛分枝杆菌、布鲁氏菌、恙虫病东方体、嗜肺军团菌、亨塞巴尔通体、幽门螺杆菌、土拉弗朗西斯菌、伯氏疏螺旋体、巨细胞病毒、EB 病毒、水痘带状疱疹病毒、流感病毒、人类免疫缺陷病毒、副流感病毒 1 型、腺病毒、单纯疱疹病毒、肝炎(A、B、E 型)、日本脑炎病毒、西尼罗河病毒、肠病毒(D68、71)、汉坦病毒、麻疹、细小病毒 B19、诺如病毒、柯萨奇病毒、埃可病毒、腮腺炎、风疹、脊髓灰质炎(野生型 3)、登革热、基孔肯雅病毒和寨卡病毒。一些疫苗,包括甲型 H1N1 流感、狂犬病、脑膜炎球菌、减毒黄热病、甲型肝炎和乙型肝炎、天花、脊髓灰质炎、麻疹-腮腺炎-风疹、破伤风-白喉和乙型流感嗜血杆菌,也被认为是 GBS 的可能触发因素。寨卡病毒是一种蚊子传播的黄病毒,于1947年首次发现,自2007年以来在许多病例中得到证实,最近一次疫情在全球许多国家暴发。由于在法属波利尼西亚的寨卡和登革热流行中报告了病例,寨卡病毒感染与GBS有关,但目前尚不清楚哪种感染与神经系统表现有关,因为以前的报告表明与登革热有关。所涉及的机制可能是分子模仿,它可以存在于初级氨基酸基础上,二级甚至三级结构上。

分子模仿是导致自身免疫反应的重要机制,进一步的疫苗接种和感染数据将需要对结构同源性和个体宿主免疫反应进行详细分析的能力。在将疾病原因归因于分子模仿之前,需要满足某些标准。其中包括与疑似病例有关的流行病学证据,感染源或外源性物质与自身免疫性疾病;鉴定t细胞反应或针对目标自身抗原的特异性抗体;病原或外源性物质与靶自身抗原结构同源性的鉴定;最后,在动物模型中,感染因子或外源性物质免疫后自身免疫性疾病的繁殖。GBS的轴突亚表型是目前唯一满足分子模拟所有四个标准的自身免疫性疾病。解释感染与GBS之间关系的其他机制可能包括表位扩散、旁观者激活、超级抗原的产生和免疫反应的异常激活。

四、发病机制

针对AIDP和AMAN提出了不同的机制。在前一种情况下,Asbury等人于1969年首次报道了4例GBS死亡患者的节段性脱髓鞘局限于T细胞和巨噬细胞浸润的神经区域。这使我们认识到髓鞘损伤主要是由活化的巨噬细胞引起的,它们穿透神经纤维周围的基底膜,最终导致脱髓鞘。此外,与对照组相比,急性GBS患者外周血CD4+ CD25+ T细胞计数较低,这也支持T细胞在GBS发病机制中的作用。补体活化产物在雪旺细胞表面的证明和水泡状髓鞘变性的鉴定导致假设补体活化在雪旺细胞表面导致脱髓鞘。补体激活是通过特异性抗体结合雪旺细胞表面的表位介导的,然后在巨噬细胞入侵之前形成髓磷脂。假设雪旺细胞基底膜的侵袭是在GBS患者中观察到的基质金属蛋白酶9 (MMP9)增加的结果。巨噬细胞通过活化的T细胞和MMP9靶向雪旺细胞或髓鞘表面的抗原,并伴随毒性一氧化氮自由基的释放活化的巨噬细胞导致雪旺细胞损伤并随后侵袭周围神经。此外,炎症介质和细胞可诱导轴突损伤严重的AIDP病例在一个过程中被称为继发性变性。尽管如此,我们也应该注意到AIDP相关的wallerial样变性主要发生在神经干的表皮,如p2诱导的实验性变应性神经炎,这提示在神经内膜缺血中,经神经膜血流功能障碍具有致病作用

空肠梭菌诱导Th1/Th2/Th17/Treg和细胞因子失衡,这对GBS的发展至关重要。在疾病早期,Th1细胞因子的上调可能与神经元炎症引起的免疫介导的疾病进展有关,但在后期,Th2免疫反应的上调有助于疾病的恢复。此外,Th17也起致病作用,循环Th22细胞升高与

但与 GBS 亚表型无关。急性期 GBS 患者的 Th17 和 Th22 细胞可表达适当的细胞因子谱,如白细胞介素(IL)-17、IL-22 等(IL-6 和肿瘤坏死因子-α),它们可以增强炎症和自身免疫反应,促进 GBS 的发展。

在 AMAN 的发病机制中,早期的改变包括 Ranvier 淋巴结的延长和髓鞘扭曲,而上覆的巨噬细胞侵入雪旺细胞和轴突之间的间隙,使结间髓鞘和雪旺细胞质保持完整。这些变化最初可能是可逆的,因此解释了一些患者的快速恢复。在一些病例中观察到的更快的恢复表明 AMAN 与轴突传导阻滞或轴突终末变性有关。这一假设受到了 AMAN 轴突刺激单纤维肌电图(EMG)中保存的神经肌肉传递的实验证据的挑战,从而支持了神经肌肉连接处近端运动终端轴突的传递可能受损。AMAN 患者表现为少量脱髓鞘或淋巴细胞炎症,但运动纤维轴膜上存在免疫球蛋白 G (IgG)和补体激活产物 C3d,严重时在髓鞘间的轴周间隙内发现 IgG 和 C3d。

血清抗神经节苷脂抗体在 GBS 病理的诱导和延续中发挥着重要作用。神经节苷类是唾液酸中含有的鞘糖脂亚群,与 n-乙酰神经氨酸连接在细胞表面表达的低聚糖核心部分。主要的神经系统神经节苷类包括 GM1、GM2、GD1a、GD1b、GT1a、GT1b 和 GQ1b,它们在周围神经的免疫组化中有特定的定位,如 GD1a 在运动纤维中,GD1b 在大背根神经节中。相反,GQ1b 表位在动眼神经、滑车神经和展外神经中占主导地位,Kusunoki 和同事证明背神经节的大神经元定位 GQ1b 表位,这可以解释 MFS 中与眼麻痹相关的共济失调。GQ1b、GT1a 和 GD1b 主要定位于眼外肌和肢体肌纺锤体,在肢体和轴肌神经肌肉接点中很少出现抗 gq1b 抗体与 GT1a 和 GD1b 交叉反应,从而解释了 MFS 在有限肌肉群中观察到的麻痹效应。Kaida 等人描述了针对两种神经节苷脂(如 GD1a/GD1b 或 GQ1b/GM1 神经节苷脂复合物)形成的新构象表位的抗体,这些抗体与需要人工通气的严重 GBS 相关。比克斯塔夫脑干脑炎以急性眼麻痹、共济失调和嗜睡为特征,与 MFS 有一些相似的特征,包括既往空肠假梭菌感染和血清抗 gq1b IgG 抗体阳性。咽部-颈部-肱部虚弱与抗 gt1a IgG 有或无 GQ1b 反应性相关。

来自日本的作者报道了空肠梭菌脂多糖与 GBS 患者的 GM1 神经节苷脂和 MFS 患者的 GQ1b 的分子相似性。GBS 的 AMAN 亚表型与神经节苷脂 GM1(64%)、GM1b(66%)、GD1a(45%)和 GalNac-GD1a(33%)的血清抗体相关。此外,90%的 MFS 患者血清中有 GQ1b 抗体,而 AIDP 亚表型通常为血清阴性。从 GBS 和 MFS 患者分离的 C.空肠常表达神经节苷模拟物它们的脂多糖(LPS),因此可能诱导抗神经节苷脂抗体和神经系统症状,而 LPS 结构的异质性也决定了抗糖脂反应的特异性。特定的空肠梭菌菌株具有一组多态性基因和酶,可以改变外核的模拟神经节苷脂寡糖,并且只有一小部分空肠梭菌菌株含有模拟周围神经神经节苷脂多糖。

五、病理特点

Asbury 等(1969)提出 AIDP 经典的病理特征,后来又揭示了轴索型 GBS 的病理特点,病理学研究推动了 GBS 发病机制的研究。

1.AIDP 的病理特点主要表现周围神经节段性脱髓鞘和血管周围淋巴细胞、巨噬细胞浸润及血管鞘形成,以及不同程度的轴索变性和神经内膜水肿,脊神经根和神经末梢常受累严重,重症病例可见多形核细胞浸润。脊神经前根、后根、后根神经节及周围神经等均可见炎性反应及脱髓鞘,运动及感觉神经同样受损,交感神经链和脑神经也可受累,不同的病例受损神经不同可能是 GBS 症状及电生理类型多样性的原因。免疫组化光镜偶可发现周围神经 1gM、IgG 及补体 C3 沉积,证实 GBS 和 EAN 急性期巨噬细胞及胶质细胞 HLA 和黏附分子表达。

(1)炎性细胞浸润:AIDP 可见周围神经淋巴细胞浸润,多集中在脱髓鞘病变区,淋巴细胞在小静脉周围呈袖套样分布。

(2)脱髓鞘反应:是反映 AIDP 神经纤维病变程度的指标,某些区域几乎所有的神经纤维均出现脱髓鞘(Mtrssaro etal.1998),或沿单纤维出现一个或连续几个节间体脱髓鞘,通常连成片状,受累的纤维可处于同一时相的脱髓鞘或修复,或处于早期脱髓鞘与髓鞘再生的不同时相,可见新生的 Schwann 细胞将髓鞘脱失的纤维重新环绕起来,排列于基底膜,使神经髓鞘再生,在原来较长的节点间形成几个较短的新节点,是与先前的脱髓鞘相区别的一个病理特点。

(3)轴索变性:AIDP 的轴索变性严重程度差异较大,影响病变范围的因素不确定,如严重的炎症反应和局部明显水肿。前角细胞或脑神经运动核可见不同程度的肿胀、染色质溶解,严重程度取决于轴索损伤的部位与程度,如轴索变性靠近神经细胞可引起细胞死亡,后角细胞病变较前角细胞轻,严重轴索变性时肌肉病理呈神经源性肌萎缩。

2.AMAN 和 AMSAN 的病理特点这两种轴索型 GBS 的病理改变与 AIDP 少量淋巴细胞浸润和髓鞘脱失不同(Feasby1993,McKhann1993,Griffin1996),以沃勒样变性(Wallerian-like degeneration)为主,也称作逆死(dying back)。AMAN 与 AMSAN 的区别在于感觉纤维受累程度不同,AMAN 的皮肤感觉神经正常或只有轻微沃勒样变性,AMSAN 感觉神经变性可非常广泛(McKhann1993,Griffin 1995,1996,Ho 1997)。

3. Fisher 综合征的病理特点尚不明确,单纯的 Fisher 综合征是不致命的,因此病理研究材料较少。某些病例可从动眼神经麻痹和共济失调进展至瘫痪,这些患者的病理改变酷似 AIDP 的病理特点。

六、临床表现

1.GBS:患者多在病前 1-4 周有胃肠道或呼吸道感染症状或疫苗接种史。急性或亚急性起病,肌无力始于一侧或两侧的下肢、上肢,也可四肢同时发生,多于数日至 2 周发展至高峰,肌无力始于一侧的患者通常在一周内发展为两侧对称性肌无力,即两侧肌力是在同一肌力分级。某些病例发病 1-2 内内迅速加重,发生四肢完全性瘫和呼吸肌麻痹,进展 迅速,下肢常较早出现,然后累及躯干肌和上肢,肢体呈弛缓性瘫,肢体近端或远端严重无力,腱反射减低或消失,继发性轴索损害可出现肌萎缩,长期卧床出现失用性肌萎缩。患者多在病情达到高峰 1-2 周后肌力开始恢复,恢复期肌力可有短暂波动。AIDP 患者均呈单相病程,极少数病例可能出现复发。

2. AIDP:患者多有肢体感觉异常如烧灼感、麻木、刺痛和不适感等,可先于瘫痪或与之同时出现,感觉缺失较少见,呈手套袜子样分布,震动觉及关节运动觉障碍少见,约 30%的患者可有肌痛,极少数患者出现 Kernig 征和 Lasegue 征等神经根刺激征。部分患者伴有脑神经运动纤维受累甚至以脑神经麻痹为首发症状,常见双侧面肌和咽喉肌核下性瘫痪,其他脑神经运动纤维支配肌,如胸锁乳突肌、咬肌、眼肌及舌肌瘫痪较少见。

3. 自主神经症状:可见皮肤潮红、发作性面部发红、多汗、心动过速、胸腹部压迫感、周身发热、手足肿胀及营养障碍等,交感神经受损出现 Horner 征、体温调节障碍、胃扩张和肠梗阻,括约肌功能障碍与腹肌力弱不相称,部分严重病例可发生严重心律失常,周围血管张力降低导致体位性低血压,也常见高血压。约 15%的患者出现暂时性尿潴留,通常留置导尿数日可恢复正常。

七、临床亚型及特点

GBS 的临床表现多种多样,从纯粹的感觉到自主神经变异,但这些分类受到最近报道的挑战,我们将详细讨论。AIDP 和 AMAN 是最常见的 GBS 亚型。其他变异包括 MFS、AMSAN、Bickerstaff 脑干脑炎和咽颈臂无力。由于 AMAN 患者具有快速可逆的传导阻滞或在序列研究中明显减慢,AIDP 有时被误认为 AMAN,但许多问题仍未解决,表明 AIDP 可能被高估,AMAN 可能被低估。这种传导阻滞消失,没有电生理证据表明 AMAN 患者有髓鞘再生。与 AIDP 相比,AMAN 的脑神经受累较少。在肌肉无力方面的疾病进展在 AMAN 和 AIDP 之间有所不同,AMAN 更快,更早达到峰值,恢复模式可变。不可逆的传导阻滞与恢复缓慢和广泛的神经根轴突变性有关,且恢复不良。

AIDP 的特点是自主神经功能障碍,如多汗和血压波动;自主神经功能障碍在 AMAN 中并不常见。一般来说,传统上,AMAN 被认为是 GBS 的纯运动形式,没有感觉缺陷,急性运动感觉轴索神经病变是最严重的变体,但最近的病理学报道称,纯运动 GBS 与 AMAN 相关,原发性脱髓鞘主要累及腹侧根,而 11%的 AIDP 患者表现为纯运动性 GBS。MFS 通常与眼麻痹、共济失调和反射反射有关，但也可能以有限的形式出现双侧内眼麻痹或双侧外展神经麻痹。在大多数(高达76%)患者中，MFS由上呼吸道感染预测，并且在大约90%的病例中与血清GQ1b抗体相关。咽颈臂无力患者表现为影响口咽、颈部和肩部肌肉的症状，血清中可检测到抗gt1a GT1a抗体主要表达于舌咽神经和迷走神经。

（一）常见分类

1. 急性炎性脱髓鞘性多发神经病（AIDP）

AIDP是GBS中最常见的类型，也称经典型GBS，主要病变为多发神经根和周围神经节段性脱髓鞘。常有前驱感染史，呈急性起病，进行性加重，多在2周左右达高峰。对称性肢体和延髓支配肌肉、面部肌肉无力，重症者可有呼吸肌无力，四肢腱反射减低或消失。可伴轻度感觉异常和自主神经功能障碍。脑脊液出现蛋白-细胞分离现象。电生理检查提示远端运动神经传导潜伏期延长、传导速度减慢、F波异常、传导阻滞、异常波形离散等。病程有自限性。部分患者有四肢远端感觉障碍，下肢疼痛或酸痛，神经干压痛和牵拉痛。部分患者有自主神经功能障碍。

2. 急性运动轴索性神经病（AMAN）

AMAN以广泛的运动脑神经纤维和脊神经前根及运动纤维轴索病变为主。突出特点是神经电生理检查提示近乎纯运动神经受累，并以运动神经轴索损害明显。

3. 急性运动感觉轴索性神经病（AMSAN）

AMSAN以广泛神经根和周围神经的运动与感觉纤维的轴索变性为主。1．临床特点：(1)急性起病，平均在6—12d达到高峰，少数患者在24～48 h内达到高峰。(2)对称性肢体无力，多有脑神经运动功能受累，重症者可有呼吸肌无力，呼吸衰竭。患者同时有感觉障碍，甚至部分出现感觉性共济失调。常有自主神经功能障碍。

4. Miller-Fisher综合征（MFS）

与经典GBS不同，以眼肌麻痹、共济失调和腱反射消失为主要临床特点。临床特点：(1)任何年龄和季节均可发病。(2)前驱症状：可有腹泻和呼吸道感染等，以空肠弯曲菌感染常见。(3)急性起病，病情在数天至数周内达到高峰。(4)多以复视起病，也可以肌痛、四肢麻木、眩晕和共济失调起病。相继出现对称或不对称性眼外肌麻痹，部分患者有眼睑下垂，少数出现瞳孔散大，但瞳孔对光反应多数正常。可有躯干或肢体共济失调,腱反射减低或消失，肌力正常或轻度减退，部分有延髓部肌肉和面部肌肉无力，四肢远端和面部麻木和感觉减退，膀胱功能障碍。需要鉴别的疾病包括与CQ1b抗体相关的Bickerstaff脑干脑炎、急性眼外肌麻痹、脑干梗死、脑干出血、视神经脊髓炎、多发性硬化、重症肌无力等。

5. 急性泛自主神经神经病

较少见，以自主神经受累为主。临床特点：患者多有上呼吸道感染及消化道症状。急性或者亚急性发病，快速进展，多在1～2周内达高峰，少数呈亚急性发病。临床表现：视物模糊，畏光，瞳孔散大，对光反应减弱或消失，头晕，体位性低血压，恶心呕吐，腹泻，腹胀，重症者可有肠麻痹、便秘、尿潴留、阳痿、热不耐受、出汗少、眼干和口干等。自主神经功能检查可发现多种功能异常。肌力正常，部分患者有远端感觉减退和腱反射消失。国内崔芳等报道了4例该病病例，均为急性起病，其中3例有前驱发热、消化道感染病史。自主神经症状：1.平滑肌功能障碍：包括瞳孔异常、腹胀、恶心、呕吐、便秘和尿潴留等。双侧瞳孔不等大3例，双侧瞳孔散大1例，光反射迟钝或者消失4例；恶心以及呕吐4例，麻痹性肠梗阻2例，排尿以及便秘4例；视物模糊3例。2.腺体分泌减少：4例均有皮肤干燥少汗、唾液以及泪液少；3.心血管系统：胸闷心悸、心率增快3例，体位性低血压1例；4.体温障碍：发热3例；5.神经系统查体异常：运动异常3例，末梢感觉异常4例，腱反射减弱或者消失4例，皮肤划痕试验阳性2例。

6. 急性感觉性神经病

少见，以感觉少见受累为主。急性起病，在数天至数周内达到高峰。广泛对称性四肢疼痛和麻木，感觉性共济失调，明显的四肢和躯干深、浅感觉障碍。绝大多数患者腱反射减低或消失。自主少见受累轻，肌力正常或有轻度无力。病程为自限性。

二、GBS和MFS的少见亚型和变异型

1. GBS的咽-颈-臂变异型

可引起延髓麻痹、颈部、上肢无力；

2. 反射亢进型GBS

两个大型研究表明，有10%的GBS患者在其整个病程中存在正常或活跃的腱反射。值得注意的是，这类患者更容易出现单纯运动性瘫痪，而且，在神经生理学方面，该病具有与急性运动轴索神经病一致，而不是与急性炎症性脱髓鞘性多神经根性神经病相一致的特点。反射亢进型GBS患者也常有抗-GM1或抗GD1a抗体。这类患者的肌张力是正常的。

反射亢进型GBS确切病变部位和发病机制仍不清楚，但有学说认为，抗神经节苷脂抗体可能会穿过血脑屏障，并破坏髓内中间神经元，进而导致其发病。

3. 截瘫型GBS

在单纯弛缓性下肢无力而无上肢神经系统表现的患者中，还存在另一种少见的局限性变异型GBS。患者常有明显的双侧"坐骨神经痛样"腿痛，且多出现于疾病的早期，而这无疑

会促成其腿部功能的丧失。下肢深腱反射消失，而上肢正常，提示病变部位位于腰神经根。

此外，脑脊液检查显示蛋白-细胞分离、常规实验室检查无异常、MRI异常不明显等，均有助于该病与其他腰椎多神经根性神经病的病因相鉴别，其中包括糖尿病、脉管炎、浸润性或压迫性损害及其他感染性病因等。神经传导研究显示轴突型神经病及血清抗神经节苷脂抗体的存在，支持所谓的截瘫型GBS的诊断。

4. 双侧面部无力伴感觉异常

对于无眼肌麻痹或四肢无力的双侧面瘫患者，始终应考虑双侧面部无力伴感觉异常型GBS的可能。但许多此类患者也报告有肢体远端感觉异常。而仔细的感觉状态检查，有助于该病与其他原因所致双侧面瘫的鉴别，其中包括双侧贝尔麻痹、莱姆病和结节病等。此外，先前的感染史、脑脊液蛋白-细胞分离和四肢周围神经脱髓鞘的证据等，也支持双侧面瘫伴感觉异常型GBS的诊断。

5. 急性共济失调性神经病变

有两种类型的不完全性MFS，以缺乏眼肌麻痹的明显共济失调为特征。其中的第一类称为共济失调型GBS，患者在缺乏眼肌麻痹和闭目难立征的情况下，出现共济失调表现。第二类称为急性感觉性共济失调性神经病变，患者在缺乏眼肌麻痹，但闭目难立征阳性的情况下，出现共济失调表现。

6. 急性眼肌麻痹/急性上睑下垂/急性瞳孔散大

罕见的不完全性MFS，患者存在与抗GQ1b抗体相关的单纯性眼部表现，但没有共济失调。一项研究显示，在100例表现为急性外展神经麻痹的患者中，有25%的人存在抗GQ1b抗体。而发生急性眼肌麻痹的患者，也可能出现面瘫或罕见情况下的球麻痹。上睑下垂和瞳孔散大不是MFS的主要特点，但其也可能孤立出现且与抗GQ1b抗体相关。

脑干网状结构受累的MFS患者可出现意识障碍，称为Bickerstaff脑干脑炎。根据有无眼肌麻痹或共济失调，也有几种MFS不完全类型，例如，眼肌麻痹、共济失调和肢无力患者据称有MFS和GBS的叠加。

不同亚型间可能存在重叠。表现为四肢无力的MFS或Bickerstaff脑干脑炎患者可诊断为重叠型GBS。具有明显眼肌麻痹或共济失调的患者一定有重叠MFS。例如，表现为咽部、颈部、上肢无力及共济失调的患者会有GBS咽-颈-臂变体、MFS或它其中一种亚型重叠。

尽管出现GBS复发的患者高达10%，但90%的患者表现为单相病程。治疗相关临床波动可能在启动免疫治疗后8周内发生，且认为是单相病程的一部分。初次发病后8周恶化或尽管采用适当的免疫治疗但仍恶化3次以上患者，应诊断为急性发作慢性炎性脱髓鞘性多发性神经病（A-CIDP），而非 GBS。尽管采用了适当的免疫治疗，但 GBS 患者的总死亡率为 9%，并且 17% 的患者留下了严重的残疾。MFS 预后一般良好。

7. Bickerstaff 脑干脑炎

吉兰-巴雷综合征（GBS）的特殊变异型，是一组表现为意识障碍、眼外肌麻痹、对称性迟缓性四肢瘫、共济失调、双侧面瘫、Babinski 征阳性、瞳孔异常和球麻痹等的临床综合征。

BBE 以中枢神经系统受累为主，而 MFS 是以周围神经系统受累为主的一种疾病，尽管受累部位有明显区别，但是临床表现上两种疾病有一定的重叠。两种疾病主要鉴别点是 BBE 存在意识障碍、病理征，部分患者可出现影像学的异常。有 68%-83% 的患者在血清中能检测到 GQ1b-IgG 抗体。BBE、MFS 综合征以及经典 GBS 之间临床表现常有交叉重叠，目前认为这 3 种表型为同一疾病谱的连续过渡状态，归为抗 GQ1b 抗体综合征。

诊断及鉴别诊断

GBS 的诊断

在 GBS 发病初期，诊断可能十分困难，并可能会导致治疗延迟。对于学龄前儿童而言，不典型症状、疼痛和 GBS 在该年龄段的低发病率可能造成诊断的延迟。

前驱事件

建议在病史采集时对前驱感染（尤其是腹泻、呼吸道感染或发热）、生物制剂、疫苗接种情况进行询问，可能有助于 GBS 的诊断，尤其在诊断不明确的情况下。研究表明 GBS 与幽门螺旋菌、巨细胞病毒、EB 病毒、乙肝病毒、寨卡病毒以及儿童中的肺炎支原体感染相关，此外研究表明 GBS 与近期的手术（尤其是骨骼、消化道）可能存在关联。接受部分免疫相关生物制剂（如免疫检查点抑制剂、抗 TNFα 药物）可能导致 GBS 发病率增加，但该结论尚未经过大型研究证实。接受部分疫苗接种（如流感、带状疱疹、新型冠状病毒腺病毒载体疫苗）可能增加 GBS 风险，但接受疫苗接种的获益远大于患 GBS 的风险。

脑脊液分析

脑脊液分析有助于 GBS 的诊断以及其他诊断的排除，但诊断准确性不明确。支持 GBS 诊断的脑脊液分析结果包括脑脊液蛋白升高，伴有正常或仅轻度增加的脑脊液白细胞计数（通常 <5 个/μL，少数情况下 5-50 个/μL，极少数情况下 >50 个/μL）。在病程的第一周，脑脊液蛋白可正常，不能排除 GBS 诊断。若脑脊液白细胞 >50 个/μL，应考虑其他疾病，但不除外特殊 GBS 会出现白细胞增高现象。

抗体检测

在运动感觉型 GBS 的诊断中，血清神经节苷脂抗体检测诊断敏感性不高，且结果可能因检测方法差异而存在差异，因而目前无检测的必要性。在临床怀疑运动型 GBS、变异型 GBS 或其他诊断不易排除的情况下，检测神经节苷脂抗体可能有所帮助。由于目前 AIDP、AMAN、AMSAN 的治疗大致相同，因而通过检测抗体区分病理分型对治疗的价值不大。对于怀疑 MFS 或 MFS 谱系病的患者，建议检测血清抗-GQ1b 抗体。对于治疗反应差、持续恶化或治疗后出现复发的患者，建议考虑自身免疫郎飞结/结旁病诊断，并检测郎飞结/结旁抗体，建议使用转染细胞法（CBA）检测，并使用第二种方法（如 ELISA 或免疫组化）进行验证。

电生理检查

在 GBS 发病早期，电生理检查有助于诊断和鉴别诊断。通过电生理检查区分 AIDP、AMAN 或 AMSAN 对于 GBS 的早期诊断没有帮助，目前不影响治疗和管理。对于在发病后第一周内接受检查怀疑 GBS 的患者，以下电生理表现在 GBS 的诊断中具有高敏感性和低特异性：多发周围感觉和/或运动神经损害；H-反射消失；面神经直接反应见远端运动潜伏期延长或 CMAP 波幅降低；瞬目反射消失，或同侧 R1 和 R2 反应以及对侧 R2 反应持续时间延长。以下电生理表现在 GBS 的诊断中具有较低敏感性和高特异性：腓肠神经豁免模式（正中神经及尺神经 SNAP 波幅异常，伴腓肠神经 SNAP 正常，并排除腕管综合症）；间接波发放（通常存在多个，类似 A 波，但与 F 波有明显不同）；远端 CMAP 时长延长>8.5 毫秒。H-反射的存在使 GBS 诊断的可能性较低。在 GBS 的第一周，正常电生理检查结果并不排除 GBS 的诊断。在病程后期进行第二次电生理检查有助于诊断，因为电生理的异常表现可能需要数周才会出现。对于怀疑 MFS 的患者，以下电生理表现支持诊断：腓肠神经豁免模式，任何多发周围感觉和/或运动神经损害。

神经 MRI 或神经超声

不建议将神经 MRI 或神经超声纳入典型 GBS 的诊断，但在诊断不明确时，影像学检查可能有助于鉴别诊断（如脊髓、神经根病变），且广泛的神经增粗有助于 A-CIDP 的诊断。

诊断标准

一、AIDP

AIDP 是 GBS 中最常见的类型，也称经典型 GBS，主要病变是多发神经根和周围神经的运动和感觉神经节段性脱髓鞘。

1. 临床特点：

（1）任何年龄、任何季节均可发病。（2）前驱事件：在发病前 4 周内常见有上呼吸道感染和腹泻，包括巨细胞病毒、肺炎支原体、寨卡病毒或其他病原菌感染，疫苗接种，手术，移植等[4,8]。（3）病程特点：急性起病，单相病程，大部分的患者病情在 2 周内达到高峰，几乎所有的患者病情均在4周内达到高峰。(4) 主要症状和体征：弛缓性肢体肌肉无力是 AIDP 的核心症状。多数患者肌无力从下肢向上肢发展，数日内逐渐加重，少数患者病初呈非对称性；肌张力正常或降低，腱反射减低或消失，而且经常在肌力仍保留较好的情况下，腱反射已明显减低或消失，无病理反射。部分患者有不同程度的脑神经运动功能障碍，以面部或延髓部肌肉无力常见，且可能作为首发症状就诊；少数有张口困难，伸舌不充分和力弱以及眼外肌麻痹。严重者出现颈肌和呼吸肌无力，导致呼吸困难。部分患者有四肢远端感觉障碍，下肢疼痛或酸痛，神经干压痛和牵拉痛。部分患者有自主神经功能障碍。少数患者可出现复发。

2. 实验室检查：

(1) 脑脊液检查：脑脊液蛋白-细胞分离是 GBS 的特征之一，多数在发病几天内蛋白含量正常，2-4周内脑脊液蛋白不同程度升高；葡萄糖和氯化物正常；白细胞数一般<10×106/L。(2) 神经电生理检查：主要根据运动神经传导测定，判断周围神经是否存在脱髓鞘性病变[9,10,11]。通常选择一侧正中神经、尺神经、胫神经和腓总神经进行测定。神经电生理检测结果必须与临床相结合进行解释。电生理改变的程度与疾病严重程度相关，在病程的不同阶段电生理改变特点也会有所不同。神经电生理诊断标准：①运动神经传导：至少有2根运动神经存在下述参数中的至少1项异常：A.远端潜伏期较正常值上限延长25%以上；B.运动神经传导速度较正常值下限下降20%以上；C.F波潜伏期较正常值上限延长20%以上和（或）出现率下降等，F波异常往往是最早出现的电生理改变；D.运动神经部分传导阻滞：周围神经常规测定节段的近端与远端比较，复合肌肉动作电位（compound muscle action potential, CMAP）负相波波幅下降20%以上，时限增宽小于15%；E.异常波形离散：周围神经常规测定节段的近端与远端比较，CMAP 负相波时限增宽 15%以上。当 CMAP 负相波波幅不足正常值下限的 20%时，检测传导阻滞的可靠性下降。远端刺激无法引出 CMAP 波形时，难以鉴别脱髓鞘和轴索损害。②感觉神经传导：感觉神经传导速度明显减慢，常伴有感觉神经动作电位波幅下降，部分患者可以见到腓肠神经感觉传导正常，而正中神经感觉传导异常的现象[12]。③针电极肌电图：单纯脱髓鞘病变肌电图通常正常，如果继发轴索损害，在发病10 d至2周后肌电图可出现异常自发电位。随着神经再生则出现运动单位电位时限增宽、高波幅、多相波增多，大力收缩时运动单位募集减少。(3) 神经活体组织检查（活检）：腓肠神经活检可见有髓纤维脱髓鞘现象，少数患者可见吞噬细胞浸润，小血管周围偶有炎性细胞浸润。剥离单纤维可见节段性脱髓鞘。神经活检并非诊断 AIDP 所必需，主要用于不典型患者的鉴别诊断。

3. 诊断标准：

（1）常有前驱感染史，呈急性起病，进行性加重，多在4周内达高峰。（2）对称性肢体和延髓支配肌肉、面部肌肉无力，重者有呼吸肌无力。四肢腱反射减低或消失。（3）可伴有感觉异常和自主神经功能障碍。（4）脑脊液出现蛋白-细胞分离现象。（5）电生理检查提示运动神经传导远端潜伏期延长、传导速度减慢、F波异常、传导阻滞、异常波形离散等周围神经脱髓鞘改变。（6）病程有自限性。

4. 鉴别诊断：

（1）如果出现以下表现，则一般不支持GBS的诊断：①显著、持久的不对称性肢体无力。②以膀胱或直肠功能障碍为首发症状或持久恒定的膀胱或直肠功能障碍。③脑脊液中单核细胞数超过$50×10^6$/L。④脑脊液中出现分叶核白细胞。⑤存在明确的感觉平面。（2）需要鉴别的疾病包括：脊髓炎、周期性麻痹、多发性肌炎、脊髓灰质炎、重症肌无力、急性横纹肌溶解症、白喉神经病、莱姆病、卟啉病周围神经病、中毒性周围神经病（如重金属、正己烷、药物）、肉毒毒素中毒、癔症性瘫痪等。需要根据不同患者的临床具体特点，进行个体化的、必要的鉴别。对于病情在4周后仍进展，或复发2次以上的患者，需要注意与急性起病的慢性炎性脱髓鞘性多发性神经根神经病（CIDP）鉴别。

推荐意见：（1）AIDP临床表现要点为急性起病，相对对称的四肢无力、脑神经受累，伴或不伴有感觉异常。（2）发病前数周内常有前驱因素。（3）病程通常在2周内达高峰，一般不超过4周。（4）脑脊液检测显示蛋白-细胞分离现象可支持AIDP的诊断，并有助于排除感染等其他疾病。（5）电生理检查证实多发性脱髓鞘性周围神经病，对于AIDP的诊断具有重要的支持价值。（6）当存在不典型的临床表现或辅助检查结果时，应重视鉴别诊断。

二、AMAN

AMAN以脑神经和脊神经运动纤维轴索病变为主，包括两种类型：一种为运动神经轴索变性，一种为运动神经可逆性传导阻滞。前者病情通常较重，预后差；后者在免疫治疗后可以较快恢复，预后相对较好。

1. 临床特点：

（1）可发生在任何年龄，儿童更常见，男、女患病率相似，国内在夏秋发病较多。（2）前驱事件：多有腹泻和上呼吸道感染等，以空肠弯曲菌感染多见。（3）急性起病，通常在2周内达到高峰，少数在24-48 h内即可达到高峰。（4）临床表现为对称性肢体无力，部分患者有脑神经运动功能受损，重症者可出现呼吸肌无力。腱反射减低或消失与肌力减退程度较一致。无明显感觉异常，无或仅有轻微自主神经功能障碍。

2. 实验室检查：

（1）脑脊液检查：①脑脊液常规和生化改变：同 AIDP。②免疫学检测：部分患者脑脊液抗神经节苷脂 GM1、GD1a 抗体阳性。（2）血清免疫学：部分患者血清中可检测到抗神经节苷脂 GM1、GD1a 抗体[15]。（3）电生理检查：电生理检查内容与 AIDP 相同，电生理改变包括以运动神经轴索变性为主和以可逆性运动神经传导阻滞为主两种情况[10,11]。以运动神经轴索变性为主者的诊断标准如下：①运动神经传导：A.远端刺激时 CMAP 波幅较正常值下限下降 20%以上，严重时引不出 CMAP 波形，2-4 周后重复测定，CMAP 波幅无改善。B.除嵌压性周围神经病常见受累部位外，所有测定神经均不符合 AIDP 标准中脱髓鞘的电生理改变（至少测定 3 条神经）。②感觉神经传导测定：通常正常。③针电极肌电图：早期即可见运动单位募集减少，发病 1-2 周后，肌电图可见大量异常自发电位，此后随神经再生则出现运动单位电位的时限增宽、波幅增高、多相波增多。在以可逆性运动神经传导阻滞为主的亚型，与轴索变性型 AMAN 不同之处在于，前者运动神经传导测定可见传导阻滞，免疫治疗 2-4 周后重复测定，随着临床的好转，传导阻滞和远端 CMAP 波幅可有明显改善。当远端 CMAP 波幅太低或未能引出肯定波形时，判断轴索变性和可逆性运动传导阻滞需慎重，通常需要随诊重复测定观察变化。

3. 诊断标准：

临床参考 AIDP 诊断标准，突出特点是神经电生理检查提示近乎纯运动神经受累，根据电生理测定结果可以分为轴索变性和可逆性运动神经传导阻滞两种亚型。血清和脑脊液抗神经节苷脂 GM1、GD1a 抗体阳性。

推荐意见：（1）AMAN 临床表现为急性起病、相对对称的四肢无力、脑神经受累，腱反射减低或消失，无感觉神经受累。（2）发病前数周内常有前驱因素。（3）病情在 2 周左右达高峰，一般不超过 4 周。（4）脑脊液出现蛋白细胞分离现象可支持诊断，并有助于排除其他疾病。（5）电生理表现有两种类型：一种为轴索变性，一种为可逆性传导阻滞。运动神经传导速度通常正常。（6）血清和脑脊液抗 GM1 或 GD1a 抗体阳性有助于诊断。

三、AMSAN

AMSAN 以神经根和周围神经的运动与感觉纤维轴索变性为主，临床表现通常较重。

1. 临床特点：

（1）急性起病，通常在 2 周内达到高峰，少数在 24-48 h 内达到高峰。（2）对称性肢体无力，多数伴有脑神经受累，重症者可有呼吸肌无力，呼吸衰竭。患者同时有感觉障碍，部分甚至出现感觉性共济失调。（3）常有自主神经功能障碍。

2. 实验室检查：

（1）脑脊液：①脑脊液常规和生化改变同 AIDP。②免疫学检测，部分患者脑脊液抗神经节苷脂 GM1、GD1a 抗体阳性。（2）血清免疫学：部分患者血清中可检测到抗神经节苷脂 GM1、GD1a 抗体阳性。（3）电生理检查：除感觉神经传导测定可见感觉神经动作电位波幅下降或无法引出波形外，其他同 AMAN 运动轴索变性类型。（4）腓肠神经活检：腓肠神经活检可见轴索变性和神经纤维丢失，但不作为确诊的必要条件。

3. 诊断标准：

参照 AIDP 诊断标准，特点是神经电生理检查提示感觉和运动神经轴索损害。

推荐意见：AMSAN 通常起病急，病情重，临床表现可类似 AIDP，但电生理提示为轴索变性。

四、MFS

与经典 GBS 相对对称的肢体无力不同，MFS 以眼肌麻痹、共济失调和腱反射消失为主要临床特点。

1. 临床特点：

（1）任何年龄和季节均有发病。（2）前驱症状：可有腹泻和呼吸道感染等，以空肠弯曲菌感染常见。（3）急性起病，病情在数天至数周内达到高峰。（4）多以复视起病，也可以肌痛、四肢麻木、眩晕和共济失调起病。相继出现对称或不对称性眼外肌麻痹，部分患者有眼睑下垂，少数出现瞳孔散大，但瞳孔对光反应多数正常。可有躯干或肢体共济失调，腱反射减低或消失，肌力正常或轻度减退，部分有延髓部肌肉和面部肌肉无力。部分患者可有四肢远端和面部麻木和感觉减退，膀胱功能障碍。GQ1b 抗体相关疾病除了 MFS，还有中枢受累为主的 Bickerstaff 脑干脑炎，临床表现眼肌麻痹、共济失调、肢体无力，可伴有锥体束征和意识障碍；也有单纯眼肌麻痹受累为主者，以及共济失调受累为主者[16]。

2. 实验室检查：

（1）脑脊液常规、生化检测同 AIDP，部分患者脑脊液抗 GQ1b、GT1a 抗体阳性。（2）血清免疫学检查：部分患者血清抗 GQ1b 或 GT1a 抗体阳性[15]。（3）神经电生理：感觉神经传导测定可正常，部分患者见感觉神经动作电位波幅下降，传导速度减慢；脑神经受累者可出现面神经 CMAP 波幅下降；瞬目反射可见 R1、R2 潜伏期延长或波形消失。运动神经传导和肌电图一般无异常。电生理检查并非诊断 MFS 的必需条件。

3. 诊断标准：

（1）急性起病，病情在数天内或数周内达到高峰。（2）以眼外肌瘫痪、共济失调和腱反射减低为主要症状，肢体肌力正常或轻度减退。（3）脑脊液出现蛋白-细胞分离。（4）病程有自限性。

4．鉴别诊断：

需要鉴别的疾病包括糖尿病性眼肌麻痹、脑干梗死、脑干出血、视神经脊髓炎、多发性硬化、重症肌无力等。

推荐意见：（1）对于急性起病的眼肌麻痹、共济失调、腱反射减低或消失，需要考虑MFS。（2）脑脊液可有蛋白细胞分离现象。（3）常伴血清和脑脊液GQ1b抗体阳性。（4）电生理检查常无特殊发现。

五、急性泛自主神经病

较少见，以自主神经受累为主。

1．临床特点：

（1）前驱事件：患者多有上呼吸道感染或消化道症状。（2）急性发病，快速进展，多在1-2周内达高峰，少数呈亚急性发病。（3）临床表现：视物模糊、畏光、瞳孔散大、对光反应减弱或消失，头晕，体位性低血压，恶心呕吐、腹泻、腹胀，重者肠麻痹、便秘、尿潴留、阳痿，热不耐受，出汗少，眼干和口干等。（4）肌力一般正常，部分患者有远端感觉减退和腱反射消失。

2．实验室检查：

（1）脑脊液出现蛋白-细胞分离。（2）电生理检查：神经传导和针电极肌电图一般正常。皮肤交感反应、R-R变异率等自主神经检查可见异常。电生理检查不是诊断的必需条件。

3．诊断标准：

（1）急性发病，快速进展，多在2周左右达高峰。（2）广泛的交感神经和副交感神经功能障碍，可伴有轻微肢体无力和感觉异常。（3）可以出现脑脊液蛋白-细胞分离现象。（4）病程有自限性。（5）排除其他病因。

4．鉴别诊断：

其他病因导致的自主神经病，如中毒、药物相关、血卟啉病、糖尿病、急性感觉神经元神经病、交感神经干炎等。

推荐意见：对于急性发生的体位性低血压、心律失常、胃肠道麻痹或尿、便潴留等表现，应考虑急性泛自主神经病的可能性，并注意与其他疾病鉴别。

六、急性感觉神经病

少见，以感觉神经受累为主。

1. 临床特点：

（1）急性起病，在数天至数周内达到高峰。（2）广泛对称性的四肢疼痛和麻木，感觉性共济失调，四肢和躯干深浅感觉障碍。绝大多数患者腱反射减低或消失。（3）自主神经受累轻，肌力正常或有轻度无力。（4）病程有自限性。

2. 实验室检查：

（1）脑脊液出现蛋白-细胞分离。（2）感觉神经传导可见传导速度减慢，感觉神经动作电位波幅明显下降或消失。运动神经传导测定可有脱髓鞘的表现。针电极肌电图通常正常。

3. 诊断标准：

（1）急性起病，快速进展，多在2周左右达高峰。（2）对称性肢体感觉异常。（3）可有脑脊液蛋白-细胞分离现象。（4）神经电生理检查提示感觉神经脱髓鞘损害。（5）病程有自限性。（6）排除其他病因。

4. 鉴别诊断：

需要与多种其他原因导致的急性感觉神经病鉴别，如糖尿病痛性神经病、中毒性神经病、急性感觉神经元神经病、干燥综合征相关周围神经病、副肿瘤综合征等。

推荐意见：急性感觉神经病为急性起病的感觉性周围神经病，脑脊液检查可见蛋白细胞分离现象，肌电图检查可见感觉神经传导速度减慢等脱髓鞘改变。

七、其他少见类型

通常可称之为GBS变异型，其中临床表现为局灶性受累者，如咽-颈-臂型、截瘫型、多发脑神经型；部分患者可开始表现为MFS，后进展出现四肢感觉运动障碍或明显自主神经受累；部分GBS患者可伴有锥体束征等中枢神经系统损害的表现。对于这一部分临床表现不典型的患者，更应注意鉴别诊断。

鉴别诊断

1）急性脊髓炎

又称急性横贯性脊髓炎(acute transverse myelitis，ATM)，ATM是一种脊髓的局灶性炎症性疾病，其临床特征是急性或亚急性发展的脊髓运动、感觉、自主神经以及神经束的神经功能障碍的症状和体征。ATM 发病率约为 0.003%，多达三分之二的患者遗留有中度到重度的残疾。ATM 目前病因未明，可能由某些病毒感染所致，或感染后的一种机体自身免疫反应，也可发生于疫苗接种之后。多数 ATM 患者病前 1~2 周有上呼吸道感染、消化道感染症状，临床表现为早期尿潴留、病变节段以下所有感觉缺失、完全性截瘫，如颈段脊髓受累，可出现四肢瘫痪，部分患者起病急骤，病变在数小时或 1~2 d 迅速上升，瘫痪由下肢迅速波及上肢或延髓支配肌群，出现吞咽困难、构音障碍、呼吸肌瘫痪，甚至导致死亡。ATM 存在明显的感觉平面，病变节段以下感觉缺失，而 AIDP 表现为末梢型感觉障碍，可有助于相互鉴别。

2）脊髓灰质炎

是由脊髓灰质炎病毒引起的急性病毒性传染病，潜伏期 3~35 d，平均 17 d，临床表现在轻微的流感样症状后，出现高热、肌痛、厌食、恶心、呕吐、头痛和颈部僵硬，随后发展为不对称的主要是下肢的迟缓性瘫痪，并可出现循环衰竭、呼吸衰竭、自主神经功能障碍、吞咽困难、发音困难等症状。聚合酶链反应（PCR）技术是确诊的主要手段。随着脊髓灰质炎病毒疫苗的应用，在绝大多数国家，脊髓灰质炎几乎全部消失。我国一直维持无脊髓灰质炎状态，但仍存在脊髓灰质炎病毒输入的危险和发生与疫苗相关病例出现的情况，对临床中出现发热、急性非对称性下肢弛缓性瘫痪、无感觉障碍的患者尤其是婴幼儿患者要引起警惕。

3）多发性肌炎(polymyositis，PM)

PM 是以四肢近端肌肉受累为主要表现的获得性肌肉疾病，它和皮肌炎（dermatomyositis，DM）、散发性包涵体肌炎、免疫介导坏死性肌病(immune-mediated necrotizing myopathy, IMNM)等同属特发性炎性肌病。PM 通常为亚急性-慢性起病，以对称性四肢近端肢体无力为特征，临床表现为平卧位抬头费力、举臂及抬腿困难，约半数患者可同时伴有肌痛或肌压痛，远端肌无力不常见，严重的可累及延髓肌群和呼吸肌，出现吞咽、构音障碍及呼吸困难。还可以出现肌肉外症状，如累及手腕、膝盖和手部小关节的关节痛和非侵蚀性关节炎；心律失常、心脏传导异常、心脏骤停、充血性心力衰竭、心肌炎、心包炎；通气不足、吸入性肺炎和间质性肺疾病，肺部受累程度是判断多发性肌炎预后的指标之一。临床中对于起病年龄大于 18 岁；亚急性或隐匿起病；对称的肢体无力和颈肌无力；血清肌酸激酶升高；肌电图提示活动性肌源性损害要警惕 PM 的存在。AIDP 无血清肌酸激酶升高、肌电图多提示周围神经脱髓鞘改变，可与 PM 相鉴别。

4）神经莱姆病

莱姆病是由伯氏疏螺旋体引起的一种人兽共患自然疫源性疾病，主要经由蜱叮咬人、动物而传播，我国的东北、西北和华北地区的林区是莱姆病的主要疫区。莱姆病主要影响皮肤、心脏、关节和神经系统。神经莱姆病（Lyme neuroborreliosis, LNB）占莱姆病的 10%~15 %，神经系统症状通常发生在蜱虫叮咬后 1-12 周（主要是 4-6 周）。Bannwarth 综合征（无菌性脑膜炎、肢体无力和严重的根性疼痛）是成人早期 LNB 的最常见表现，占 LNB 病例的 67%~85%。LNB 还可以表现为严重的带状疱疹样节段性疼痛、迟缓性瘫痪、节段性感觉障碍和颅神经受累,其中面神经受累最为常见,表现为典型的周围性面瘫(三分之一的病例为双侧)。当莱姆病患者累及周围神经系统或中枢神经系统的时,建议同时测定脑脊液:血清抗体指数。LNB 与 AIDP 有类似的面神经麻痹、迟缓性瘫痪,但 LNB 除神经系统症状外,多有皮肤游走性红斑、关节炎表现,并有疫区接触史,可与 AIDP 进行鉴别。

5)低钾血症型周期性瘫痪

急性起病的两侧对称性肢体瘫痪,病前常有过饱、饮酒或过度劳累史,以及既往发作史,无感觉障碍及脑神经损害。发作时血清钾降低及心电图呈低钾样改变,脑脊液正常。补钾治疗有效,症状可迅速缓解。此外,应识别肾小管酸中毒、甲状腺功能亢进的继发性低钾血导致的瘫痪。医源性如排钾性利尿剂使用不当,饮食结构和进食量异常等均可导致钾摄入不足或消耗、丢失过多。

6)卟啉病伴多发性神经病

可有不明原因的腹痛,红细胞尿卟啉原 I 合成酶(胆色素原脱氨酶)水平降低可证实诊断。临床上简便方法是将患者尿液置于日光下暴晒,尿液变成酒红色(卟胆原转变成卟啉)可确认。

7)多发性神经病(polyneuropathy,PN)

可因农药、重金属和有机溶剂中毒,呋喃类、异烟肼、部分抗肿瘤药物毒副作用,维生素缺乏,尿毒症、糖尿病等代谢障碍发病,共同特点是四肢远端为著的感觉、运动及自主神经损害,如肢体末端麻木、刺痛、烧灼感、感觉过敏,远端感觉减退或消失,腓肠肌压痛,四肢肌力减退伴肌萎缩,腱反射减弱,四肢末端自主神经受损明显,如皮肤干燥无汗、脱屑粗糙和指甲脆薄等。鉴别时应仔细询问既往病史,仔细查体获得可靠的体征及必要的辅助检查。

8)肉毒毒素中毒

可导致急性弛缓性瘫,是毒素抑制运动神经末梢突触前膜释放乙酰胆碱所致。临床典型表现为眼内肌及眼外肌麻痹,早期出现眼内肌麻痹导致视物模糊和光反射消失较具特征性,还可见延髓麻痹、口干、便秘和体位性低血压,无感觉受损症状。神经重复电刺激检查提示突触前膜病变有助于诊断。大多数患者因摄入肉毒杆菌或毒素污染的熟肉类食品发病,流行病学群体发病特征是诊断的重要线索,肉毒杆菌可从患者粪便培养。

9)副肿瘤性周围神经病

多见于肺癌、肾癌和异常蛋白血症,有多种临床类型,常见的如感觉性神经病、感觉运动性神经病、周围神经病合并浆细胞病等;单纯运动受累者少见。起病多呈亚急性病程,进展超过 1 个月。主要表现四肢远端对称性肌无力、手套袜子形感觉障碍,下肢常重于上肢,出现肌萎缩和腱反射减弱。神经电生理检查显示轴索损害特点;CSF 或蛋白轻度升高,血清学检出特征性副肿瘤相关抗体,如抗 Hu 抗体、抗 CV2 抗体等。周围神经病患者尤其中年以上患者应注意呼吸、消化、前列腺、膀胱及女性生殖系统等肿瘤筛查。

10)狂犬病

患者在发生脑炎前可出现急性弛缓性瘫,需与 GBS 鉴别。国外曾报告一位神经科医生在检查一例数年前被疯狗咬伤的患者后发病,迅速发展至瘫痪和死亡;最初临床和病理诊断 AMSAN,但脊髓或周围神经病理检查无炎症反应,却见运动神经元死亡,并发现运动及感觉神经元有大量狂犬病毒。国内也有脑组织病理诊断狂犬病病例报道,出现四肢无力(肌力 1 级)、肌张力低,腱反射消失,病理征(-),手足麻木,感觉正常,脑膜刺激征(-);CSF 蛋白细胞分离。住院第 3 日出现恐水,追问 2 个月前被病犬咬伤左小腿,未特殊处理伤口及接种狂犬疫苗。住院第 6 日死亡,脑组织病理发现内基(Negri)小体。

11)重症肌无力全身型

表现双侧对称性四肢弛缓性瘫,但症状波动如休息减轻、活动加重及晨轻暮重等,疲劳试验及新斯的明试验(+),CSF 正常。低频重复电刺激呈递减反应。多数患者血清抗 AChR-Ab(+)。

12)其他

其他需要鉴别的疾病包括神经莱姆病、蜱咬性麻痹、多发性肌炎、急性横纹肌溶解症、白喉性神经病和癔症性瘫痪等。

治疗及预后

一、一般治疗

1. **心电监护:**

(1)对有明显的自主神经功能障碍者,应给予心电监护;如果出现体位性低血压、高血压、心动过速、心动过缓、严重心脏传导阻滞、窦性停搏时,须及时采用相应措施处理。对于存在心动过缓的患者,需评估安装临时心脏起搏器的指征。(2)由于自主神经损伤后,对药物的反应较为敏感,使用减慢心率或降压药物需慎重。

2. **呼吸道管理:**

(1)有呼吸困难和延髓支配肌肉麻痹的患者应注意保持呼吸道通畅,尤其注意加强吸痰及防止误吸。(2)对病情进展快,伴有呼吸肌受累者,应该严密观察病情,若有明显呼吸困难,肺活量明显降低,血氧分压明显降低,应尽早进行气管插管或气管切开,机械辅助通气。

3. **营养支持:**

延髓支配肌肉麻痹者有吞咽困难和饮水呛咳,需给予鼻饲,以保证营养,防止电解质紊乱。合并有消化道出血或胃肠麻痹者，则给予静脉营养支持。

4．其他对症处理：

（1）患者如出现尿潴留，可留置尿管以帮助排尿。（2）对有神经痛的患者，适当应用药物缓解疼痛。（3）如出现肺部感染、泌尿系感染、褥疮、下肢深静脉血栓形成，注意给予相应的积极处理，以防止病情加重。（4）因语言交流困难和肢体严重无力而出现抑郁时，特别是使用气管插管呼吸机支持时，应给予心理支持治疗，必要时给予抗抑郁药物治疗。

推荐意见：（1）应密切监测 GBS 患者的呼吸功能，加强呼吸道管理，必要时及时给予呼吸机支持。（2）应重视吞咽功能的变化，密切监测和评估，保证营养，并防止误吸。（3）在自主神经损伤明显的患者，应重视心律失常和血压的变化，尽早给予必要的监测和处理。（4）应重视 GBS 患者的综合治疗，包括心理干预。

二、ICU 治疗必要性评估

GBS 可表现为快速进展性的肌无力，导致数小时至数天内发生呼吸衰竭。呼吸衰竭发生的识别不足可能导致死亡或缺氧相关的残疾。早期 ICU 治疗可能有助于早期呼吸衰竭的识别和辅助通气的应用，此举有助于减少意外发生和更好的预后。

改良 Erasmus GBS 呼吸衰竭评分（mEGRIS）有助于量化需要机械通气的可能性。增加机械通气风险的因素包括：入院期间四肢无力迅速进展；GBS-DS 分级为 4 级（即使借助助具也无法行走 10 米）；颈部屈曲、面部或球部麻痹，尤其是咳嗽无力；自主神经不稳定，如血压或心率波动。

建议定期评估呼吸功能，可通过测量强制肺活量（FVC）和单次呼吸计数（SBC）来衡量，测量最大吸气压力（MIP）或最大呼气压力（MEP）也可辅助提示呼吸功能减退。部分辅助检查如肝功能检查的异常，HSV 或 CMV 感染，电生理见脱髓鞘表现，也可提示呼吸功能的减退。建议定期监测以下呼吸功能的定量指标：FVC 应在一天内测量三到六次，具体次数取决于病情的严重程度，直到病人的病情不再显著恶化为止。当患者仍在下降并且 FVC 减少时，每 4 小时监测可能是适当的。FVC 下降＞30%低于预测基线应引起关注，24 小时内 FVC 下降>30%可能表明需要立即转入 ICU，或者在 24 小时内下降 50%可能表明需要辅助通气。当 FVC≤20mL/kg 时可选择辅助通气，当 FVC≤10mL/kg 时，必须辅助通气。SBC<20（即不能在一次呼气中大声从 1 数到 20）是评估是否需要转入 ICU 的有用床边工具。MEP<30 cmH2O 或 MIP<40 cmH2O 表明需要立即考虑机械通气。出 ICU 后，建议继续密切监测潜在的迟发性呼吸或心血管并发症。

三、GBS 的免疫治疗

1. 血浆置换（PE）

强烈建议在无法独立行走的 GBS 患者（GBS-DS 分级≥3）中尽快开始 PE，并在发病后的 4 周内进行。强烈建议在严重残疾的患者（无法独立行走、卧床或需要呼吸机）中进行四到五次置换，持续 1-2 周，总置换体积为 12-15 升。在能够独立行走，但不能奔跑（GBS-DS 分级 2）的 GBS 患者中，较弱推荐在无力发病前 2 周内进行置换进行两次置换。

建议在仍能行走但病情迅速恶化、需要呼吸支持、吞咽困难或具有其他不良预后因素的 GBS 患者中进行 PE（四到五次置换，持续 1-2 周），早期启动治疗可能预防进一步的恶化。不建议在病情非常轻微（GBS-DS 分级 1）且发病后的前 2 周内病情稳定，或者在发病后 2-4 周内仍然轻度受影响的患者（GBS-DS 分级 1 或 2）中进行 PE，因为在 GBS 的病情进展时程内（最长 4 周内），这些患者不太可能进一步恶化到更高的 GBS-DS 分级。不建议指定 PE 的具体类型（通常使用连续流动机器）以及使用特定的置换液。

2. 静脉丙种球蛋白（IVIg）

对于那些无法独自行走的患者（GBS-DS 分级 3 或更高）强烈建议在出现无力症状的前 2 周内尽早开始 IVIg 治疗。强烈建议预后不佳的患者只接受一个标准 IVIg 疗程（每天 0.4g/kg，连续 5 天），而不需进行第二个 5 天的 IVIg 疗程。推荐使用足量 IVIg 疗程（每天 0.4g/kg，连续 5 天），而不是低剂量疗法（每天 0.4g/kg，连续 3 天）或高剂量疗法（每天 0.4g/kg，连续 6 天）或 2 天疗程（每天 1g/kg），但较弱推荐。IVIg 和 PE 治疗之间无偏好性建议。

在发病 4 周内，即使仍能独自行走（GBS-DS 分级 2）但存在病情迅速恶化、有呼吸支持风险、吞咽困难、自主神经紊乱或预后不佳因素的患者，建议尽早开始 IVIg（或 PE）治疗。建议在发病 2-4 周内无法独自行走的患者使用 PE 或 IVIg 治疗。在发病后 2 周内仍能独自行走的 GBS 患者（GBS-DS 分级 2），如果病情稳定或缓慢加重，出现 GBS 的其他特征（如手臂无力或颅神经受累），建议考虑使用 IVIg（或 PE）治疗。不建议在发病前 2 周内病情非常轻微的患者（GBS-DS 分级 1）且病情稳定的患者使用 IVIg（或 PE）治疗，因为没有证据表明 IVIg（或 PE）在这种情况下能带来获益。

3. PE 后立即续接 IVIg

强烈建议不在 PE 治疗后立即续接 IVIg 治疗。

4. 免疫吸附（IA）

不建议在 GBS 患者中使用免疫吸附治疗。

5. 糖皮质激素

强烈建议不使用口服糖皮质激素治疗 GBS。较弱建议不使用静脉甲泼尼龙单独或与 IVIg 联合治疗 GBS。根据目前的证据，不推荐使用类固醇治疗 GBS。虽然单独静脉注射甲强龙对 GBS 患者不会产生明显损害，但与单独使用 IVIg 治疗相比，IVIg 联合静脉注射甲强龙对 GBS 的长期疗效无显著影响。Hughes 等一项系统综述纳入了 6 个针对皮质类固醇或促肾上腺皮质激素与阴性安慰剂对照或单独支持治疗 GBS 的随机对照研究，共 587 例 GBS 患者，结果表明皮质类固醇不会明显促进 GBS 的恢复或影响 GBS 的远期预后，作者推测轴突损伤后皮质类固醇的抗修复作用可能抵消其在 GBS 最初的抗炎作用。总之，皮质类固醇不建议用于 GBS 的一般管理，而其在 GBS 罕见亚型中的疗效尚有待进一步研究。

四、新兴疗法

1. 拉链法

确诊 GBS 后应立即开始 TPE 治疗，行第 1 次 TPE 治疗时，用 5% 的白蛋白作为置换液，置换 1.5 倍体积的血浆，结束后立即按体重 0.4g/kg 给予 IVIg。24h 后，行第 2 次 TPE，置换相同体积的血浆。每次 TPE 后给予 IVIg，循环重复 5 次，7d 左右完成整个治疗。由于存在低纤维蛋白原血症的风险，第 3 次 TPE 中使用新鲜冷冻血浆作为替代液。这种治疗策略被命名为"拉链法"，是重症 GBS 患者治疗的新选择。在拉链法中，TPE 可强烈清除血浆中的抗体，控制高细胞因子血症，减少白细胞脱颗粒，立即启动 TPE 可抑制巨噬细胞活化和吞噬作用。在每个 TPE 结束后立即开始 IVIg 阻断 Fc 受体，并通过抑制补体激活阻止膜攻击复合物的形成。

有学者认为，TPE 清除血浆自身抗体后，自身抗体开始从组织转移到血浆，通过血浆交换去除自身抗体可能会刺激自身抗体的反弹合成，此时立即给予 IVIg 可中和这些再生的自身抗体。这些抗体从组织到血浆的移动在 24h 内完成，因此倾向于在完成 IVIg 后 24h 内开始下一次 TPE。这与既往认为的 TPE 可将 IVIg 清除而降低其疗效的观点有所不同。

研究表明，拉链法在需要重症监护的 GBS 患者中取得良好的疗效，可降低死亡率，有利于脱离机械通气，缩短住院时间。Kesici 等采用拉链法治疗 9 例需要机械通气的儿童重症 GBS 患者，结果显示患者平均机械通气时间为 7d，平均住院时间为 18d，患者均康复较快，能够独立行走。尽管 IVIg 联合 TPE 治疗增加了治疗成本，但由于缩短了住院时间，减少神经后遗症的发生，拉链法的实际成本仍可减低。目前，有关对拉链法的确切疗效仍需进一步的随机对照试验证实。

2. 补体抑制剂

研究结果显示在 GBS 患者和 GBS 模型中均存在补体沉积和激活。补体系统在 GBS 神经损伤的诱导中作为一种终末效应因子发挥作用，这使补体因子抑制剂作为 GBS 潜在治疗手段成为可能。

依库珠单抗（eculizumab）是一种特异性结合补体成分 5（C5）的人源化单克隆抗体，能有效抑制促炎性 C5a 和 C5b-9 的产生（与 GBS 的轴突损伤有关）。2018 年日本一项研究探讨了依库珠单抗治疗 GBS 的有效性。该研究将 34 例患者分为依库珠单抗（n=23）组和安慰剂组（n=11），治疗第 4 周后，依库珠单抗组能够独立行走（功能等级≤2）患者的比例为 61%，34 例患者均发生了不良事件，其中 3 例出现严重不良事件，依库珠单抗组 2 例（1 例出现过敏反应，另 1 例出现颅内出血和脓肿），安慰剂组 1 例（抑郁），不能排除过敏反应和颅内脓肿与依库珠单抗有关的可能性。该临床试验主要结果未达到预定的应答率，且没有与安慰剂组进行统计比较。因此，依库珠单抗的疗效和安全性需进一步随机对照研究证实。

2016 年一项研究观察了抗 C1q 的新型单克隆抗体（mAb）在急性运动性轴索神经病和 Miller Fisher 综合征小鼠模型中的作用。在两种 GBS 小鼠模型中，抗 C1q 单克隆抗体治疗可减弱补体级联激活和沉积，减少免疫细胞募集和轴突损伤，同时改善呼吸功能，表明与依库珠单抗在更下游水平抑制补体级联反应的激活相比，抑制 C1q 具有更好的效果：在 C5 的抑制中，3 种补体激活途径均被抑制，且抑制过程中产生的 C3a 和 C5a（趋化剂）可自由招募巨噬细胞和单核细胞至损伤部位；抗 C1q 治疗可在不产生趋化产物的情况下发挥预防和治疗作用，其他补体途径也可自由维持补体系统的功能和预防感染。目前正在进行一项评估健康志愿者对抗 C1q 抗体（ANX005）的安全性和耐受性的 1 期临床试验。

3. 其他免疫治疗

GBS 潜在的发病机制是形成抗神经节苷脂抗体，降低致病性自身抗体水平可能是治疗的关键。酿脓链球菌分泌的免疫球蛋白 G 降解酶（immunoglobulin G-degrading enzyme of streptococcus pyogenes，IdeS）是一种半胱氨酸蛋白酶，可将 IgG 分子切割成抗原结合片段 F（ab'）2-和 Fc 两部分，在体外和体内有效阻断 IgG 介导的免疫攻击，而不会产生明显的副作用。一项针对健康男性受试者的双盲随机对照研究结果显示，20 名接受单次递增剂量的静脉注射 IdeS 的健康受试者，IgG 于给药后 6-24h 达到最低点，然后缓慢恢复，提示 IdeS 可能为 IgG 抗体介导的疾病提供了一个新的治疗机会。

Fc 受体（FcR）在 IgG 抗体的稳态中起关键作用。在小鼠 GBS 模型中，抑制 FcR 抗体可促进抗神经节苷脂抗体（特别是 IgG 抗体）降解，进而防止抗体介导的神经元损伤。由于这种方法会导致所有 IgG 的非特异性降解，因此推测临床上主要用于单相疾病（如 GBS）的短期或脉冲治疗。然而，目前尚未有利用 FcRn 抑制策略用于 GBS 的临床试验。

2018年Liu等发表的一篇综述文献中提到通过控制致病性白细胞从体循环经血神经屏障转运至外周神经或神经根可以作为一种新的治疗靶点。致病性白细胞通过紧密连接形成的神经内膜微血管运输，形成血神经屏障，这与GBS的发病相关。针对白细胞转运的各个步骤可进行靶向分子免疫治疗，例如趋化因子受体CCR2拮抗剂可阻止致病性白细胞对激活的神经内膜内皮细胞的趋化，CD11b拮抗剂可阻止白细胞黏附。另外，Fcγ受体和转运蛋白拮抗剂可阻止致病性IgG抗体从血液循环穿过血神经屏障进入外周神经和神经根，这亦可能成为一种治疗靶点。

除此之外，国内外的许多专家学者致力于研究的GBS分子生物学机制，发现了许多治疗靶点，例如Th17细胞及其细胞因子、巨噬细胞移动抑制因子（macrophage migration inhibitory factor）、神经肽Y（neuropeptide Y）等。

其他药物

强烈建议不使用阿仑单抗、脑源性神经营养因子、脑脊液过滤、环磷酰胺、IFNβ1a、莫罗单抗-CD3、吗替麦考酚酯或雷公藤多甙治疗GBS。不赞成也不反对在GBS发病后2周内使用神经肌肉电刺激的建议。较弱推荐不使用3,4-二氨基吡啶以改善GBS患者慢性残疾后的肌肉力量。

物理、言语、吞咽、作业治疗等康复训练

考虑尚无相关研究证据，不推荐也不反对在GBS慢性期进行高强度及低强度康复训练。建议在疾病早期（住院阶段）就开展物理、言语、吞咽康复训练，并转移到康复中心进行下一步治疗。

疼痛的治疗

较弱推荐使用加巴喷丁类药物、三环抗抑郁药或卡马西平。较弱建议不要使用过大剂量糖皮质激素治疗疼痛。

疲劳的治疗

较弱建议不使用金刚烷胺来减轻GBS患者的疲劳，不建议也不反对使用其他药物和体育锻炼治疗疲劳。

预后

GBS的预后较大差异性，预测疾病预后，包括短期预后（例如，需要机械通气的可能性）和长期预后（例如，6个月后能够独立行走的可能性）都对诊疗有重要意义。建议在疾病的早期阶段评估GBS不良预后的风险。为了进行临床决策，建议评估在4周和26周后无法行走的风险。年龄较大的患者、有前驱腹泻/胃肠炎症状的患者以及在住院时GBS残疾评分较高或四肢严重无力的患者中，这一风险增加，并可以使用 mEGOS 分数进行计算。在平均 CMAP 较低（<正常下限的 20%，至少 3 根运动神经受累）的患者中，3-6 个月后无法行走的风险也会增加。

第十二章 慢性炎性脱髓鞘性多发性神经根神经病

慢性炎性脱髓鞘性多发性神经根神经病（chronic inflammatory demyelinating polyradiculoneuropathy，CIDP）是一类由免疫介导的脱髓鞘性周围神经病，病情进展达8周以上，可有缓解复发过程；电生理表现为周围神经传导速度减慢、远端潜伏期延长、运动神经传导阻滞、异常波形离散以及F波异常等脱髓鞘改变，大部分患者免疫治疗有效。CIDP患病率（0.67-10.30）/10万，年发病率（0.15-10.60）/10万。各个年龄均可发病，高峰期在40-60岁，也有儿童甚至新生儿发病的报道，男性略多于女性。

有关CIDP的诊断标准有10余个，其中欧洲神经病学会/周围神经协会（European Academy of Neurology/Peripheral Nerve Society，EAN/PNS）推荐的CIDP诊断标准在临床工作中被广为采用。中华医学会神经病学分会、中华医学会神经病学分会周围神经病协作组、中华医学会神经病学分会肌电图和临床神经电生理学组以及中华医学会神经病学分会神经肌肉病学组于2019年推出了CIDP诊治指南，对指导临床医生工作发挥了一定的作用。

一、发病机制

CIDP的发病机制尚未明确，目前被普遍认同的可能机制是细胞和体液免疫共同参与介导的针对施万细胞或髓鞘的免疫损伤，从而引起周围神经脱髓鞘和轴索损害。但是，导致免疫损伤机制启动的致病抗原(包括外来抗原和自身抗原)及异常免疫反应针对的具体靶点尚不为人知。近年来研究发现，针对郎飞氏结及结旁区特定组分的抗体可导致有特征性临床表现的CIDP。

1. 细胞免疫机制

引发CIDP的免疫机制大致如下：外来抗原经抗原呈递细胞提呈后导致CD4+T细胞增殖活化、多种炎性因子和自身抗体合成释放。活化的T细胞和抗体穿过血神经屏障，启动进一步的异常免疫反应，包括补体沉积、膜攻击复合物沉积、CD8+T细胞的细胞毒作用、巨噬细胞介导的脱髓鞘等，最终导致施万细胞损伤、溶解。另外，自身抗体与郎飞氏结及结旁区特定蛋白结合可干扰阻断郎飞氏结的跳跃性传导，补体与膜攻击复合物沉积于郎飞氏结区导致郎飞氏结的结构破坏，从而导致神经兴奋性及膜电位的异常、神经传导速度减慢。

CIDP患者的腓肠神经活体组织检查(活检)显示，有CD8+T细胞、CD4+T细胞、巨噬细胞的炎性浸润。CD8+T细胞在CIDP发病机制中的作用颇具争议，有证据证明CIDP患者的腓肠神经活检和外周血中有CD8+T细胞的克隆扩增，但是目前在CIDP患者中并没有明确发现任何外来抗原或自身抗原为诱导 CD8+T 细胞克隆扩增的靶抗原。另外，有证据表明 CIDP 患者中调节性 T 细胞数量减少，抑制免疫过度活化的功能下降，从而导致 CIDP 患者的免疫功能失调。目前，CD8+T 细胞、CD4+T 细胞、巨噬细胞在 CIDP 发病中的角色为何，仍有待研究。

2. 体液免疫机制

近年研究发现，郎飞氏结的结构组分是 CIDP 患者中自身抗体攻击的关键靶区。新发现的自身抗体抗接触蛋白1(contactin-1，CNTN1)免疫球蛋白G4(immunoglobulin G4，IgG4)和抗神经束蛋白155(neurofascin 155，NF155)IgG4 与 CIDP 的特殊亚型相关。CNTN1 和 NF155 是维持郎飞氏结结构和功能的重要蛋白组分，抗 CNTN1 IgG4 和抗 NF155 IgG4 抗体的存在可导致郎飞氏结的结构破坏和功能异常。

(1) 抗 CNTN1 IgG4 抗体：CNTN1 是位于郎飞氏结旁区的一种蛋白质，它与接触蛋白相关蛋白1(contactin-associated protein-1，CASPR1)形成二聚体结构，此结构对于维持郎飞氏结旁的轴索胶质连接和保持郎飞氏结的神经信号跳跃性传导有重要作用。Labasque 等研究发现，抗CNTN1 IgG4 抗体阻止了CNTN1-CASPR1 二聚体与郎飞氏结旁区神经束蛋白NF155的结合，从而导致郎飞氏结功能受损。抗 CNTN1 IgG4 抗体在 CIDP 患者中检出率约 6%，格林巴利综合征(Guillain-Barre snydrome，GBS)患者及健康对照者中均无检出，有抗 CNTN1 IgG4 抗体的患者对静脉注射丙种球蛋白(intravenous immunoglobulin，IVIg)治疗反应性差。Miura 等在 533 例 CIDP 患者、200 例 GBS 患者、100 例多发性硬化患者、100 名健康人中筛查抗 CNTN1 IgG4 抗体，结果 CIDP 患者中有 13 例(2.4%)检出该抗体，GBS 患者、多发性硬化患者和健康人中均无检出。抗 CNTN1 IgG4 抗体检出者的临床表现以感觉性共济失调最为突出，其中 23%以亚急性起病，60%对 IVIg 治疗反应性差，73%对类固醇治疗反应性好。Doppler 等在 53 例 CIDP 患者中检出 4 例(7.5%)有抗 CNTN1 IgG4 抗体的患者，对检出者进行皮肤有髓纤维活检和腓肠神经活检，结果示郎飞氏结区结构破坏和结旁区结构解体，与经典型 CIDP 患者不同，有抗 CNTN1 IgG4 抗体的患者腓肠神经活检无脱髓鞘表现。

(2) 抗 NF155 IgG4 抗体：神经束蛋白是郎飞氏结的一种蛋白组分，目前已知有 2 种主要类型：NF155 和 NF186，CIDP 患者中检出的抗神经束蛋白抗体主要针对的靶点是 NF155。NF155 由施万细胞合成，位于郎飞氏结旁区，与 CNTN1-CASPR1 二聚体结合以维持郎飞氏结的结构和功能。Querol 等在 53 例 CIDP 患者中检出 2 例(3.7%)有抗 NF155 IgG4 抗体的患者，204 名对照者中均无检出。而后，Querol 等在 8 例 IVIg 治疗抵抗的患者中检出 2 例(25%)有抗 NF155 IgG4 抗体的患者。该抗体阳性的 CIDP 患者临床表现以远端无力为主，伴有特征性的震颤(高频低幅，位置性、意向性)，对 IVIg 治疗抵抗。有人认为，抗 NF155 抗体本身并不会引发神经脱髓鞘，该抗体与 NF155 抗原的结合发生于脱髓鞘之后。这提示我们，CIDP 的发生可能并非由某单一特定免疫机制所致。据此作者猜想 CIDP 患者临床的多种变异可能是由细胞免疫介导的脱髓鞘继发不同种类自身抗体介导的免疫损伤所致。

虽然目前已知的抗 CNTN1 IgG4 和抗 NF155 IgG4 抗体在 CIDP 患者中检出率低，但其特征性的临床表现与 CIDP 经典型差异大，且与 IVIg 治疗抵抗相关。这些抗体的发现对 CIDP 治疗方法的选择具有指导意义，可避免 IVIg 抵抗的患者浪费治疗时间及经费。

二、病理发现

1.巨噬细胞诱导脱髓鞘

巨噬细胞吞噬髓鞘导致的脱髓鞘已被认为在 CIDP 的发病机制中发挥重要作用。最近的一项研究表明，这种所谓的巨噬细胞诱导的脱髓鞘不仅在典型的 CIDP 中发现，而且在主要的非典型 CIDP 亚型中也发现，包括 MADSAM、DADS 和纯感觉亚型，尽管并非在所有患者中都发现。在从这些患者身上获得的腓肠神经活检标本的梳理纤维制剂中，观察到巨噬细胞吞噬导致的髓鞘缺失节段。此外，在环氧树脂包埋标本的横截面上观察到髓鞘纤维周围的巨噬细胞。电镜研究显示，这些巨噬细胞位于基底膜的管内，基底膜通常包围有髓纤维，其细胞质中含有髓磷脂碎片。与巨噬细胞细胞质相对的髓磷脂层由于髓磷脂层的破坏而变得模糊。巨噬细胞似乎在融化髓磷脂，这表明巨噬细胞分泌的蛋白酶可能参与了这些病变的形成，这在之前的动物研究中得到了证实。此外，巨噬细胞的薄细胞质过程剥离髓鞘片也可能与巨噬细胞诱导的脱髓鞘过程有关。这些巨噬细胞的细胞质过程通过相邻主要致密线之间的周期内线延伸。值得注意的是，巨噬细胞似乎能够破坏结构正常的髓磷脂片。相反，即使与巨噬细胞的细胞质膜紧密接触，腋膜仍保持完整。此外，位于有髓纤维最外层的雪旺细胞的细胞质似乎不被巨噬细胞吞噬。因此，尽管巨噬细胞在完全吞噬髓磷脂后能够逃离基底膜管，但在基底膜内仍观察到雪旺氏细胞质的残留物。触发巨噬细胞吞噬髓磷脂的因素尚未确定。在最近的一项对 CIDP 患者腓肠神经活检标本纵切片的电子显微镜研究中，巨噬细胞似乎在腓肠神经的特定部位起作用髓鞘纤维。巨噬细胞开始侵袭有髓纤维周围基底膜管内腔的部位，部分患者在 Ranvier 结周围，另一些患者在结间。这一发现可能表明，区分结区(如 Ranvier 和 paranoid 淋巴结)和结间的特定成分可能在触发巨噬基因诱导的脱髓鞘机制中发挥关键作用。因此，一些未被发现的自身抗体在周围神经成分的沉积可能通过自身抗体触发的免疫球蛋白 Fc 部分或补体的识别触发巨噬细胞吞噬髓磷脂。据报道，巨噬细胞诱导的脱髓鞘发生在一名患有 LM1 抗体的患者中，LM1 是一种主要的人类周围神经糖脂。在该患者中，补体 C9 新抗原在髓鞘上的沉积也被证实。

最近对脱髓鞘型 GBS 患者的腓肠神经活检标本(即急性炎症性脱髓鞘多神经病变;AIDP)表现为巨噬细胞诱导的脱髓鞘，与 CIDP 中观察到的脱髓鞘在形态学上没有区别。外周神经系统自身表位感染因子的外来表位分子模仿可导致自身抗体的产生，这一概念已在轴突型 GBS(即急性运动轴突神经病;AMAN)。自身抗体在运动纤维节轴膜的沉积导致补体级联的激活，导致轴突损伤[42]。补体沉积也在 AIDP 患者中得到证实。类似的机制可能是免疫级联的第一步。CIDP 患者，特别是那些表现为模仿 GBS 急性进展的患者。然而，除了前面提到的抗 lm1 抗体患者外，CIDP 的研究尚未发现自身抗体与巨噬细胞吞噬髓磷脂之间的直接关联。另一个可能的第一步是由外周神经系统中的巨噬细胞触发，它们可能作为抗原呈递细胞。这些巨噬细胞对某些髓磷脂表位的异常识别可能是 CIDP 发病机制的初始触发因素。

2. IgG4 自身抗体引起

最近的研究表明，在一些诊断为典型 CIDP 和 DADS 的患者中，可能存在针对 Ranvier 和 paranoid 节点成分的自身抗体。特别是 IgG4 抗体，如抗神经束蛋白 155 和抗接触蛋白 1 抗体，针对髓磷脂末端环和腋膜之间的副神经节连接处的成分引起了研究者的关注。这些抗体的患者表现出特征性的临床特征，如感觉共济失调、震颤和对静脉注射免疫球蛋白(IVIg)治疗无反应。其他报告表明，其他 IgG4 抗体，如针对副淋巴结接触相关蛋白 1 和结神经束蛋白 140/186 的抗体，可能是 CIDP 患者的潜在靶抗原。

在抗神经束蛋白 155 和抗接触蛋白 1 抗体患者的腓肠神经活检标本横切面上观察到的典型病理特征总结为:明显的神经内膜水肿，轴突变性导致有髓纤维密度轻微降低，没有炎症细胞浸润，包括负责脱髓鞘的巨噬细胞，没有洋葱球形成。这些观察结果提出的一个重要观点是，这些抗体引起的神经病变的机制不同于迄今为止被认为是 CIDP 发病机制的巨噬细胞诱导脱髓鞘的经典概念。因为抗神经束蛋白 155 和抗接触蛋白 1 抗体的免疫球蛋白亚类是 IgG4，这些抗体的沉积不会引起炎症过程。对抗神经束蛋白 155 和抗接触蛋白 1 抗体患者腓肠神经活检标本的免疫荧光研究显示，在检测到 IgG4 沉积的偏执症中未观察到补体沉积。然而，纵切面的电镜研究显示，从腋膜上分离出副神经节髓磷脂末端环，这一过程被称为副神经节剥离。因此，在抗神经束蛋白 155 和抗接触蛋白 1 抗体患者中，IgG4 的沉积和随后在副神经节连接处观察到的形态学改变可能导致与经典巨噬细胞诱导的脱髓鞘无关的神经传导异常。基于这些发现，最近提出了针对郎飞结和节旁成分的 IgG4 抗体患者的结节病或节旁的概念。

三、临床表现

(一)病程特点

通常表现为隐袭起病，症状进展至少达 8 周以上，可有复发缓解过程。

（二）症状和体征

主要表现为符合周围神经分布的肢体无力和感觉异常，脑神经受累较少，极少累及自主神经或呼吸功能。按照周围神经病变的分布特点和受累纤维种类，将 CIDP 分为经典型和变异型。

1. 经典型 CIDP：最常见，表现为对称性上下肢近端和远端无力，并伴有肢体远端不同程度感觉异常，下肢重于上肢。所有肢体腱反射均减弱或消失。

2. 变异型 CIDP：共包括 5 种。（1）远端型 CIDP：表现为肢体远端为主的运动感觉型周围神经病，下肢重于上肢，肢体近端肌力通常正常或仅有轻微受累，所有肢体的腱反射均减弱或消失。（2）多灶型 CIDP：符合多发单神经病特点，感觉异常和无力分布不对称，通常上肢为主，至少有 2 个肢体受累，部分患者可有脑神经受累，不受累肢体腱反射正常。（3）局灶型 CIDP：感觉和运动受累局限于单个肢体，症状类似于臂丛或腰骶神经丛神经病，不受累肢体腱反射正常。（4）纯运动型 CIDP：符合多发性周围神经病分布，只有运动受累的表现，下肢受累重于上肢，无感觉异常，所有肢体的腱反射均减弱或消失。（5）纯感觉型 CIDP：符合多发性感觉性周围神经病，下肢重于上肢，仅有感觉受累的症状和体征，所有肢体的腱反射均减弱或消失。

（三）注意事项

1. CIDP 的病程是指自起病至达到病情最严重的时间，不等同于发病至就诊的时间。

2. 部分急性发病的 CIDP 患者可类似吉兰-巴雷综合征（Guillain-Barré syndrome, GBS），但超过 8 周病情仍进展。

3. 随着病情进展，部分 CIDP 变异型可能发展为经典型 CIDP。

推荐意见：CIDP 病程慢性进展 8 周以上，可有复发缓解过程；CIDP 临床表现以多发性运动感觉性周围神经病最为常见，同时应注意其变异型表现。

（四）CIDP 具体分型及临床特点

CIDP 包括经典型和变异型，后者包括：纯运动型（pure motor CIDP）、纯感觉型（puresensory CIDP）、远端获得性脱髓鞘性对称性神经病（distal acquired demyelinating symmetric, DADS）、多灶性获得性脱髓鞘性感觉运动神经病（multifocal acquired demyelinating sensory and motor neuropathy, MADSAM, 或 Lewis-Sumner 综合征）、局灶型（focal CIDP）等。CIDP 起病隐匿，症状进展常在 8 周（或 2 个月）以上。但仍有约 18%的患者呈急性或亚急性起病，症状进展较快，在 4-8 周内即达高峰，且对激素治疗敏感，这部分患者目前仍倾向归类于CIDP，称作急性起病的CIDP（acute onset CIDP, A-CIDP）。CIDP可分为慢性进展型和缓解复发型。发病年龄轻的，缓解复发型多见，预后较好；发病年龄大的，慢性进展型多见，预后较差。

1. 经典型CIDP

经典型CIDP约占50%以上，主要表现为对称的肢体无力、感觉异常，偶可伴脑神经受累、自主神经症状和震颤。

1). 运动症状：无力多累及四肢的近端和远端，但以近端肌无力为特点。四肢反射减低或消失，其中踝反射消失最多见。

2). 感觉症状：主要表现为四肢麻木，罕见疼痛，体检时可有手套袜子样感觉减退，肢体的本体觉和振动觉减退，严重时出现感觉性共济失调、步态异常和Romberg征阳性。

3). 脑神经症状：CIDP的脑神经受累较少，面瘫仅占4%-15%，眼肌麻痹占4%-7%，支配延髓肌的脑神经也偶可累及。可出现视乳头水肿。

4). 自主神经症状：可表现为体位性低血压、大小便障碍和心律紊乱。CIDP中严重的自主神经症状比较罕见。

5). 肢体震颤：以双手震颤为主，有报道高达一半CIDP患者可出现此症状，机制不明，可能与深感觉受累有关。震颤呈对称或不对称，多表现为姿势性和（或）意向性震颤，频率多3-5Hz。该症状在朗飞结旁抗体-神经束蛋白155（neurofascin155，NF155）抗体阳性的CIDP患者中比较突出。

2. 变异型CIDP

1). 纯运动型：小于10%，仅表现为肢体无力而无感觉症状，激素治疗可能加重。

2). 纯感觉型：约占10%-30%，仅表现为感觉症状，如麻木、疼痛、感觉性共济失调等。2010年欧洲神经科学协会联盟（European Federation of Neurological Societies, EFNS）关于CIDP的诊断标准中，纯感觉型CIDP还包括慢性免疫性多发性感觉神经根病（chronic immune sensorypolyradiculopathy, CISP）。大多数感觉型CIDP患者的电生理存在亚临床运动受累，随访若干年后部分患者出现运动症状。

3). DADS（远端型CIDP）：约占10%，肢体的无力和（或）感觉障碍相对局限在肢体远端。

部分以DADS为临床表型的周围神经病可检出IgM型M蛋白（多为抗髓鞘相关糖蛋白抗体，MAG），大约2/3的患者有IgM副蛋白血症性神经病。带有IgM副蛋白和抗MAG抗体的远端神经病变，即抗MAG神经病，被认为不属于CIDP范畴，因为大多数患者具有特定的电生理和病理结果，并且对静脉注射免疫球蛋白（IVIg）或皮质类固醇无反应。而不伴 M 蛋白的 DADS 属于 CIDP 变异型，对免疫治疗敏感。NF155 抗体阳性的 CIDP 患者临床以此型多见。非 IgM 型单克隆球蛋白可存在于各种周围神经病的表型中，从长度依赖性感觉运动轴索性周围神经病到经典的 CIDP（运动明显，近端远端均受累）均可出现。IgG 型 MGUS 和 IgA 型 MGUS 无差异。在 CIDP 中，伴或不伴 M 蛋白，对治疗的反应也类似。因此，有文献提出，除了 POEMS 综合征或 AL 淀粉样变性，IgG 或 IgA 型 M 蛋白的发现可能真是一种巧合，与周围神经病无关。

4). MADSAM 或 Lewis-Sumner 综合征（多灶型 CIDP）：约占 15%，主要表现为不对称的感觉运动周围神经病，临床颇似多灶性运动神经病（multifocal motor neuropathy，MMN），但存在感觉症状，且未发现神经节苷脂 GM1 抗体滴度升高。上肢常早于下肢受累，相对进展缓慢，可伴面瘫等脑神经症状。电生理检查可见多灶性运动和感觉神经传导阻滞。

5). 局灶型：约占 2%，多累及单侧臂丛或其分支，如若疼痛起病，临床与臂丛神经炎很相似，但局灶性 CIDP 电生理表现为传导阻滞。

3. 郎飞结抗体相关 CIDP

目前倾向于将其从 CIDP 中分离出来，作为相对独立的一组疾病。

1、NF155 抗体相关的 CIDP 约占 7%，抗体以 IgG4 亚型为主。该类型多以青年起病，平均年龄在 30 岁左右，男性相对多见。其主要临床特征是远端麻木无力，同时伴有共济失调和震颤。此外，另一突出特点是肢体远端姿位性或意向性震颤，其原因可能是抗 NF155 抗体与小脑浦肯野纤维和颗粒层结合，因而出现低频的粗大震颤表现。脑脊液蛋白含量明显升高。电生理表现为脱髓鞘改变。影像学可见神经根增粗。由于抗体以 IgG4 亚型为主，因而丙种球蛋白疗效差（注：IgG4 抗体较少结合 Fc 受体，且不参与不补体激活途径，6 版免疫学 P41。），血浆置换有效，激素部分有效。

2、CNTN1 抗体相关的 CIDP 约占 2.4%，抗体同样以 IgG4 亚型为主。该类型起病年龄较晚，老年人多见。临床表现为快速进展的运动障碍，常被误判为吉兰-巴雷综合征（GBS）。可伴感觉性共济失调。电生理检查以脱髓鞘为主，可有早期轴索损害。血浆置换有效，激素部分有效，丙种球蛋白疗效差。

3、Caspr1 抗体相关的 CIDP：Caspr1 位于结旁区的轴膜端，关系到神经元电压门控离子通道的正确定位，是细胞动作电位的重要调节因子。本类型患者的临床表现未出现意向性震颤或小脑共济失调，而以严重的神经性疼痛为主；神经活检并未显示出典型的脱髓鞘特征，但在腓肠神经和皮肤真皮神经纤维中却发现了副神经节区域的严重破坏和节间隙的拉长，以及钠离子通道的弥散,这可能是朗飞氏结神经传导受损的形态学表现,即强调了朗飞氏结是本组患者的发病部位;治疗方面表现为对利妥昔单抗治疗反应良好。

四、神经电生理

CIDP 是一种脱髓鞘性周围神经病,神经电生理检测是诊断 CIDP 最重要的辅助方法,是确定 CIDP 诊断的必需条件,主要用于提供脱髓鞘病变的证据。

(一)周围神经传导测定

应至少进行一侧正中神经、尺神经、腓总神经和胫神经运动及感觉传导检测,如果达不到脱髓鞘诊断标准,则测定对侧相应神经。感觉神经传导还可以测定腓肠神经。在神经近端刺激进行运动传导测定(如腋部和 Erb 点)可以提高诊断脱髓鞘病变的敏感度。

(二)CIDP 脱髓鞘病变的判断

1. 运动神经传导测定:判断周围神经脱髓鞘时,除了纯感觉型 CIDP 外,主要依据运动神经传导测定,当在 2 根或以上神经检测到脱髓鞘病变时,可高度支持 CIDP 的诊断,当仅有 1 根神经存在脱髓鞘病变时,则需要寻找其他支持诊断的证据[6]。当某一根神经符合下述参数之一时,可考虑该神经存在脱髓鞘病变:(1)远端潜伏期较正常值上限延长≥50%;(2)运动神经传导速度较正常值下限下降≥30%;(3)运动神经传导阻滞:周围神经常规节段近端与远端比较,复合肌肉动作电位(compound muscle action potential,CMAP)负相波波幅或面积下降≥50%,时限增宽≤30%;(4)异常波形离散:周围神经常规节段近端与远端比较 CMAP 负相波时限增宽>30%(胫神经>100%);(5)F 波潜伏期较正常值上限延长≥20%(当 CMAP 负相波波幅较正常值下限下降 20%以上时,则要求 F 波潜伏期延长≥50%),可伴有 F 波出现率下降。

2. 感觉神经传导测定:为纯感觉型 CIDP 提供髓鞘病变的证据,在其他类型 CIDP 用于证实存在感觉神经受累。感觉传导速度较正常值下限减慢≥30%,通常会伴有感觉神经动作电位波幅下降。在 CIDP 可以出现正中神经或桡神经感觉传导异常,而腓肠神经感觉传导正常的现象。

3. 针电极肌电图:主要用于轴索病变的判断。除纯感觉型 CIDP 外,通常继发轴索损害,可出现异常自发电位、运动单位电位时限增宽和波幅增高,募集减少。

(三)注意事项

1. 当远端肌肉 CMAP 波幅低于 1mV,或小于正常值下限的 20%时,测定运动神经传导速度、传导阻滞和异常波形离散的准确性下降。

2. 在判断脱髓鞘病变时,需注意排除嵌压性周围神经病所致传导减慢或传导阻滞,如腕管、肘管、腓骨小头等处的病变。

3. 注意排除神经变异支配导致的假性传导阻滞。

4. 在 Erb 点进行刺激时，如果达不到超强刺激，会出现近端 CMAP 波幅下降，容易误判为传导阻滞；在下肢神经近端进行刺激时，也有可能遇到这种现象。

5. 当 F 波引不出波形，而远端 CMAP 波幅大于正常值下限 20%时，提示可能存在近端髓鞘病变。但 F 波的出现率下降并无特异性，在轴索或脊髓前角细胞病变导致 CMAP 波幅明显下降、长期肢体无自主动作、使用镇静类药物的情况下，均可导致 F 波出现率下降。

6. CIDP 病程早期，在不同神经或同一神经不同节段，运动神经传导速度减慢可有较大差异，随着病情进展，病程延长，传导速度减慢可变得相对均一。

7. 当临床疑诊纯感觉型 CIDP 时，如果仅有感觉神经动作电位波幅下降，而无传导速度减慢的证据，诊断需慎重。

8. 在少数 CIDP 患者病程早期，可检测不到传导速度减慢等脱髓鞘的证据，但免疫治疗有效，随诊时可出现 CIDP 的电生理改变特点[11]。

推荐意见：诊断 CIDP 时应至少有 2 根神经存在脱髓鞘的证据。如果只检测到 1 根神经脱髓鞘的证据，应继续寻找其他支持 CIDP 诊断的依据。

五、脑脊液

（一）CIDP 脑脊液的表现

CIDP 患者脑脊液蛋白通常增高而细胞数正常（蛋白细胞分离现象）；部分患者蛋白可正常。

脑脊液检测出现蛋白细胞分离现象，可以作为支持 CIDP 诊断的条件之一，当电生理仅在 1 根神经发现髓鞘病变的证据，达不到 CIDP 确诊标准时，更具有价值。如果临床和电生理检测均符合 CIDP，脑脊液检测的价值则会下降。

脑脊液检测的另一个重要作用在于辅助 CIDP 的鉴别诊断，特别是急性或亚急性起病者，或怀疑有感染或恶性肿瘤浸润者，如果发现白细胞明显增高，则不支持 CIDP 的诊断[12, 13]。

（二）注意事项

1. 蛋白细胞分离现象并非 CIDP 特异性改变，可见于多种疾病，如腰椎管狭窄、糖尿病神经病、类淀粉变性神经病、遗传性脱髓鞘神经病等。当电生理检查缺乏明确的脱髓鞘证据时，仅仅有脑脊液蛋白的增高，诊断 CIDP 需慎重。

2. 在 50 岁以上患者，脑脊液蛋白正常值较年轻的患者增高，目前尚缺乏诊断 CIDP 的蛋白升高的界值。腰椎穿刺操作过程中的穿刺伤也可导致脑脊液蛋白一过性升高。

3. 脑脊液寡克隆区带、24 h IgG 合成率、髓鞘碱性蛋白、白细胞介素、神经丝轻链检测，对 CIDP 的诊断并无明确价值。

推荐意见：脑脊液蛋白细胞分离现象可作为诊断 CIDP 的支持依据之一，但并非特异。脑脊液蛋白在正常范围不能作为除外 CIDP 的条件。

六、周围神经影像学

（一）CIDP 影像学表现

1. 周围神经超声：可表现为周围神经横截面积增大，神经束信号异常。周围神经增粗有多种形式，可以表现为节段性明显增粗，或普遍性轻微增粗，少数患者神经横截面积可在正常范围。同一患者不同神经的表现有明显差异，可见正常神经与增粗神经并存。

2. 磁共振：可见神经根增粗，或 T2WI 序列高信号，神经根或神经干的定量检测或半定量评分比定性判断更有价值。

（二）注意事项

1. 周围神经超声和磁共振所见神经增粗改变并无特异性，还可见于其他免疫介导周围神经病、M 蛋白相关周围神经病、遗传性周围神经病、周围神经肿瘤、邻近囊肿或其他组织压迫、结节病等。

2. 在采用影像学判断周围神经形态正常与否时，下肢的神经横截面积正常值变异度较大，诊断敏感度和特异度较低，临床使用时要慎重。我国人群的正常值与国外推荐的判断标准有一定差异。

3. CIDP 影像学检查的证据主要源于成年患者。目前尚缺乏儿童患者周围神经超声和磁共振辅助诊断 CIDP 的证据。

4. 当电生理检测证实至少 2 根神经存在脱髓鞘证据时，不必进行周围神经超声或磁共振检查；当电生理检测仅发现 1 根神经存在脱髓鞘证据时，如果正中神经、尺神经或臂丛神经至少 2 个部位神经影像检查有神经增粗，可支持 CIDP 的诊断。

推荐意见：周围神经超声或磁共振证实存在周围神经增粗，可作为支持 CIDP 诊断的条件之一。周围神经超声或磁共振检查所提供的形态学信息并无特异性，可作为电生理检测的补充。

七、腓肠神经病理学检查

（一）腓肠神经病理表现

1. CIDP 有髓神经纤维节段性脱髓鞘，施万细胞增生并形成洋葱球样结构，可见轴索变性，巨噬细胞在神经束内灶性分布，巨噬细胞破坏有髓神经纤维的髓鞘结构等。

2. 由于CIDP病变呈非均匀性分布，部分CIDP患者腓肠神经病理可无特异性发现。

（二）注意事项

1. 在CIDP的诊断过程中，不建议常规进行腓肠神经活组织检查（活检）。纯运动型CIDP不需要进行腓肠神经活检。

2. 当临床疑诊CIDP，但电生理、脑脊液和影像学检查均仍不能确定诊断时，如果腓肠神经活检出现符合CIDP的表现，可作为支持依据之一。

3. 当CIDP诊断不肯定或诊断困难时，腓肠神经活检有助于鉴别是否存在遗传性运动感觉神经病、淀粉样变性、血管炎、结节病、神经鞘瘤/神经纤维瘤等。

推荐意见：腓肠神经活检并非诊断CIDP所必需。在CIDP诊断依据不足时，如果腓肠神经活检发现符合CIDP的表现，可作为支持CIDP诊断的依据之一。

八、其他辅助检查

（一）常规检测项目

包括血常规、尿常规、便潜血、肝肾功能、血糖、红细胞沉降率、C反应蛋白、胸部X线、骨密度等。治疗前应常规进行检测，用于监测药物治疗的不良反应，有无活动性结核、消化道溃疡出血等免疫治疗禁忌证。

（二）个体化检测项目

CIDP缺乏特异性的生物学标志用于确定诊断。可根据患者临床特点，选择不同的项目用以鉴别其他疾病，并为免疫治疗方案的选择提供依据。

1. 单克隆球蛋白（M蛋白）：对于临床疑诊CIDP的成年患者，应常规进行M蛋白检测，包括血和尿免疫固定电泳以及游离轻链的检测。如果发现IgM型M蛋白，可进一步检测抗髓鞘糖蛋白相关抗体。

2. 抗朗飞结和结旁抗体：常见的抗郎飞结和结旁抗体包括抗神经束蛋白（neurofascin，NF）155、抗接触蛋白1、抗接触蛋白相关蛋白1以及抗NF140/186抗体等。在进行抗郎飞结和结旁抗体检测时，建议使用基于细胞底物的实验（cell based assay，CBA）法测定。

3. 其他实验室指标：根据临床特点，可选择不同的检测项目辅助鉴别，如抗核抗体、抗中性粒细胞胞质抗体、抗神经节苷脂抗体、肌酶、血维生素B12和B6、副肿瘤抗体、Lyme抗体、人类免疫缺陷病毒、骨髓穿刺等，疑诊遗传性周围神经病者可行基因检测。

（三）注意事项

1. 由于M蛋白血症在50岁以上健康人群可达3%左右，因此在发现M蛋白血症时，要注意识别其与周围神经病究竟是伴随关系还是因果关系。

2. 对于临床疑诊 CIDP 的患者,要考虑到自身免疫性郎飞结病的可能,但应避免对所有周围神经病均进行这组抗体的普筛。对于存在以下特点的疑诊 CIDP 患者,建议进行抗郎飞结和结旁抗体的检测[6,24]:(1)静脉注射免疫球蛋白(intravenous immunoglobulin,IVIG)和糖皮质激素治疗效果不佳;(2)急性或亚急性起病、曾诊断为 GBS 或急性起病的 CIDP;(3)有低频震颤、明显共济失调或明显远端为主无力;(4)伴有呼吸衰竭或脑神经受累;(5)伴有肾病综合征;(6)脑脊液蛋白明显升高。

推荐意见:对 CIDP 表现为多发性周围神经病的类型,建议常规进行血和尿免疫固定电泳、游离轻链测定。对部分不典型的 CIDP 患者建议检测抗郎飞结和结旁抗体。根据患者临床表型个体化选择不同的化验检查协助鉴别诊断。

九、诊断标准

(一)CIDP 的诊断标准(包括 4 个部分)

1. 临床标准:(1)符合经典型 CIDP 或变异型 CIDP 的临床表现;(2)自发病至达到高峰的时间至少 8 周以上,病情慢性进展或缓解复发。

2. 电生理标准:(1)经典型、远端型、多灶型和局灶型 CIDP:至少 2 根运动神经存在脱髓鞘病变,至少 2 根感觉神经传导异常;(2)纯运动型 CIDP:至少 2 根运动神经存在脱髓鞘病变,感觉神经传导正常;(3)纯感觉型 CIDP:至少 2 根感觉神经传导存在脱髓鞘病变,运动神经传导正常。

3. 支持证据:如果电生理仅在 1 根神经检测到脱髓鞘表现,则还需要寻找支持性证据,包括:(1)免疫治疗有效;(2)脑脊液存在蛋白细胞分离现象;(3)周围神经超声或磁共振证实肢体神经或神经丛至少有 2 个部位存在横截面积增大;(4)腓肠神经病理符合 CIDP 特点。

4. 排除标准:排除其他原因导致的类似周围神经病。

(二)注意事项

1. 当临床表现符合 CIDP,但电生理未能提示脱髓鞘证据时,无法诊断 CIDP;如果免疫治疗(IVIG、血浆置换或糖皮质激素)有效,可诊断免疫介导的周围神经病,定期随诊电生理变化,少部分患者可出现髓鞘病变的证据,最终诊断 CIDP。

2. 对于免疫治疗是否有效的判断,应根据临床残疾和功能评分量表。

3. 糖皮质激素或 IVIG 治疗无效,并不能排除 CIDP,可进一步检查排除类似 CIDP 的疾病,之后再考虑其他免疫抑制治疗。

4. 免疫治疗有效的慢性周围神经病也并非都是 CIDP，多种免疫相关的其他疾病也可以出现临床改善。

5. 纯感觉型 CIDP 电生理诊断通常较为困难，感觉神经动作电位很容易受到传导速度不均一等因素的影响，引不出肯定波形，从而影响髓鞘病变的判断。

推荐意见：CIDP 的诊断需要：符合经典型或变异型 CIDP 表现，且病程进展 8 周以上；电生理证实至少 2 根神经存在脱髓鞘病变；当电生理只检测到 1 根神经脱髓鞘病变时，要求免疫治疗、脑脊液检查、周围神经影像学检查、病理学检查中，至少有 2 项符合 CIDP；进行必要的辅助检查，排除其他原因导致的髓鞘病变相关周围神经病。

十、鉴别诊断

多种周围神经病的电生理检测可以表现为髓鞘病变，在电生理符合脱髓鞘诊断标准时，仍需结合临床特点进行鉴别诊断。

1. 自身免疫性郎飞结病：其临床、电生理、周围神经影像和脑脊液改变与 CIDP 相似，但血清中可检测到抗郎飞结或结旁抗体，腓肠神经活检无明显的炎症或巨噬细胞介导的脱髓鞘病变，而是在郎飞结或结旁区域髓鞘和轴索交界连接处，出现髓鞘袢与轴索分离。该组疾病通常对 IVIG 治疗反应较差，糖皮质激素和利妥昔单抗治疗有效。目前倾向于将其从 CIDP 中分离出来，作为相对独立的一组疾病。不同抗体相关疾病的临床表现有所不同：（1）抗 NF155 抗体相关疾病：青壮年多见，表现为亚急性或慢性进展，四肢无力远端受累重，感觉受累明显，可有感觉性共济失调，常伴有震颤；部分患者可合并中枢髓鞘病变。（2）抗接触蛋白 1 抗体相关疾病：老年男性多见，起病急，进展偏快，临床上感觉运动受累均较重，早期即可见严重的轴索损害；可合并膜性肾病。（3）抗接触蛋白相关蛋白 1 相关疾病：临床无力和深感觉减退以远端为主，约一半患者急性或亚急性起病，部分可伴有神经痛；常有共济失调，可有脑神经受累。部分患者表现为肾病综合征伴局灶性节段性肾小球硬化。（4）抗 NF140/186 抗体相关疾病：报道较少，多为中老年亚急性起病，运动受累较重，常有感觉性共济失调，但无震颤。

2. M 蛋白血症相关周围神经病：POEMS 综合征早期，临床、电生理和脑脊液表现均可类似 CIDP，M 蛋白检测有助于二者的识别。当出现皮肤变黑、肢体明显水肿时，可提示 POEMS 综合征，POEMS 综合征的电生理改变传导速度减慢较为均一，近端为主，通常无传导阻滞和异常波形离散，周围神经超声可见神经增粗程度轻微，通常无局灶性神经增粗。但发现 IgM 型单克隆球蛋白阳性时，部分患者有抗髓鞘相关糖蛋白抗体阳性，其发病机制、病理和治疗反应等多个方面均与 CIDP 不同。在多发性骨髓瘤患者也有 M 蛋白阳性，但其周围神经病变多为轴索损害为主。

3. 遗传性周围神经病：如夏科-马里-图斯病（Charcot-Marie-Tooth disease，CMT）1型、CMTX、CMT4等，临床均表现为慢性运动感觉性周围神经病，临床进展非常缓慢，脑脊液可有蛋白细胞分离现象，神经传导测定可见传导速度减慢、远端潜伏期延长等髓鞘病变的特点，但一般无传导阻滞和明显异常波形离散，患者常有家族史、弓形足等提示遗传性疾病的线索。另外在脑白质营养不良相关疾病、遗传代谢性疾病，也有少数以周围神经病变为主要表现者，电生理表现为髓鞘病变的特点，需要注意鉴别。

4. 多灶性运动神经病（MMN）：MMN是一种仅累及运动的不对称的慢性获得性脱髓鞘性多发性神经病（chronic acquired demyelinating polyneuropathy，CADP）。成人男性多见，初为不对称的上肢远端无力，渐及上肢近端和下肢，也可下肢起病。受累肌分布呈现多数单神经病的特点。肌电图有特征性表现，即多灶性运动神经传导阻滞。显然，MMN与典型的CIDP不难区别，但与MADSAM（Lewis-Sumner综合征）却很相似，两者的鉴别点在于：前者无感觉症状、血清中可检出IgM型抗GM1抗体、静脉丙种球蛋白治疗有效而激素无效；后者伴感觉症状、血清中无抗GM1抗体、激素治疗有效。所以目前均倾向将前者独立列出，而将后者归为变异型CIDP。

5. MGUS伴周围神经病：慢性获得性脱髓鞘性多发性神经病（chronic acquired demyelinating polyneuropathy，CADP）可见于MGUS，最多见的是IgM型MGUS，与CIDP略有不同的是，MGUS伴发的周围神经病感觉症状重于运动症状，远端受累更明显，约50%患者抗髓鞘相关糖蛋白（myelin associated glycoprotein，MAG）抗体阳性。IgM型MGUS伴周围神经病对一般免疫抑制剂或免疫调节剂治疗反应差，用利妥昔单抗治疗可能有效。偶尔IgG型或IgA型MGUS亦可伴发CADP，其临床和电生理特点与CIDP无异。免疫固定电泳发现M蛋白是MGUS伴周围神经病诊断的关键。

6. 恶性肿瘤伴发周围神经病：恶性肿瘤伴发的周围神经病为非肿瘤直接浸润所致，而是通过免疫介导导致的周围神经病，因此临床表现为GBS或CIDP。何杰金淋巴瘤较为常见，当周围神经病症状出现在淋巴瘤诊断之前时，较难与CIDP鉴别。

7. Refsum：Refsum病是因植烷酸氧化酶缺乏引起植烷酸沉积而导致的遗传性运动感觉周围神经病，可发生在青少年或成人，主要表现为周围神经病、共济失调、耳聋、视网膜色素变性及鱼鳞皮肤等，脑脊液蛋白明显升高，易误诊为CIDP。血浆植烷酸明显增高可诊断该病。

8. 其他：CIDP不同亚型临床表现差异较大，其鉴别诊断涉及多种疾病，尽管有些周围神经病电生理表现为轴索损害，临床上也常常会被误诊为CIDP。不同亚型CIDP鉴别诊断谱有所不同，在诊断时，需要结合临床表现、电生理特点，进行个体化鉴别诊断。

推荐意见：当电生理证实为髓鞘病变相关周围神经病后，有多种疾病需要与CIDP进行鉴别。CIDP不同临床表型的鉴别诊断谱不同，鉴别诊断时应个体化。

十一、治疗

（一）免疫治疗

1. 一线治疗：约80%的患者对一线治疗有效。（1）糖皮质激素：口服方案最常用，泼尼松 1 mg·kg-1·d-1 或每日60 mg开始，维持4周，之后缓慢逐渐减量，根据临床好转情况，每2-4周减5-10 mg。治疗效果的判断通常需1-3个月。如果治疗有效，可在6个月左右减量至每日20 mg或以下维持；病情稳定者，早期每半年或1年评估是否可进一步减量或停药，长期维持者可1-2年评估1次。病情较重者，可选择甲泼尼龙冲击治疗，500-1 000 mg/d静脉滴注，连续3-5 d之后改为口服维持。（2）IVIG：400 mg·kg-1·d-1，静脉滴注，连续5 d。疗效通常可维持3-4周，之后需要定期维持。目前尚缺乏统一的维持方案，可根据患者用药后无力的变化，个体化定期使用，每1-2个月输注1次，每次3-5 d。维持治疗时，可考虑皮下注射剂型，其疗效和静脉注射相似，长期治疗时更为方便。价格昂贵是影响其长期使用的主要因素。（3）血浆置换：每次血浆交换量为30-50 ml/kg，1-2周内进行3-5次。根据情况可间隔1-2个月定期使用。不良反应为血液动力学改变，可能造成血压变化、心律失常以及败血症等。禁忌证包括严重感染、心律失常、心功能不全、凝血系统疾病等。

（1）免疫球蛋白

免疫球蛋白在CIDP中发挥治疗作用的机制是多种复杂的。它们包括抑制巨噬细胞诱导的脱髓鞘、中和致病性抗体、抗细胞因子作用、抑制致病性抗体产生和增加分解代谢、补体抑制和调节性t细胞作用。五项随机对照试验采用平行组或交叉设计，证明了IVIg与安慰剂的疗效。所有患者均使用一剂剂量为2g/kg的IVIg，给药时间为2或5天，其中一项长期研究最初也使用该剂量，但随后每3周使用1g/kg的维持剂量，所有人都用不同的量表通过残疾的改善来定义他们的主要结局指标。与安慰剂相比，IVIg的疗效在短期内被证明，早在开始治疗的6周内，以及在24周内。在这五项随机对照试验中，一项显示了48周以上的长期IVIg疗效。

已经进行了三项比较IVIg和皮质类固醇的研究。在一项考虑主要残疾结局的交叉试验中，这些发现支持IVIg，然而，IVIg的优势并不显著在另一项平行组试验中，考虑到6个月时因无效或副作用而停止治疗这一选择的主要结局，报告了显著支持 IVIg 的结果然而，两组在 2 周时的应答者比例相似。虽然两组在 6 个月时改良 Rankin 评分均有显著提高，但由于无应答者的治疗切换，无法进行组间比较分析。因此，这 3 项试验均未提供 IVIg 优于皮质类固醇改善残疾的明确证据。一项观察盲试验比较了血浆置换和 IVIg，发现两种治疗方法在 6 周内的残疾评分或虚弱方面没有差异。

生活质量指标也显示出 IVIg 的改善，与功能改善有关，IVIg 对耐力、疲劳、感觉症状或疼痛没有明显的影响。然而，在实践中，这些特征经常被患者认为是治疗反应的标志，有时也被医生认为是。因此，无论真正的功能改变如何，这可能影响治疗决策。

虽然随机对照试验使用实际体重来计算给药剂量，但也有数据支持使用理想体重或给药体重。随后根据个人需要进行调整是适当的，尽管方法有所不同，包括改为皮下给药。在初始阶段，按照常规做法给予 IVIg，剂量为 2g/kg 理想体重，或所谓的"给药重量"（通过添加理想体重的 40% 来计算，除非记录的体重小于或等于理想体重，在这种情况下，给药重量被认为等于记录的体重）。这是因为根据超重/肥胖 BMI 范围计算的高剂量不会产生更好的结果，而它们可能引起更多的副作用并导致成本增加长期剂量需要量与体重无关。精确的治疗方式各不相同。有研究以 2 g/kg 的剂量给药两个疗程，间隔 4 周，之后我们通过等待恶化迹象再治疗来确定理想的输注频率。随后，在维持每疗程 2g/kg 的剂量直到最佳效果，理想情况下相当于恢复疾病前的功能水平，每 2-3 个疗程减少 15-25% 的剂量，直到，如果可以实现，完全停止治疗。值得注意的是，不同的研究表明，高达 25-50% 的需要治疗的 CIDP 患者最终进入缓解期，如果不加改变地继续治疗，这显然可能会被忽视。关于逐渐停用免疫球蛋白是否比突然停用免疫球蛋白更可取，这是有争议的。虽然后一种方法一直被提倡，但根据我们的经验，这种方法有时可能会导致严重的，但并不总是随后完全可逆的衰退，并带来生理和心理上的后果。荷兰最近的一项研究表明，每疗程逐步减少 25% 剂量的 IVIg 治疗停药是安全的，在复发的情况下，有效地随后重新稳定，支持逐步停用 IVIg 我们在 CIDP 中使用的上述 IVIg 给药方案进一步节省了 10-25%，考虑到成本和可用性，这显然很重要另有报道称，在起始剂量为 2g/kg 后，有效地立即转换为每周给药 0.5g/kg，效果良好且耐受性良好。这些被认为与血清 IgG 水平波动较小有关。用这个方法、减少剂量和停止治疗以后也可同样考虑。

近年来，皮下免疫球蛋白(SCIg)的应用越来越广泛。在 2010 年至 2011 年期间，对 30 名先前具有 IVIG 应答性 CIDP 的丹麦受试者进行了为期 12 周的 SCIg 与安慰剂的随机对照试验。与安慰剂相比，SCIg 治疗组在等动强度、MRC 评分、握力以及残疾等多项指标上均有显著改善，并且 SCIg 耐受性良好。随后，一项来自 69 个中心的 172 名受试者的大型国际随机对照试验证实了这些发现，该研究表明，每周 0.2 g/kg 的 SCIg 与安慰剂相比，在预防 IVIG 反应性 CIDP 复发方面有效，而每周更高剂量的 0.4 g/kg 没有额外的益处另外，一项为期 20 周的随机、单盲、交叉研究表明，在 treatment-naïve 患者中，SCIg 和 IVIg 对运动表现的改善是等效的，尽管早期使用 IVIg 有最大的改善最近，一项针对 132 名透明质酸酶促进 SCIg 10%（ADVANCE-CIDP 1）受试者的大型随机对照试验显示，与安慰剂相比，在先前确诊为 IVIG 应答的 CIDP 受试者中，其复发率降低了 >20%然而，在纳入前没有使用 IVIG 依赖性测试，这意味着一部分被招募的参与者可能已经缓解。与传统 SCIg 相比，透明质酸促进 SCIg 的主要优势在于，它可以通过帮助 SCIg 分散并被淋巴吸收，从而帮助克服皮下灌注最大容量的问题这可以减少输液频率（可以少到每周一次，而不是每周一次），以及输液时间和所需针头的数量。目前正在进行一项为期 6 年的长期安全性随访研究（ADVANCE-CIDP 3）。

因此，将患者从 IVIg 转向更方便、家庭和自我给药的 SCIg 的证据非常充分，目前在大多数欧洲和北美中心都可以获得。

（2）血浆置换

血浆置换是一种用于抗体介导性疾病的治疗方法，它将血浆从血液中分离出来，然后去除，以过滤出病原体。血浆交换优先消除高分子量的生物物质，如抗体和抗原-抗体复合物。血浆置换治疗 CIDP 的证据基础来自于 1986 年和 1996 年发表的两项随机对照试验，总共只有 52 名参与者。第一组是平行组，第二组是交叉组。同时使用将神经病变损伤评分（NIS）作为次要终点，并比较血浆置换与假血浆置换，第一组为每周 2 次，持续 3 周，第二组为 4 周 10 次。两项研究均表明，血浆置换可改善短期预后，第二项研究表明，大多数患者在随后的 8 周内再次恶化在早期的观察性研究中也报告了短期效果。这提示可能需要同时使用血浆置换和皮质类固醇，尽管是否需要系统考虑尚未证实。然而，在实践中，我们发现这种情况已经过去了。80% 的血浆交换反应者不需要额外的治疗，其依赖率和频率与长期 IVIg 的受试者没有什么不同。因此，血浆置换是治疗 CIDP 的一种已被证明有效的选择，尤其适用于对皮质类固醇和免疫球蛋白有难治性的患者，以及对前者有高剂量依赖性的患者，后者可能经常导致无法忍受的副作用。血浆置换的缺乏可能导致过早考虑免疫抑制治疗，鉴于缺乏证据基础，这是不幸的，也是不适当的。实际上，治疗神经科医生的一个常见焦虑可能是血浆交换的明显益处证明继续治疗是合理的，因为在许多单位，长期治疗在实践中可能很难安排。血浆交换的机会有限往往是由于使用中心静脉导管，这本身就增加了手术风险这可以通过使用外周血管血浆交换得到极大改善，这种交换被证明是安全和有效的，这开辟了门诊治疗的可能性,而不需要住院治疗。

在实践中,等离子体交换在不同的单位中以不同的协议使用。这通常主要与当地有关程序的可用性和交付的限制有关。有研究中心一开始选择四个人几周内进行血浆交换,最好通过外周静脉通道。每隔 2 至 4 周重复一次,直到达到最佳改善。随后,根据个人需要减少治疗频率,最终目标是在达到缓解后停止治疗。

(3) 皮质类固醇激素

皮质类固醇的抗炎和免疫抑制作用是由基因组效应介导的,可导致抗炎蛋白的产生增加和促炎蛋白的产生减少。皮质类固醇也有快速直接的非基因组机制,可能通过异质受体和具有类似不同影响的途径。皮质类固醇是第一个被描述的治疗方法,奥斯汀在 1958 年发现,对于停药后复发的 CIDP 患者,皮质类固醇是非常有效的。从那时起,皮质类固醇在世界范围内被广泛用于治疗这种疾病。在过去的几十年里,几项回顾性研究证明了皮质类固醇的有效性,这加强了对其适当性的信念,包括作为一线治疗,特别是考虑到现有替代品的成本和可用性。

然而,基于随机对照试验的皮质类固醇治疗 CIDP 的证据非常有限。一项只有 35 名口服泼尼松龙与不治疗的受试者的非盲随机对照试验显示,考虑到神经病变损伤评分(NIS)的全球组变化,皮质类固醇治疗的优势不显著,具有边缘性显著优势,但仅考虑了未完成研究的患者的改善受试者数量,但没有意向治疗分析。一些研究表明,皮质类固醇与静脉注射免疫球蛋白相当,它们本身经 RCT 证实对 CIDP 有益,如本文其他地方所述。一项名为 PREDICT 的随机对照试验比较了每日口服强的松龙和每月脉冲口服地塞米松主要结果是 12 个月时不经治疗而缓解的患者比例。这项对 41 名受试者的研究显示,包括力量、感觉和生活质量测量在内的主要结局或任何多个次要结局均无差异。然而,重要的是每月地塞米松显著促进改善(中位时间为 17 周 vs 39 周)。在副作用方面,失眠、库欣样相以及明显的体重增加(>3kg)在每日使用强的松龙时更为常见。值得注意的是,与 IVIg 相比,皮质类固醇可能允许更长时间的无治疗缓解或增加缓解率, 这是治疗决策的重要考虑因素,因为它可以证明在无禁忌症的受试者中使用皮质类固醇作为一线治疗是合理的。因此,当使用皮质类固醇时,PREDICT 研究的现有证据似乎支持脉冲治疗,它提供更快的作用速度和更少的副作用。此外,口服地塞米松不需要去医院。有研究中心常规给予 4 周疗程,每日静脉注射 500 毫克甲基强的松,连续 4 天;每日口服地塞米松,连续 4 天这一过程一直持续到出现最佳改善,但总共不超过 6 个疗程。经过仔细的风险评估后,这可能最终会重复。胃和骨骼保护对长期类固醇治疗的患者至关重要。一项关于 IVIg 和皮质类固醇相关性的多中心随机对照试验,OPTIC 研究，基于结合两种治疗的优势的基本原理，特别是 IVIg 的迅速效果和皮质类固醇缓解的机会/持续时间的增加，已经开始，但不幸的是最近暂停了。进一步的细节正在等待公布。

2. 二线治疗：常用药物包括硫唑嘌呤 2-3 mg·kg-1·d-1、吗替麦考酚酯 2-3 g/d、环孢素 A 3-6 mg·kg-1·d-1，服用方法均是每日分 2-3 次口服。当这 3 种药物使用 3-6 个月仍无效时，可考虑更改为环磷酰胺（200-400 mg 静脉注射、每周 1-2 次，或 2-3 mg·kg-1·d-1，分 1-2 次口服）或利妥昔单抗（根据患者体重个体化给药）。

（1）CIDP 的免疫抑制

只有少数随机对照试验评估了免疫抑制剂对 CIDP 的疗效，特别是硫唑嘌呤、干扰素 β-1a、甲氨蝶呤和芬戈莫德，但没有一项显示出疗效。尽管有这些试验结果，硫唑嘌呤和甲氨蝶呤仍在世界范围内使用，特别是在低收入国家，这可能是由于它们目前广泛用于治疗其他自身免疫性疾病以及总体上认为有利的副作用。环孢素和霉酚酸酯在实践中也经常使用，尽管只有有限的数据来自病例系列或病例报告其他药物包括干扰素-α、阿仑单抗、那他珠单抗、依那西普、氟达拉滨和他克莫司，虽然它们在临床实践中并不常用，但被描述为偶尔有效。

在一系列病例中，环磷酰胺被描述为有效的，最令人信服的是 Good 等人，在一个对所有 3 种一线治疗都难治性的 15 名受试者队列中，该药物每月与大剂量皮质类固醇联合使用改善平均在 4 个月内实现，11/15 完全缓解(73.3%)。其他较小系列的报告随后也显示了类似的结果，此外，正如最近的系统评价和荟萃分析所详述的那样，来自中国的一份未发表的会议摘要报告称，32 名接受治疗的受试者的应答率为 88%。因此，环磷酰胺目前在许多中心经常被用作严重、难治性 CIDP 的第一免疫抑制剂。

利妥昔单抗已被发现是有效的 CIDP 在世界各地的许多病例系列报道，特别是在难治性的情况下。Rituximab 在自身免疫性神经病变伴副淋巴结抗体中显示出疗效，根据 EAN/PNS 2021.3 指南，这些抗体现在不再包括在 CIDP 的范围内。一份来自意大利的 13 例 CIDP 的早期报告，部分难治性，部分 IVIg 或血浆交换要求高。据描述，在 2 个月的中位数内，应答率为 70%，持续时间长达 1 年来自其他国家的其他多个类似的回顾性报告也记录了类似的比率一项正在进行的意大利随机对照试验(Eudra-CT: 2017-005034-36)旨在评估利妥昔单抗在 CIDP 患者暂停 IVIg 治疗而无临床恶化方面的疗效。

在实践中，环磷酰胺可以以 1g/m2 的剂量通过静脉给药。除非出现早期和重大改善，否则每个月都要持续 6 个月。同时使用大剂量皮质类固醇在许多单位是常规的。然而，值得注意的是，最新的荟萃分析表明，相关的皮质类固醇治疗并没有带来额外的益处重复使用环磷酰胺治疗需要仔细考虑副作用风险和有限的证据基础。利妥昔单抗在 CIDP 中给药，总剂量为 2g，为期 2 周或每周给药 375 mg/m2，为期 4 周。可以考虑重复治疗，但对于已经完全或接近完全缓解的患者并不一定需要重复治疗。系统的进一步治疗可能不会暴露在更大的副作用风险中有趣的是，每 12 个已发表的案例中只有一个使用了这种方法。

造血自体干细胞移植(ASCT)治疗 CIDP ASCT 代表了免疫抑制治疗 CIDP 的进一步发展。小病例系列报道为显示 ASCT 在难治性 CIDP 患者的残疾水平和电生理参数方面的益处。2020 年报道了一项单中心开放标签大型前瞻性研究，研究对象为 66 名平均年龄为 43 岁的 CIDP 患者，接受 ASCT 治疗。69 关于 ASCT 相关的普遍认知发病率和死亡率，没有发生与治疗相关的死亡，有 5%的严重毒性，没有早期机会性感染。asct 后 6 个月无治疗缓解率为 80%，5 年后保持稳定，无辅助行走率从 asct 前的 32%增加到 1 年后的>80%，并保持稳定至 5 年。MRC 评分、握力、INCAT 评分和 HR-QoL 均显著提高。值得注意的是，除了与一般报道的 CIDP 队列相比年龄年轻 10 岁以上外，本研究中的大多数受试者没有接受环磷酰胺或利妥昔单抗治疗。最近的一项荟萃分析对截至 2022 年 12 月发表的一系列病例进行了评估，评估了 11 项研究和 89 例平均年龄为 42.1 岁的治疗病例，发现 asct 后的缓解率为 86%，缓解率为 85%，无治疗率为 81%无 asct 相关死亡，但早期中性粒细胞减少性败血症发生率>30%，长期上呼吸道感染发生率>20%。只有 19/89 的受试者在 asct 前接受了环磷酰胺作为第二线治疗，只有 18/89 的受试者接受了利妥昔单抗，这两种药物的总数不到 1/2。因此，该荟萃分析的结果支持 ASCT 的相对安全性，但特别是在年轻患者中，并且在尚未尝试环磷酰胺和利妥昔单抗的情况下间接提出了其适用性的问题。

（2）潜在的新型 CIDP 治疗方法

1）FcRn 阻滞剂

针对新生儿 Fc 受体(FcRn)的单克隆抗体已在其他自身免疫性疾病如重症肌无力(MG)中获得成功。73 这些单克隆抗体通过减少内源性免疫球蛋白(包括致病性免疫球蛋白)与 FcRn 的结合起作用。这种减少的结合否定了 FcRn 对内源性免疫球蛋白在溶酶体降解中的保护作用，因此减少了它们的血清寿命，因此对潜在的自身抗体介导的疾病有有利的影响 Efgartigimod 是一种人源 IgG1 Fc 片段阻断 FcRn，最近在 CIDP 的一项随机对照试验(依从性研究)中被研究。该研究的结果刚刚由 Argenx 于 2017 年 7 月发布。粘附研究是一项大型多中心，国际两阶段试验，用于 Efgartigimod α 和透明质酸酶，以促进 CIDP 的皮下给药。患者最初进入磨合期，在此期间，先前的治疗因强制性临床恶化而停止，导致纳入 a 期，在此期间，药物将在开放标签的基础上使用。如果病情有所改善，患者将进入 B 期，在此阶段他们将被随机分配到药物组或安慰剂组,为期 48 周。主要观察指标是两组患者的复发比例。主要终点是 efgargimod alfa 显著降低了 CIDP 复发的风险 B 期减少 61% (HR: 0.39;95% ci: 0.25-0.61)。在其他值得注意的发现中,接受至少 4 次活性药物注射以达到完全降低 igg 效果的受试者的改善率为 78%,并且在 a 期有意义的改善,炎症性拉希建立的总体残疾评分(I-RODS)达到 7.7 分,握力达到 12.3 KPa,因此接近/达到这些量表的最小临床重要差异。76,77 然而,同样值得注意的是 B 期安慰剂的高反应率,在第 24 周为 46%,在第 48 周为 40%,尽管研究的磨合期确保只招募对既往治疗有依赖的受试者。我们正在等待这项研究的详细结果。

Rozanolixizumab 是一种高亲和力的人抗 FcRn IgG4 单克隆抗体,已成为 CIDP 的随机对照试验的主题,该试验于 2021 年 3 月结束。基于从基线到第 13 周的 I-RODS 评分的变化,尚未发表的结果显示主要结局为阴性,治疗组中有 5/17 的受试者缺乏疗效,而安慰剂组中有 4/17 的受试者缺乏疗效 I-RODS logit 评分变化无组间差异。

Nipocalimab 是一种全人源抗 FcRn 糖化 IgG1 单克隆抗体,目前正在一项多中心随机对照试验(arise study)中进行研究,试验设计与粘附试验相似。该随机对照试验计划招募 300 名参与者,预计于 2027 年完成。

Batoclimab 是另一种全人抗 FcRn 单克隆抗体,目前也正在一项随机对照试验中进行评估。80 该研究计划评估每周 340 mg SC 与安慰剂的剂量,并比较两种剂量的药物(每周 340 mg SC 与 680 mg SC)。它包括一个为期 4 周的筛选阶段,一个长达 12 周的洗脱阶段,一个 12 周的随机治疗阶段和一个长达 24 周的随机停药阶段。主要结局是受试者在 36 周时保持无复发的比例,比较在第二试验阶段,340 mg Batoclimab 和安慰剂。

2)补体途径抑制剂

SAR445088 是一种抗 c1s 人源化单克隆抗体,作用于经典补体系统的近端部分。在选择性抑制 c1 复合物的过程中,SAR445088 抑制补体的下游激活,这可能会阻止引起 CIDP 的炎症过程。此外,这种选择性抑制可能比针对下游成分(如 C5 抑制剂)的补体抑制剂提供更好的安全性,特别是在感染性并发症方面。SAR445088 在 93 名健康人中的首次研究证实了这一点,该研究未导致严重感染、包封细菌感染或脑膜炎目前,一项开放标签、非随机的 2 期研究正在进行中,该研究评估了 SAR445088 在 90 例 CIDP 患者中的疗效、安全性和耐受性,该研究旨在评估三种不同患者组的药物(1)已退出但先前有效的患者标准护理治疗,(ii)难以接受标准护理治疗的患者和(iii) treatment-naïve 患者。数据将使用贝叶斯统计进行分析,并根据先前发表的随机对照试验的历史数据,使用预定义的疗效标准和安慰剂假设。

3）布鲁顿酪氨酸激酶抑制剂

布鲁顿酪氨酸激酶(BTK)在 b 细胞成熟中起重要作用，因此抑制它在免疫介导的疾病中具有潜在的治疗作用 BTK 抑制剂已经在许多自身免疫性疾病中获得成功，但在其他一些疾病中则不太成功。BTK 抑制剂目前用于慢性淋巴细胞白血病和 Waldenström 的巨球蛋白血症。目前在自身免疫性神经病变领域的知识和经验非常有限，只有一个病例系列描述了 BTK 抑制剂 ibrutinib 对抗 mag(髓鞘相关糖蛋白)神经病变患者的有效治疗另一种 BTK 抑制剂 zanubrutinib 最近被报道可能对抗 mag 神经病变有效目前正在荷兰进行一项使用 zanubrutinib 联合 rituximab 治疗抗 mag 相关多神经病变(MAGNAZ)的 II 期单组开放标签试验(NCT05939037)。其他 BTK 抑制剂正在研究用于多发性硬化症和 NMO(视神经脊髓炎)谱系障碍目前还没有关于 CIDP 的试验，尽管这是一个潜在的重要药物类别，可供未来考虑，并且关于血液系统疾病的长期数据的可用性可能有助于它们在炎症性神经病变领域的应用。

CIDP 是一种致残但可治疗的疾病，对可用的一线治疗有很高的反应率。CIDP 的治疗管理在实践中高度依赖于准确测量结果、改善的时间和幅度，所有这些都与每个患者的基线功能和预期收益有关。目前还没有建立 CIDP 的生物标志物，而不是具有可检测抗体的自身免疫性副作用，因此临床评估仍然是治疗效果的唯一评估工具。CIDP 试验的新药针对难治性患者，但也作为对一线药物有反应的患者以及治疗幼稚的患者的替代品。

因此，这些不同的新药类别被认为是所有 CIDP 患者现有选择的替代品，而没有对例如作用速度、获益幅度和缓解率进行正面比较。尽管可以理解。

CIDP 一线治疗的优化使用仍有空间，尽管这需要进一步现有药物的比较研究，这不太可能发生。鉴于 efgartigimod 的最新结果，从 FcRn 阻滞剂开始的潜在新治疗方法，今天为改善未来的管理提供了令人兴奋的额外希望。然而，CIDP 是一个异质性实体，不同患者的治疗反应差异很大，现有疗法的无治疗缓解率也很大。根据最近和当前的研究，为 CIDP 患者提供更大的治疗药物是非常可取的，但未来还需要更多的研究来确定所有可用药物的确切位置和价值。

（二）其他治疗

1. 对症治疗：少数患者伴有神经痛，可使用加巴喷丁、普瑞巴林、阿米替林等。

2. 神经营养：尽管缺乏循证证据，临床实践中常给予维生素 B1、B12 等治疗。

3. 功能锻炼及物理治疗：有助于促进运动和感觉功能的恢复；足部无力者，可选择踝关节支具，改善行走的稳定性和步态。

（三）注意事项

1. 临床治疗过程中，应根据患者的具体情况制订个体化方案，指导免疫治疗药物的选择和维持。

2. 应用 IVIG 后 3 周内，不宜进行血浆置换治疗。

3. 长期维持治疗时，IVIG 和激素为更优先的选择；血浆置换主要用于激素和 IVIG 效果不佳或病情急性加重者。

4. 糖皮质激素治疗过程中需注意长期使用的不良反应。注意补钾补钙及保护胃黏膜治疗，定期检查血常规、肝肾功能、血糖、血压，早期建议每 1-2 周 1 次，长期维持者每 3-6 个月 1 次，骨密度检测建议每 6 个月 1 次。

5. 纯运动 CIDP 对于激素反应通常较差，部分患者甚至病情加重，建议首选 IVIG。

6. 免疫抑制剂治疗 CIDP，尽管仍缺乏充分的循证依据，但部分研究结果仍提示可作为减少一线药物剂量的辅助用药；需注意监测，预防免疫抑制导致的机会性感染等并发症。

推荐意见：糖皮质激素、IVIG 和血浆置换均为 CIDP 的一线治疗用药，血浆置换主要用于病情较重或前二者效果不佳的患者。对于一线治疗药物无效、药物依赖、不能耐受不良反应或存在禁忌证者，可考虑加用或改用二线药物，推荐硫唑嘌呤、吗替麦考酚酯或环孢素 A，如果仍无效，可考虑更换为环磷酰胺或利妥昔单抗。建议结合患者的具体情况，如既往病史、经济条件等，选择个体化治疗方案。重视对症和康复等多学科综合治疗，以改善患者生活质量和预后。

十二、预后

CIDP 是一组具有异质性的免疫介导的多发神经根周围神经病。早期准确的诊断对于及时治疗及预防不可逆的神经病变具有重要价值。除了电生理，神经超声和 MRI 可作为诊断的有效补充手段。神经节/节旁抗体和特殊的临床亚型及治疗反应相关。发病机制相关的研究及相关药物的研究仍有待深入。CIDP 是神经系统可治性疾病之一，大部分患者经合理用药可获得良好功能改善，经一定时间的维持治疗，停药后可无复发；部分患者病程迁延，需要长期用药维持；少部分患者对治疗反应差，或开始有效，而病程后期对治疗反应变差，而导致严重残疾。

参考文献

[1]王维治，神经病学，人民卫生出版社[M], 2013.

[2]Lennon VA, Wingerchuk DM, Kryzer TJ, et al. A serum autoantibody marker of neuromyelitis optica: distinction from multiple sclerosis. Lancet 2004; 364:2106-2112.

[3]Wingerchuk DM, Lennon VA, Pittock SJ, et al. Revised diagnostic criteria for neuromyelitis optica. Neurology 2006; 66:1485-1489.

[4]Wingerchuk DM, Banwell B, Bennett JL, et al. International consensus diagnostic criteria for neuromyelitis optica spectrum disorders. Neurology 2015; 85:177-189.

[5]Hor JY, Asgari N, Nakashima I, et al. Epidemiology of Neuromyelitis Optica Spectrum Disorder and Its Prevalence and Incidence Worldwide. Front Neurol 2020; 11:501.

[6]Tian DC, Li Z, Yuan M, et al. Incidence of neuromyelitis optica spectrum disorder (NMOSD) in China: A national population-based study. Lancet Reg Health West Pac 2020; 2:100021.

[7]Nagelhus EA, Ottersen OP. Physiological roles of aquaporin-4 in brain. Physiol Rev 2013; 93:1543-1562.

[8]Jarius S, Wildemann B, Paul F. Neuromyelitis optica: clinical features, immunopathogenesis and treatment. Clin Exp Immunol 2014; 176:149-164.

[9]Rabasté S, Cobo-Calvo A, Nistiriuc-Muntean V, et al. Diagnostic value of bright spotty lesions on MRI after a first episode of acute myelopathy. J Neuroradiol. 2021 Feb;48(1):28-36.

[10]Zalewski NL, Morris PP, Weinshenker BG, et al. Ring-enhancing spinal cord lesions in neuromyelitis optica spectrum disorders. J Neurol Neurosurg Psychiatry. 2017 Mar;88(3):218-225.

[11]Shosha E, Dubey D, Palace J, et al. Area postrema syndrome: Frequency, criteria, and severity in AQP4-IgG-positive NMOSD. Neurology. 2018 Oct 23;91(17): e1642-e1651.

[12]Yin HX, Wang YJ, Liu MG, et al. Aquaporin-4 Antibody Dynamics and Relapse Risk in Seropositive Neuromyelitis Optica Spectrum Disorder Treated with Immunosuppressants. Ann Neurol. 2023 Jun;93(6):1069-1081.

[13]中国免疫学会神经免疫分会,黄德晖,吴卫平,等.中国视神经脊髓炎谱系疾病诊断与治疗指南(2021版)[J].中国神经免疫学和神经病学杂志, 2021, 28(6):14.

[14]Mariotto S, Farinazzo A, Monaco S, et al. Serum Neurofilament Light Chain in NMOSD and Related Disorders: Comparison According to Aquaporin-4 and Myelin Oligodendrocyte Glycoprotein Antibodies Status. Mult Scler J Exp Transl Clin. 2017 Nov 22;3(4):2055217317743098.

[15]Traboulsee A, Greenberg BM, Bennett JL, et al. Safety and efficacy of satralizumab monotherapy in neuromyelitis optica spectrum disorder: a randomised, double-blind, multicentre, placebo-controlled phase 3 trial. Lancet Neurol. 2020 May;19(5):402-412. doi: 10.1016/S1474-4422(20)30078-8.

[16]Yamamura T, Kleiter I, Fujihara K, et al. Trial of Satralizumab in Neuromyelitis Optica Spectrum Disorder. N Engl J Med. 2019 Nov 28;381(22):2114-2124. doi: 10.1056/NEJMoa1901747.

[17]Fujihara K, Kim HJ, Saida T, et al. Efficacy and safety of inebilizumab in Asian participants with neuromyelitis optica spectrum disorder: Subgroup analyses of the N-MOmentum study. Mult Scler Relat Disord. 2023 Nov; 79:104938.

[18]Rensel M, Zabeti A, Mealy MA, et al. Long-term efficacy and safety of inebilizumab in neuromyelitis optica spectrum disorder: Analysis of aquaporin-4-immunoglobulin G-seropositive participants taking inebilizumab for ⩾4 years in the N-MOmentum trial. Mult Scler. 2022 May;28(6):925-932.

[19]Nie T, Blair HA. Inebilizumab: A Review in Neuromyelitis Optica Spectrum Disorder. CNS Drugs. 2022 Oct;36(10):1133-1141.

[20]Palace J, Wingerchuk D M, Fujihara K, et al. Benefits of eculizumab in AQP4+ neuromyelitis optica spectrum disorder: Subgroup analyses of the randomized controlled phase 3 PREVENT trial[J]. Multiple sclerosis and related disorders, 2021, 47: 102641.

[21]Pittock S J, Fujihara K, Palace J, et al. Eculizumab monotherapy for NMOSD: Data from PREVENT and its open-label extension[J]. Multiple Sclerosis Journal, 2022, 28 (3) : 480-486.

[22]Jarius S, Aktas O, Ayzenberg I, et al. Update on the diagnosis and treatment of neuromyelits optica spectrum disorders (NMOSD) - revised recommendations of the Neuromyelitis Optica Study Group (NEMOS). Part I: Diagnosis and differential diagnosis[J]. Journal of Neurology, 2023, 270 (7) : 3341-3368.

[23]Kümpfel T, Giglhuber K, Aktas O, et al. Update on the diagnosis and treatment of neuromyelitis optica spectrum disorders (NMOSD) - revised recommendations of the

Neuromyelitis Optica Study Group (NEMOS). Part II: Attack therapy and long-term management[J]. Journal of Neurology, 2023: 1-36.

[24]Tahara M, Oeda T, Okada K, et al. Safety and efficacy of rituximab in neuromyelitis optica spectrum disorders (RIN-1 study): a multicentre, randomised, double-blind, placebo-controlled trial. Lancet Neurol. 2020 Apr;19(4):298-306.

[25]Chihara N, Aranami T, Sato W, et al. Interleukin 6 signaling promotes anti-aquaporin 4 autoantibody production from plasmablasts in neuromyelitis optica. Proc Natl Acad Sci USA 2011;108: 3701-06.

[26]Nikoo Z, Badihian S, Shaygannejad V, et al. Comparison of the efcacy of azathioprine and rituximab in neuromyelitis optica spectrum disorder: a randomized clinical trial. J Neurol 2017;264: 2003-09.

[27]Huang W, Wang L, Xia J, et al. Efficacy and safety of azathioprine, mycophenolate mofetil, and reduced dose of rituximab in neuromyelitis optica spectrum disorder. Eur J Neurol. 2022 Aug;29(8):2343-2354.

[28]Zhang C, Zhang M, Qiu W, et al. Safety and efficacy of tocilizumab versus azathioprine in highly relapsing neuromyelitis optica spectrum disorder (TANGO): an open-label, multicentre, randomised, phase 2 trial. Lancet Neurol. 2020 May;19(5):391-401. doi: 10.1016/S1474-4422(20)30070-3.

[29]Mao-Draayer Y, Thiel S, Mills EA, et al. Neuromyelitis optica spectrum disorders and pregnancy: therapeutic considerations. Nat Rev Neurol. 2020 Mar;16(3):154-170.

[30]Thompson AJ, Banwell BL, Barkhof F, et al. Diagnosis of multiple sclerosis: 2017 revisions of the McDonald criteria. Lancet Neurol 2018; 17:162-173.

[31]Solomon AJ, Naismith RT, Cross AH. Misdiagnosis of multiple sclerosis: Impact of the 2017 McDonald criteria on clinical practice. Neurology. 2019 Jan 1;92(1):26-33. doi: 10.1212/WNL.0000000000006583.

[32]Olek MJ. Multiple Sclerosis. Ann Intern Med. 2021 Jun;174(6): ITC81-ITC96. doi: 10.7326/AITC202106150.

[33]Yamout B, Alroughani R, Al-Jumah M, et al. Consensus guidelines for the diagnosis and treatment of multiple sclerosis. Curr Med Res Opin. 2013 Jun;29(6):611-21. doi: 10.1185/03007995.2013.787979.

[34]中华医学会神经病学分会神经免疫学组.多发性硬化诊断与治疗中国指南(2023版)[J].中华神经科杂志, 2024, 57(01):10-23. DOI:10.3760/cma.j.cn113694-20230918-00173.

[35]Filippi M, Preziosa P, Banwell BL, et al. Assessment of lesions on magnetic resonance imaging in multiple sclerosis: practical guidelines. Brain. 2019 Jul 1;142(7):1858-1875.

[36]Ford CC, Cohen JA, Goodman AD, et al. Early versus delayed treatment with glatiramer acetate: Analysis of up to 27 years of continuous follow-up in a US open-label extension study. Mult Scler. 2022 Oct;28(11):1729-1743. doi: 10.1177/13524585221094239.

[37]Langer-Gould AM. Pregnancy and Family Planning in Multiple Sclerosis. Continuum (Minneap Minn). 2019 Jun;25(3):773-792. doi: 10.1212/CON.0000000000000745.

[38]Sepúlveda M, Montejo C, Llufriu S, et al. Rebound of multiple sclerosis activity after fingolimod withdrawal due to planning pregnancy: Analysis of predisposing factors. Mult Scler Relat Disord. 2020 Feb; 38:101483. doi: 10.1016/j.msard.2019.101483.

[39]Banwell B, Bennett JL, Marignier R, et al. Diagnosis of myelin oligodendrocyte glycoprotein antibody-associated disease: International MOGAD Panel proposed criteria. Lancet Neurol. 2023 Jan 24: S1474-4422(22)00431-8.

[40]Otallah S. Acute disseminated encephalomyelitis in children and adults: A focused review emphasizing new developments. Mult Scler. 2020 Jun 18:1352458520929627.

[41]Paolilo RB, Deiva K, Neuteboom R, et al. Acute Disseminated Encephalomyelitis: Current Perspectives. Children (Basel). 2020 Nov 3;7(11):210.

[42]Jolliffe EA, Guo Y, Hardy TA, et al. Clinical and Radiologic Features, Pathology, and Treatment of Baló Concentric Sclerosis. Neurology. 2021 Jul 27;97(4): e414-e422.

[43]Hardy TA, Miller DH. Baló's concentric sclerosis. Lancet Neurol. 2014 Jul;13(7):740-6. doi: 10.1016/S1474-4422(14)70052-3.

[44]中国免疫学会神经免疫分会 中华医学会神经病学分会神经免疫学组 中国人民解放军科委会神经内科学专业委员神经免疫学组,中国神经免疫学和神经病学杂志,2017年9月第24卷第5期305-317页。

[45]Cañellas AR, Gols AR, Izquierdo JR, Subirana MT, et al. Idiopathic inflammatory-demyelinating diseases of the central nervous system. Neuroradiology. 2007 May;49(5):393-409. doi: 10.1007/s00234-007-0216-2. Epub 2007 Feb 28.

[46]原发性中枢神经系统血管炎诊断和治疗中国专家共识.中国神经免疫学和神经病学杂志.2017,24(4):229-239.

[47]Stern BJ, Royal W 3rd, Gelfand JM, et al.Definition and Consensus Diagnostic Criteria for Neurosarcoidosis: From the Neurosarcoidosis Consortium Consensus Group.JAMA Neurol. 2018 Dec 1;75(12):1546-1553.

[48]MacLean HJ, Abdoli M.Neurosarcoidosis as an MS Mimic: The trials and tribulations of making a diagnosis.Mult Scler Relat Disord. 2015 Sep;4(5):414-429.

[49]Schwendimann RN, Harris MK, Elliott DG, et al.Neurosarcoidosis: clinical features, diagnosis, and management. Am J Ther. 2013 May-Jun;20(3):292-9.

[50]Ungprasert P, Matteson EL. Neurosarcoidosis. Rheum Dis Clin North Am. 2017 Nov;43(4):593-606.

[51]Tavee JO, Stern BJ. Neurosarcoidosis.Clin Chest Med. 2015 Dec;36(4):643-56.

[52]Kidd DP. Sarcoidosis of the central nervous system: clinical features, imaging, and CSF results. J Neurol. 2018 Aug;265(8):1906-1915.

[53]赖其伦,章殷希,丁美萍.Susac 综合征临床研究进展.中华神经科杂志.2015;48(4):347-50

[54]Dörr J1, Krautwald S, Wildemann B, et al. Characteristics of Susac syndrome: a review of all reported cases. Nat Rev Neurol. 2013 Jun;9(6):307-16.

[55]Kleffner I, Duning T, Lohmann H, et al. A brief review of Susac syndrome. J Neurol Sci. 2012 Nov 15;322(1-2):35-40.

[56]Greco A, De Virgilio A, Gallo A, et al. Susac's syndrome--pathogenesis, clinical variants and treatment approaches. Autoimmun Rev. 2014 Aug;13(8):814-21.

[57]Vodopivec I, Venna N, Rizzo JF 3rd, Prasad S. Clinical features, diagnostic findings, and treatment of Susac syndrome: A case series. J Neurol Sci. 2015 Jul 2. pii: S0022-510X(15)00414-1.

[58]García-Carrasco M, Mendoza-Pinto C, Cervera R. Diagnosis and classification of Susac syndrome. Autoimmun Rev. 2014 Apr-May;13(4-5):347-50.

[59]Bitra RK, Eggenberger E. Review of Susac syndrome. Curr Opin Ophthalmol. 2011 Nov;22(6):472-6.

[60]Pittock SJ,Debruyne J,Krecke KN, et al.Chronic lymphocytic inflammation with pontine perivascular enhancement responsive to steroids(CLIPPERS)[J].Brain,2010,133(9):2626-2634.

[61]Tobin WO, Guo Y, Krecke KN, et al.Diagnostic criteria for chronic lymphocytic inflammation with pontine perivascular enhancement responsive to steroids (CLIPPERS)[J].Brain,2017,140

(9):2415-2425.

[62]Alderson L, Fetell MR, Sisti M,et al.Sentinel lesions of primary CNS lymphoma[J].J Neurol Neurosurg Psychiatry,1996,60(1):102-105.

[63]Porter AB, Giannini C, Kaufmann T, et al. Primary central nervous system lymphoma can be histologically diagnosed after previous corticosteroid use:a pilot study to determine whether corticosteroids prevent the diagnosis of primary central nervous system lymphoma[J].Ann Neurol,2008,63(5):662-667.

[64]Pirotte B, Levivier M,Goldman S,et al.Glucocorticoid-induced longterm remission in primary cerebral lymphoma:case report and review of the literature[J].J Neurooncol,1997,32(1):63-69.

[65]Limousin N, Praline J, Motica O,et al.Brain biopsy is required in steroid-resistant patients with chronic lymphocytic inflammation with pontine perivascular enhancement responsive to steroids(CLIPPERS)[J].J Neurooncol,2012,107(1):223-224.

[66]Taieb G, Uro-Coste E,Clanet M,et al.A central nervous system B-cell lymphoma arising two years after initial diagnosis of CLIPPERS[J].J Neurol Sci,2014,344(1-2):224-226.

[67]Lin AW, Das S, Fraser JA, et al.Emergence of primary CNS lymphoma in a patient with findings of CLIPPERS[J].Can J Neurol Sci,2014,41(4):528-529.

[68]Zhang L, Liu XH, Jin F,et al.Chronic lymphocytic inflammation with pontine perivascular enhancement responsive to steroids (CLIPPERS) associated with or without lymphoma:Comparison of clinical features and risk factors suggestive of underlying lymphomas[J].J Clin Neurosci,2019,66:156-164. .

[69]Taieb G, Mulero P,Psimaras D,et al.CLIPPERS and its mimics:evaluation of new criteria for the diagnosis of CLIPPERS[J].J Neurol Neurosurg Psychiatry,2019,90(9):1027-1038.

[70]Anand S, Das A, Choudhury SS. Chronic lymphocytic inflammation with pontine perivascular enhancement responsive to steroids (CLIP-PERS) in limited cutaneous sclerosis:a rare disease combination[J].BMJ Case Rep,2019,12(1):e226259.

[71]闫种。醇激素反应性慢性淋巴细胞性炎症伴脑桥血管周围强化症伴肺间质性病变1例[J]．中华神经科杂志，2016,49(9):724-726.

[72]Liu XH, Jin F, Zhang M, et al.Peripheral T cell lymphoma after chronic lymphocytic inflammation with pontine perivascular enhancement responsive to steroids (CLIPPERS):a case report[J].BMCNeurol,2019,19(1):266.

[73]Zalewski NL Tobin WO. CLIPPERS[J]. Curr Neurol Neurosci Rep, 2017, 17(9):65.

[74]Hosaka T, Nakamagoe K, Tozaka N, et al. Steroid pulse therapy of radiological disease activity without clinical relapse in CLIPPERS[J]. Neurol Sci, 2020, 41(3):709-711.

[75]Dudesek A, Rimmele F, Tesar S, et al. CLIPPERS:chronic lymphocytic inflammation with pontine perivascular enhancement responsive to steroids. Review of an increasingly recognized entity within the spectrum of inflammatory central nervous system disorders[J]. Clin Exp Immunol, 2014, 175(3):385-396.

[76]De Graaff HJ, Wattjes MP, Rozemuller-Kwakkel AJ, et al. Fatal B-cell lymphoma following chronic lymphocytic inflammation with pontine perivascular enhancement responsive to steroids[J]. JAMA Neurol, 2013, 70(7):915-918.

[77]Wang X, Huang D, Huang X, et al. Chronic lymphocytic inflammation with pontine perivascular enhancement responsive to steroids(CLIPPERS):A lymphocytic reactive response of the central nervous system. A case report[J]. J Neuroimmunol, 2017, 305:68-71.

[78]Nagano M, Ayaki T, Koita N, et al. Recurrent epstein-barr virus-positive (EBV+) primary central nervous system lymphoma (PCNSL) in a patient with clinical features of chronic lymphocytic inflammation with pontine perivascular enhancement responsive to steroids(CLIPPERS)[J]. Intern Med, 2019, 58(6):849-854.

[79]Rassling R, Pehl D, Lingnau M, et al. A case of CLIPPERS challenging the new diagnostic criteria[J]. Brain, 2018, 141(2):e12.

[80]Blaabjerg M, Hemdrup AL, Drici L, et al. Omics-based approach reveals complement-mediated inflammation in chronic lymphocytic inflammation with pontine perivascular enhancement responsive to steroids (CLIPPERS)[J]. Front Immunol, 2018, 9:741.

[81]Wang X, Huang D, Huang X, et al. Chronic lymphocytic inflammation with pontine perivascular enhancement responsive to steroids(CLIPPERS):A lymphocytic reactive response of the central nervous system. A case report[J]. J Neuroimmunol, 2017, 305:68-71.

[82]Vola E, Russo C, Macera A, et al. Unusual CLIPPERS presentation and role of MRI examination in the proper diagnostic assessment:A case report[J]. Eur J Radiol Open, 2019, 6:212-214.

[83]Simon NG, Parratt JD, Barnett MH, et al. Expanding the clinical, radiological and neuropathological phenotype of chronic lymphocytic inflammation with pontine perivascular enhancement responsive to steroids (CLIPPERS)[J]. J Neurol Neurosurg Psychiatry, 2012, 83(1):15-

22.

[84]Cordano C, Lopez GY, Bollen AW, et al.Occipital headache in chronic lymphocytic inflammation with pontine perivascular enhancement responsive to steroids (CLIPPERS)[J].Headache,2018,58(3):458-459.

[85]Shimada T, et al. Hashimoto's encephalopathy with gait disturbance caused by sensory ganglionopathy: A case report and review of the literature. eNeurologicalSci. 2021 Oct 2;25:100370.

[86]Aladdin Y, Shirah B. Hashimoto's Encephalopathy Masquerading as Rapidly Progressive Dementia and Extrapyramidal Failure. J Neurosci Rural Pract. 2022 Jan 7;13(1):101-104.

[87]Wei C, et al. Hashimoto's encephalopathy with cerebellar ataxia as the main symptom: A case report and literature review. Front Neurol. 2022 Aug 23;13:970141.

[88]Tam CC, Rodrigues LC, Petersen I, et al. Incidence of Guillain-Barre syndrome among patients with Campylobacter infection: a general practice research database study. J Infect Dis. 2006;194:95–97.

[89]Jacobs BC, Rothbarth PH, van der Meché FG, et al. The spectrum of antecedent infections in Guillain-Barré syndrome: a case-control study. Neurology. 1998;51:1110–1115.

[90]Wakerley BR, Yuki N. Infectious and noninfectious triggers in Guillain-Barre syndrome. Expert Rev Clin Immunol. 2013;9:627–639.

[91]Hadden RD, Karch H, Hartung HP, et al. Preceding infections, immune factors, and outcome in Guillain-Barre syndrome. Neurology. 2001;56:758–765.

[92]Williams CJ, Thomas RH, Pickersgill TP, et al. Cluster of atypical adult Guillain-Barré syndrome temporally associated with neurological illness due to EV-D68 in children, South Wales, United Kingdom, October 2015 to January 2016. Euro Surveill. 2016;21(4).

[93]Smith DW, Mackenzie J. Zika virus and Guillain-Barré syndrome: another viral cause to add to the list. Lancet. 2016;387:1486–1488. pii: S0140-6736(16)00564-X.

[94]Gervaix A, Caflisch M, Suter S, et al. Guillain-Barré syndrome following immunisation with Haemophilus influenzae type b conjugate vaccine. Eur J Pediatr. 1993;152:613–614.

[95]Israeli E, Agmon-Levin N, Blank M, et al. Guillain-Barre syndrome a classical autoimmune disease triggered by infection or vaccination. Clin Rev Allergy Immunol. 2012;42:121–130.

[96]Ayres CFJ. Identification of Zika virus vectors and implications for control. Lancet

Infect Dis. 2016;16:278-279.

[97]Ioos S, Mallet H-P, Leparc Goffart I, et al. Current Zika virus epidemiology and recent epidemics. Médecine Mal Infect. 2014;44:302-307.

[98]Lucey DR. Time for global action on Zika virus epidemic. BMJ. 2016;352:i781.

[99]Ang CW, Jacobs BC, Laman JD. The Guillain-Barré syndrome: a true case of molecular mimicry. Trends Immunol. 2004;25:61-66.

[100]Shahrizaila N, Yuki N. Guillain-Barré syndrome animal model: the first proof of molecular mimicry in human autoimmune disorder. J Biomed Biotechnol. 2011;2011:829129.

[101]Anaya J, Shoenfeld Y, Rojas-Villarraga A, et al. Autoimmunity.From bench to bedside. Bogotá: El Rosario University Press;2013.

[102]Asbury AK, Arnason BG, Adams RD. The inflammatory lesion in idiopathic polyneuritis. Its role in pathogenesis. Medicine (Baltimore). 1969;48:173-215.

[103]Prineas JW. Pathology of the Guillain-Barré syndrome. Ann Neurol. 1981;9(S1):6-19.

[104]Pritchard J, Makowska A, Gregson NA, et al. Reduced circulating CD4+CD25+ cell populations in Guillain-Barré syndrome. J Neuroimmunol. 2007;183:232-238.

[105]Hafer-Macko C, Hsieh ST, Li CY, et al. Acute motor axonal neuropathy: an antibody-mediated attack on axolemma. Ann Neurol.1996;40:635-644.

[106]Hughes RAC, Cornblath DR. Guillain-Barré syndrome. Lancet.2005;366:1653-1666.

[107]Berciano J, García A, Figols J, et al. Perineurium contributes to axonal damage in acute inflammatory demyelinating polyneuropathy. Neurology. 2000;55:552-559.

[108]Nyati KK, Prasad KN, Rizwan A, et al. TH1 and TH2 response to Campylobacter jejuni antigen in Guillain-Barre syndrome. Arch Neurol. 2011;68:445-452.

[109]Li S, Jin T, Zhang H-L, et al. Circulating Th17, Th22, and Th1 cells are elevated in the Guillain-Barré syndrome and downregulated by IVIg treatments. Mediators Inflamm. 2014;2014:740947.

[110]Gong Y, Tagawa Y, Lunn MPT, et al. Localization of major gangliosides in the PNS: implications for immune neuropathies. Brain. 2002;125:2491-2506.

[111]Kuwabara S, Kokubun N, Misawa S, et al. Neuromuscular transmission is not impaired in axonal Guillain-Barré syndrome. J Neurol Neurosurg Psychiatry. 2011;82:1174-1177.

[112]Chiba A, Kusunoki S, Obata H, et al. Serum anti-GQ1b IgG antibody is associated with

ophthalmoplegia in Miller Fisher syndrome and Guillain-Barré syndrome: clinical and immunohistochemical studies. Neurology. 1993;43:1911 – 1917.

[113]Kusunoki S, Chiba A, Kanazawa I. Anti-GQ1b IgG antibody is associated with ataxia as well as ophthalmoplegia. Muscle Nerve. 1999;22:1071 – 1074.

[114]Liu J-X, Willison HJ, Pedrosa-Domellöf F. Immunolocalization of GQ1b and related gangliosides in human extraocular neuromuscular junctions and muscle spindles. Invest Ophthalmol Vis Sci. 2009;50:3226 – 3232.

[115]Kaida K, Morita D, Kanzaki M, et al. Ganglioside complexes as new target antigens in Guillain-Barré syndrome. Ann Neurol. 2004;56:567 – 571.

[116]Ito M, Kuwabara S, Odaka M, et al. Bickerstaff's brainstem encephalitis and Fisher syndrome form a continuous spectrum: clinical analysis of 581 cases. J Neurol. 2008;255:674 – 682.

[117]Nagashima T, Koga M, Odaka M, et al. Continuous spectrum of pharyngeal-cervical-brachial variant of Guillain-Barre syndrome.Arch Neurol. 2007;64:1519 – 1523.

[118]Yuki N, Yamada M, Koga M, et al. Animal model of axonal Guillain Barré syndrome induced by sensitization with GM1 ganglioside. Ann Neurol. 2001;49:712 – 720.

[119]van Doorn P A, Van den Bergh P, Hadden R, et al. European Academy of Neurology/Peripheral Nerve Society Guideline on diagnosis and treatment of Guillain-Barre syndrome[J]. Eur J Neurol, 2023, 30(12):3646-3674.

[120]林修雯, 吴晓牧. 吉兰-巴雷综合征免疫治疗研究进展[J]. 中国神经免疫学和神经病学杂志, 2022, 29(03):246-249.

[121]中华医学会神经病学分会, 中华医学会神经病学分会周围神经病协作组, 中华医学会神经病学分会肌电图与临床神经电生理学组, 等. 慢性炎性脱髓鞘性多发性神经根神经病诊治中国专家共识2022[J]. 中华神经科杂志, 2023, 56(2):125-132.

[122]赵明秋, 龚凌云, 王毅. 慢性炎性脱髓鞘性多发性神经根神经病的发病机制、神经影像及治疗新进展[J]. 中华神经科杂志, 2016, 49(6):489-492.

[123]Koike H, Katsuno M. Pathophysiology of Chronic Inflammatory Demyelinating Polyneuropathy: Insights into Classification and Therapeutic Strategy[J]. Neurol Ther, 2020, 9(2):213-227.

[124]Rajabally Y A. Chronic Inflammatory Demyelinating Polyradiculoneuropathy: Current

Therapeutic Approaches and Future Outlooks[J]. Immunotargets Ther, 2024, 13:99-110.

[125]Broers MC, Bunschoten C, Nieboer D, et al. Incidence and prevalence of chronic inflammatory demyelinating polyradiculoneuropathy: a systematic review and meta-analysis[J]. Neuroepidemiology, 2019, 52(3-4): 161-172. DOI: 10.1159/000494291.

[126]Bunschoten C, Jacobs BC, Van den Bergh PYK, et al. Progress in diagnosis and treatment of chronic inflammatory demyelinating polyradiculoneuropathy[J]. Lancet Neurol, 2019, 18(8): 784-794. DOI: 10.1016/S1474-4422(19)30144-9.

[127]Breiner A, Brannagan TH. Comparison of sensitivity and specificity among 15 criteria for chronic inflammatory demyelinating polyneuropathy[J]. Muscle Nerve, 2014, 50(1): 40-46. DOI: 10.1002/mus.24088.

[128]Hughes RA, Bouche P, Cornblath DR, et al. European Federation of Neurological Societies/Peripheral Nerve Society guideline on management of chronic inflammatory demyelinating polyradiculoneuropathy: report of a joint task force of the European Federation of Neurological Societies and the Peripheral Nerve Society[J]. Eur J Neurol, 2006, 13(4): 326-332. DOI: 10.1111/j.1468-1331.2006.01278.x.

[129]Van den Bergh PY, Hadden RD, Bouche P, et al. European Federation of Neurological Societies/Peripheral Nerve Society guideline on management of chronic inflammatory demyelinating polyradiculoneuropathy: report of a joint task force of the European Federation of Neurological Societies and the Peripheral Nerve Society-first revision[J]. Eur J Neurol, 2010, 17(3): 356-363. DOI: 10.1111/j.1468-1331.2009.02930.x.

[130]Van den Bergh PYK, van Doorn PA, Hadden RDM, et al. European Academy of Neurology/Peripheral Nerve Society guideline on diagnosis and treatment of chronic inflammatory demyelinating polyradiculoneuropathy: report of a joint Task Force-Second revision[J]. Eur J Neurol, 2021, 28(11): 3556-3583. DOI: 10.1111/ene.14959.

[131]中华医学会神经病学分会, 中华医学会神经病学分会周围神经病协作组, 中华医学会神经病学分会肌电图与临床神经电生理学组, 等. 中国慢性炎性脱髓鞘性多发性神经根神经病诊治指南2019[J]. 中华神经科杂志, 2019, 52(11):

[132]Hughes RAC. Defining chronic inflammatory demyelinating polyradiculoneuropathy subtypes[J]. J Neurol Neurosurg Psychiatry, 2019, 90(9): 963. DOI:10.1136/jnnp-2019-321250.

[133]Doneddu PE, Dentoni M, Nobile-Orazio E. Atypical chronic inflammatory demyelinating

polyradiculoneuropathy: recent advances on classification, diagnosis, and pathogenesis[J]. Curr Opin Neurol, 2021, 34(5): 613-624. DOI: 10.1097/WCO.0000000000000979.

[134]Alessandro L, Pastor Rueda JM, Wilken M, et al. Differences between acute-onset chronic inflammatory demyelinating polyneuropathy and acute inflammatory demyelinating polyneuropathy in adult patients[J]. J Peripher Nerv Syst, 2018, 23(3): 154-158. DOI: 10.1111/jns.12266.

[135]Liberatore G, Manganelli F, Doneddu PE, et al. Chronic inflammatory demyelinating polyradiculoneuropathy: can a diagnosis be made in patients not fulfilling electrodiagnostic criteria? [J]. Eur J Neurol, 2021, 28(2):620-629. DOI: 10.1111/ene.14545.

[136]Allen JA. The misdiagnosis of CIDP: a review[J]. Neurol Ther, 2020, 9(1): 43-54. DOI: 10.1007/s40120-020-00184-6.

[137]Eftimov F, Lucke IM, Querol LA, et al. Diagnostic challenges in chronic inflammatory demyelinating polyradiculoneuropathy[J]. Brain, 2020, 143(11): 3214-3224. DOI: 10.1093/brain/awaa265.

[138]Niu J, Li Y, Liu T, et al. Serial nerve ultrasound and motor nerve conduction studies in chronic inflammatory demyelinating polyradiculoneuropathy[J]. Muscle Nerve, 2019, 60(3): 254-262. DOI: 10.1002/mus.26611.

[139]Niu J, Zhang L, Fan J, et al. Nerve ultrasound may help predicting response to immune treatment in chronic inflammatory demyelinating polyradiculoneuropathy[J]. Neurol Sci, 2022, 43(6): 3929-3937. DOI: 10.1007/s10072-022-05882-7.

[140]Ishikawa T, Asakura K, Mizutani Y, et al. MR neurography for the evaluation of CIDP[J]. Muscle Nerve, 2017, 55(4):483-489. DOI: 10.1002/mus.25368.

[141]Fargeot G, Viala K, Theaudin M, et al. Diagnostic usefulness of plexus magnetic resonance imaging in chronic inflammatory demyelinating polyradiculopathy without electrodiagnostic criteria of demyelination[J]. Eur J Neurol, 2019, 26(4): 631-638. DOI: 10.1111/ene.13868.

[142]Feng Y, Su X, Zheng C, et al. The noninvasive diagnostic value of MRN for CIDP: a research from qualitative to quantitative[J]. Spine (Phila Pa 1976), 2020, 45(21): 1506-1512. DOI: 10.1097/BRS.0000000000003599.

[143]Niu J, Zhang L, Ding Q, et al. Reference values for lower limb nerve ultrasound and its

diagnostic sensitivity[J]. J Clin Neurosci, 2021, 86(4): 276-283. DOI: 10.1016/j.jocn.2021.01.013.

[144]Niu J, Li Y, Zhang L, et al. Cross-sectional area reference values for sonography of nerves in the upper extremities[J]. Muscle Nerve, 2020, 61(3): 338-346. DOI: 10.1002/mus.26781.

[145]Ikeda S, Koike H, Nishi R, et al. Clinicopathological characteristics of subtypes of chronic inflammatory demyelinating polyradiculoneuropathy[J]. J Neurol Neurosurg Psychiatry, 2019, 90(9): 988-996. DOI: 10.1136/jnnp-2019-320741.

[146]Mathey EK, Park SB, Hughes RA, et al. Chronic inflammatory demyelinating polyradiculoneuropathy: from pathology to phenotype[J]. J Neurol Neurosurg Psychiatry, 2015, 86(9): 973-985. DOI: 10.1136/jnnp-2014-309697.

[147]Dispenzieri A. POEMS syndrome: 2019 update on diagnosis, risk-stratification, and management[J]. Am J Hematol, 2019, 94(7): 812-827. DOI: 10.1002/ajh.25495.

[148]Fehmi J, Scherer SS, Willison HJ, et al. Nodes, paranodes and neuropathies[J]. J Neurol Neurosurg Psychiatry, 2018, 89(1): 61-71. DOI: 10.1136/jnnp-2016-315480.

[149]Querol L, Devaux J, Rojas-Garcia R, et al. Autoantibodies in chronic inflammatory neuropathies: diagnostic and therapeutic implications[J]. Nat Rev Neurol, 2017, 13(9): 533-547. DOI: 10.1038/nrneurol.2017.84.

[150]Delmont E, Brodovitch A, Kouton L, et al. Antibodies against the node of Ranvier: a real-life evaluation of incidence, clinical features and response to treatment based on a prospective analysis of 1500 sera[J]. J Neurol, 2020, 267(12):3664-3672. DOI:10.1007/s00415-020-10041-z.

[151]Vallat JM, Magy L, Corcia P, et al. Ultrastructural lesions of nodo-paranodopathies in peripheral neuropathies[J]. J Neuropathol Exp Neurol, 2020, 79(3): 247-255. DOI: 10.1093/jnen/nlz134.

[152]Ding Q, Li J, Guan Y, et al. Nerve ultrasound studies in POEMS syndrome[J]. Muscle Nerve, 2021, 63(5):758-764. DOI: 10.1002/mus.27209.

[153]Niu J, Ding Q, Fan J, et al. Nerve ultrasound performances in differentiating POEMS syndrome from CIDP[J]. Neurotherapeutics, 2022, 19(2): 455-463. DOI: 10.1007/s13311-022-01209-8.

[154]Kuwabara S, Misawa S. Immune-mediated neuropathies induced by immunosuppressive treatment[J]. J Neurol Neurosurg Psychiatry, 2012, 83(7): 672. DOI: 10.1136/jnnp-2012-302876.

[155]Rajabally YA, Attarian S. Chronic inflammatory demyelinating polyneuropathy and malignancy: a systematic review[J]. Muscle Nerve, 2018, 57(6): 875-883. DOI: 10.1002/mus.26028.

[156]Stino AM, Naddaf E, Dyck PJ, et al. Chronic inflammatory demyelinating polyradiculoneuropathy-diagnostic pitfalls and treatment approach[J]. Muscle Nerve, 2021, 63(2): 157-169. DOI: 10.1002/mus.27046.

[157]Li Y, Niu J, Liu T, et al. Motor conduction block and conduction velocity in Lewis-Sumner syndrome and multifocal motor neuropathy[J]. J Clin Neurosci, 2019, 67: 10-13. DOI: 10.1016/j.jocn.2019.06.044.

[158]Ohashi N, Kodaira M, Morita H, et al. Electrophysiological demyelinating features in hereditary ATTR amyloidosis [J]. Amyloid, 2019, 26(1): 15-23. DOI: 10.1080/13506129.2018.1564903.

[160]Menon D, Katzberg HD, Bril V. Treatment approaches for atypical CIDP[J]. Front Neurol, 2021, 12: 653734. DOI:10.3389/fneur.2021.653734.